Knaur

Knaurs Handbuch der Selbstmedikation

Schulmedizin ■ Naturmedizin ■ Hausmittel

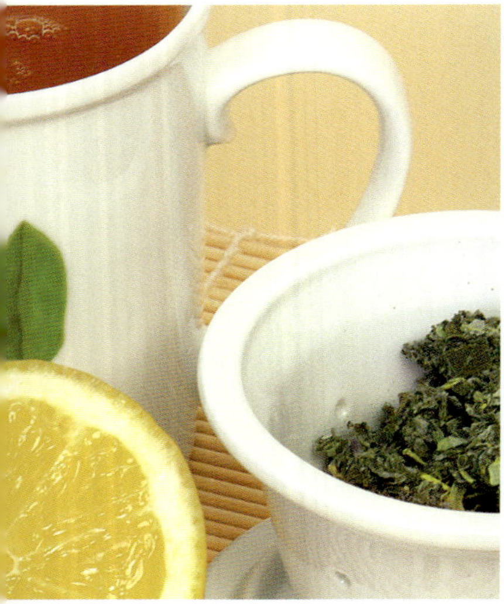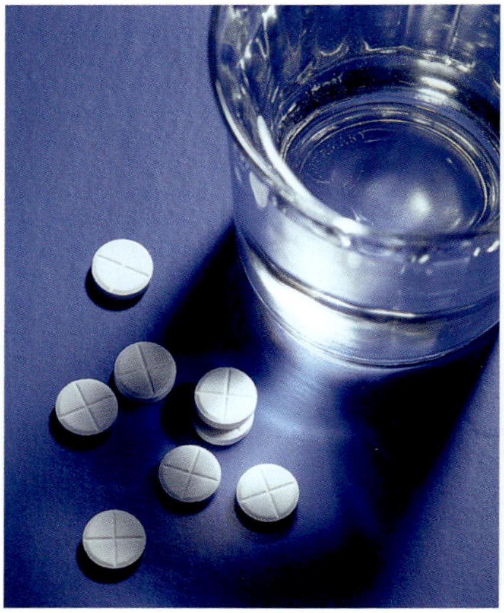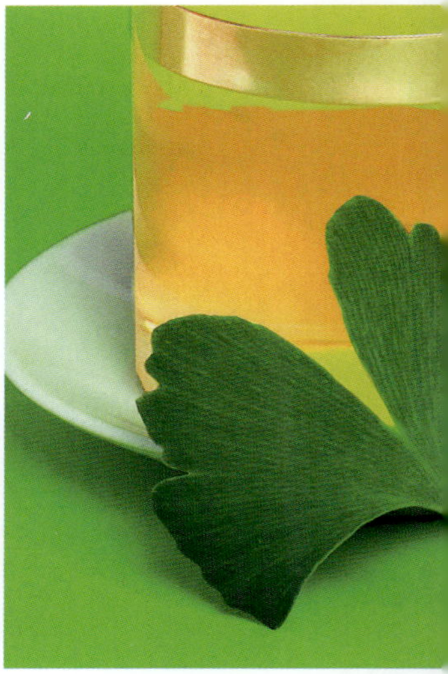

Knaur

Knaurs Handbuch der Selbstmedikation

Schulmedizin · Naturmedizin · Hausmittel

Birgit Frohn
Dr. med. Hans Jürgen Dibbert

www.knaur-ratgeber.de

INHALT

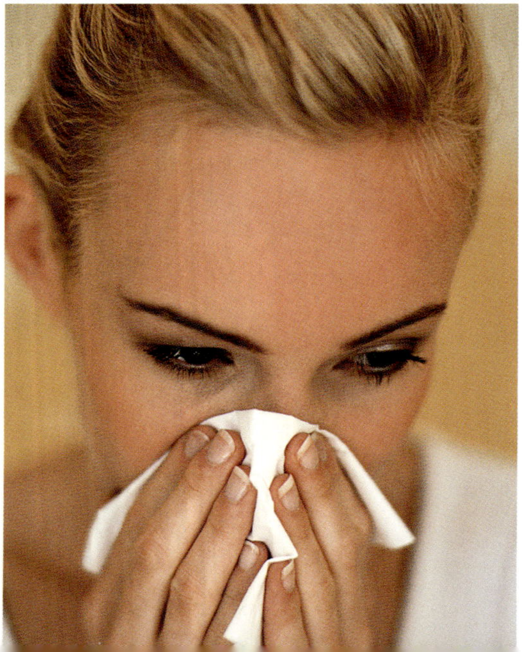

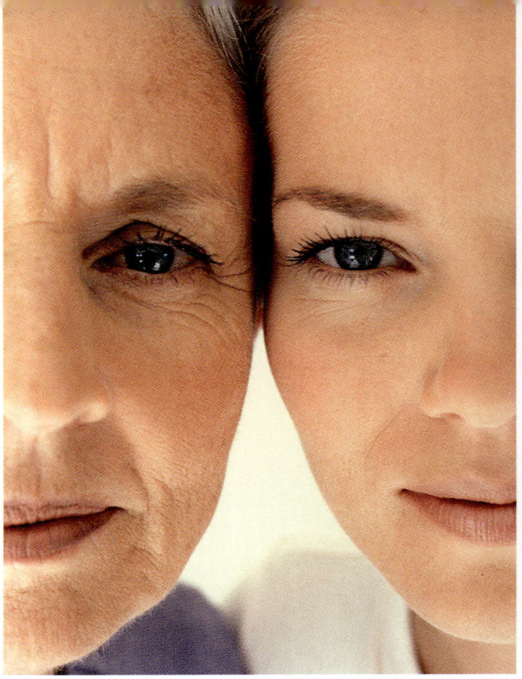

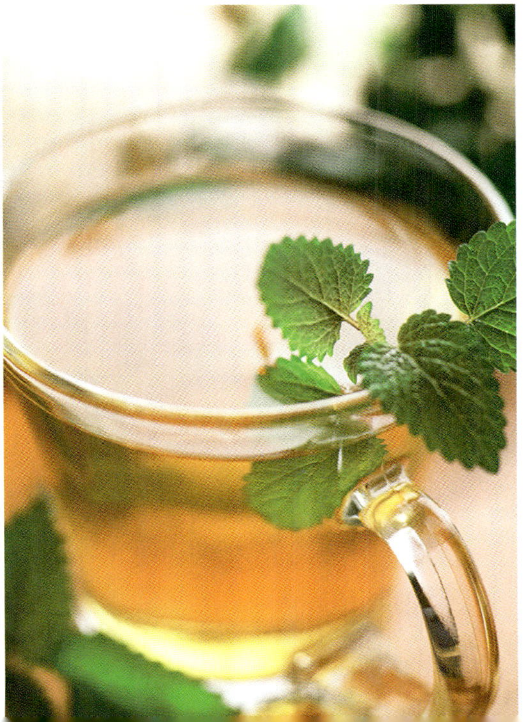

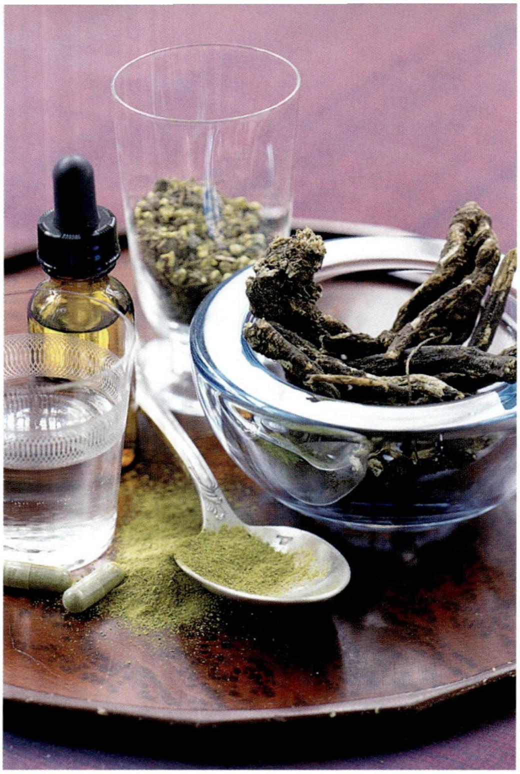

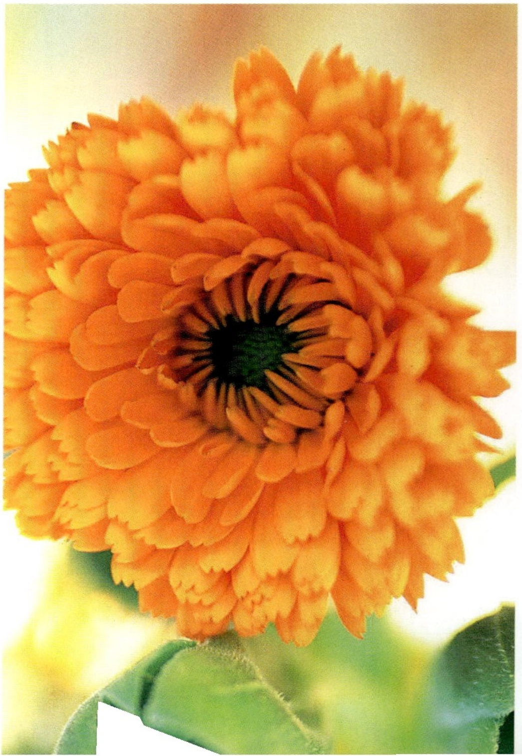

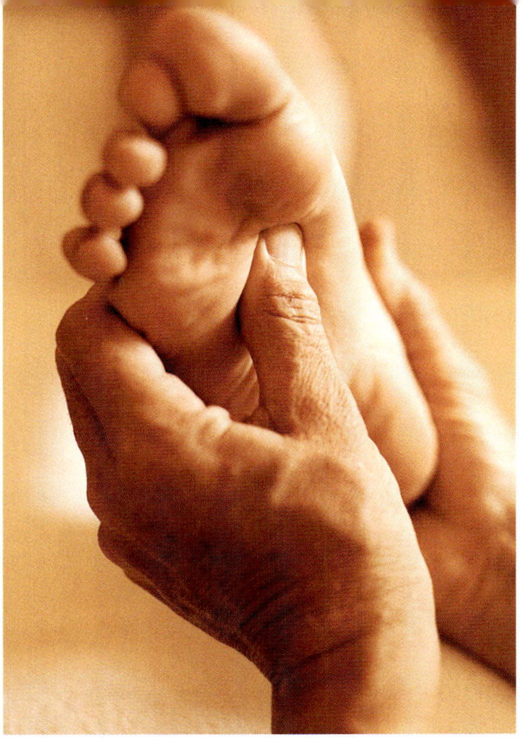

Vorwort

Selbstmedikation – selbst zu verantwortendes Gesundheitsmanagement – Schlagwort und zugleich Synonym für den grundlegenden Wandel, der sich im Gesundheitswesen vollzieht. Die damit einhergehenden Neuerungen und nicht zuletzt die Anfang 2004 in Kraft getretene Gesundheitsreform haben das öffentliche Bewusstsein verändert. Immer mehr Menschen erkennen, dass die Erhaltung und Wiederherstellung ihrer Gesundheit in ihren eigenen Händen liegt. Und deshalb werden sie selbst aktiv.

Die wachsende Bereitschaft, für die Gesundheit unter eigener Regie zu sorgen, zeigt sich am deutlichsten am Verkauf rezeptfreier Arzneimittel: Über die Hälfte aller abgegebenen Medikamente werden heute aus eigener Tasche bezahlt. Selbstmedikation ist längst keine Ausnahme mehr, sondern wird mehr und mehr zur Regel.

Wer sich selbst hilft, braucht dabei allerdings auch Hilfe – muss wissen, wie und mit welchen Mitteln. Wonach soll man in der Apotheke fragen? Was hilft am besten und schnellsten? Was ist bei der Anwendung des Arzneimittels zu beachten? Gibt es vielleicht alternativ auch etwas Natürliches? Fragen, die leider häufig offen bleiben. Auf sie gibt es nun erstmals umfassend Antworten – in diesem Buch. Es nimmt Sie bei der selbstständigen Behandlung »an die Hand«: Von der Einordnung Ihrer Beschwerden bis hin zu konkreten Empfehlungen, welche Medikamente und Maßnahmen Ihnen jetzt am besten helfen. Weiterhin erfahren Sie, was Sie darüber hinaus tun können, damit es Ihnen besser geht. Und wie Sie versuchen können, die betreffende Erkrankung zukünftig schon im Vorfeld zu verhindern.

Dabei stellen die Autoren Ihnen jeweils Alternativen vor: Auf dem Marktplatz der medizinischen Möglichkeiten gibt es einige Wege, wieder gesund zu werden. Welchen Sie beschreiten, entscheiden Sie. Ob Schulmedizin, Naturheilkunde oder Hausmittel – Sie haben die Wahl, je nach Ihren Vorlieben und den jeweiligen Erfordernissen. Wenn Sie gerade im Job trotz Kopfschmerzen oder starkem Husten einsatzfähig sein müssen, greifen Sie vielleicht lieber zu Mitteln aus der Schulmedizin. Denn diese bringen meist schnelle Linderung. Naturheilkundliche Maßnahmen und Hausmittel sind dagegen in der Regel zeitaufwändiger. Darüber hinaus besitzen Hausmittel auch keinen wissenschaftlichen Nachweis ihrer Wirksamkeit. Jede Behandlung hat eben Vorteile wie Nachteile. Weshalb Ihnen hier auch verschiedene Maßnahmen zur Behandlung empfohlen werden – Beschwerde für Beschwerde übersichtlich gegenübergestellt. So können Sie einfach und auf einen Blick auswählen. Keineswegs im Ausschlussverfahren, denn die meisten der Behandlungen lassen sich gut miteinander kombinieren.

Was Sie ebenfalls erfahren, ist, welche Grenzen Ihren Bemühungen jeweils gesetzt sind. Denn Selbstmedikation darf und kann den Gang zum Arzt nicht ersetzen. Weshalb Sie in diesem Buch auch stets lesen, wann dieser erforderlich wird.

Nicht zuletzt ist uns noch eines wichtig: Dieses Buch ist, wie sein Titel schon sagt, für die Selbstmedikation geschrieben worden. Mithin für die Behandlung Ihrer eigenen Beschwerden. Lassen Sie es auch dabei bewenden und versuchen Sie sich nicht als Arzt für andere Menschen in Ihrem Umfeld, für Ihre Familie und Freunde. Denn zum einen ist die Behandlung unter eigener Regie nicht jedermanns Sache. Zum anderen ist die Behandlung anderer Menschen mit großer Verantwortung verbunden, erfordert umfassende Kenntnisse und einiges an Erfahrung – die medizinische Laien nicht haben.

Nun wünschen wir, die Autoren und ich, Ihnen gute Gesundheit. Dabei, dass Sie möglichst lange gesund bleiben, soll Ihnen dieses Buch helfen.

Hamburg, im Dezember 2004

Dr. med. Heinz Jarmatz
Stellvertretender Bundesvorsitzender des
Deutschen Hausärzteverbandes

Es liegt in Ihrer Hand

Werden Sie Ihr eigener Patient! Selbst behandeln, aber richtig

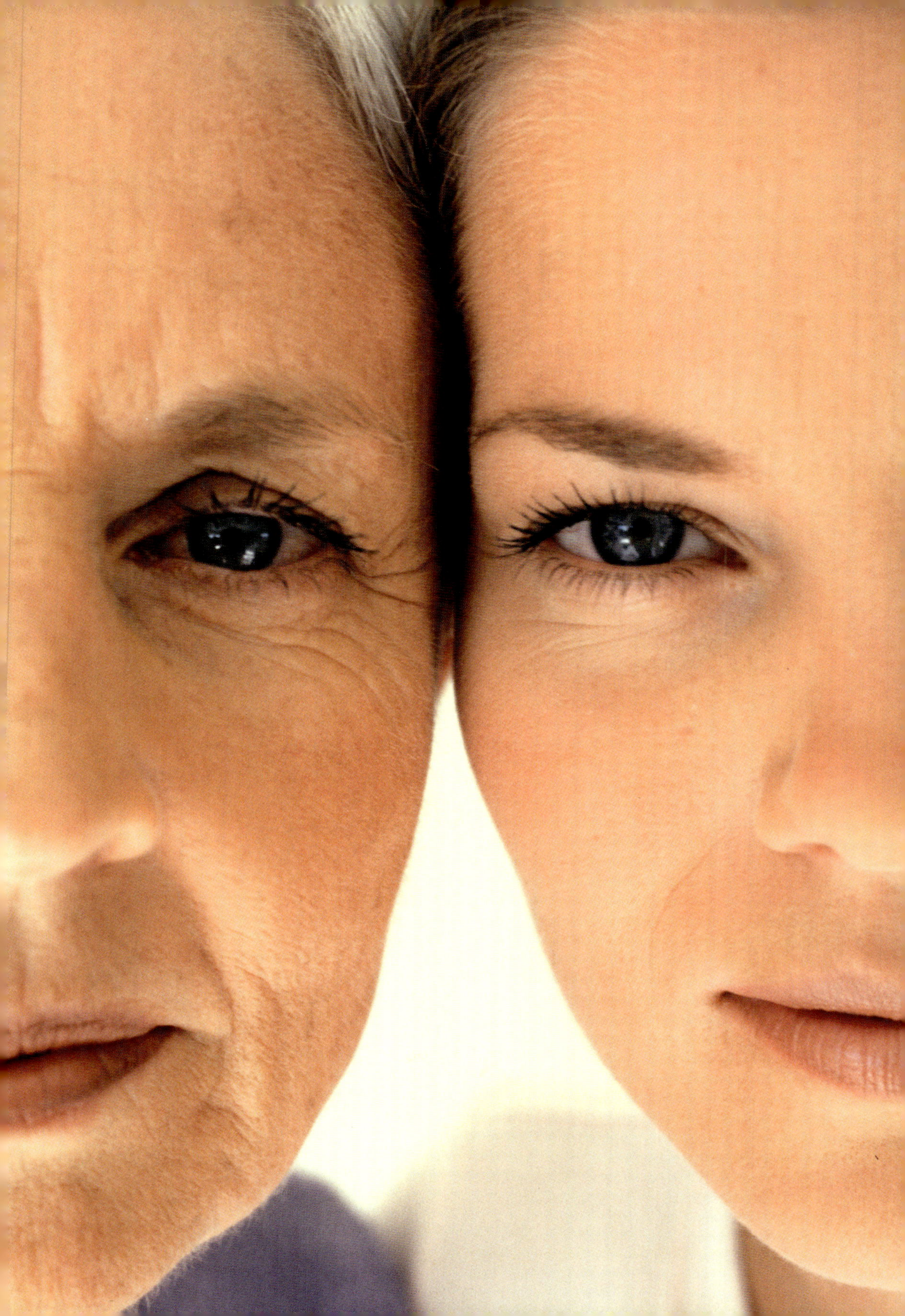

Rezeptfrei gesund

Die Nase läuft, hinter der Stirn pocht und hämmert es – beides Beschwerden, die man erst einmal gut selber managen kann. Auch andere leichte gesundheitliche Störungen lassen sich in den meisten Fällen in eigener Regie wieder in den Griff bekommen. Eine Erfahrung, die zunehmend mehr Menschen machen: Rezeptfreie Arzneimittel selbst kaufen und in eigener Verantwortung anwenden – »Selbstmedikation« wird das genannt und ist alles andere als neu. In der Anwendung rezeptfreier Medikamente ist der Bundesbürger inzwischen geübt: Nicht umsonst stieg in den letzten 15 Jahren der Umsatz mit frei verkäuflichen Arzneien um 90 Prozent.

Das Prinzip eigenverantworteter Gesundheit

Die Selbstmedikation mit rezeptfreien Arzneimitteln ist heute längst keine Ausnahme mehr. Immer mehr Menschen werden selbst aktiv für ihre Gesundheit.

Spätestens seit Anfang 2004 ist die Selbstbehandlung endgültig auf der Überholspur im deutschen Gesundheitswesen. Denn mit dem Gesetz zur Modernisierung des Gesundheitssystems können rezeptfreie Medikamente nicht mehr vom Arzt verschrieben werden. Wenn Sie also beispielsweise Nasenspray oder Hustensaft brauchen, können Sie sich den Gang in die Arztpraxis sparen – die Arzneien müssen Sie nämlich so oder so selbst bezahlen. Sie sparen dabei aber 10 Euro Praxisgebühr. Eine Rechnung, die verständlicherweise immer mehr Bundesbürger für sich anstellen.

Schließlich sind die Möglichkeiten zur Selbsthilfe weit gefächert: Man kann sich auf die guten alten Hausmittel, auf Wadenwickel und Kopfdampfbad zurückbesinnen oder aus einem breiten Spektrum von Medikamenten auswählen. Immerhin sind von den rund 29 000 Arzneimitteln, die derzeit in Deutschland zugelassen sind, an die 6000 rezeptfrei.

Welcher Weg auch immer zur Gesundheit zurückführt, ob Tabletten, überlieferte Hausmittel oder Heilpflanzen aus der Apotheke der Natur: Das Potenzial der Selbstmedikation lässt sich nur ausschöpfen, wenn sie verantwortungsbewusst erfolgt. Dazu bedarf es umfassender Aufklärung und praxisnaher Information. Anders formuliert: Wer sich selbst hilft, braucht dabei Hilfe. Und die soll Ihnen dieses Buch geben.

Gegenwärtig vollzieht sich nicht nur ein grundlegender Wandel im Gesundheitswesen, sondern die Medizin an sich steht am Beginn einer neuen Ära: Weg vom ausschließlichen Therapieren von Krankheit hin zur Steigerung des Wohlbefindens. Nie zuvor hatten Gesundheit und Vitalität einen so hohen Stellenwert wie heute. Der zeitweise Sieg über Krankheit und Schmerz wurde zur Metapher für Lebensqualität. Damit wird auch immer mehr Menschen bewusst, dass sie für die Erhaltung ihrer Gesundheit selbst zu sorgen haben. Und, wie nicht zuletzt seit der Gesundheitsreform klar wurde, auch selbst dafür zahlen müssen.

So werden Betroffene zu Beteiligten: Patienten als Partner ihres Arztes, souverän und gut informiert. Nicht von ungefähr ist das auch der erste Punkt, den man sich im Berliner Ministerium auf der Agenda zur Modernisierung des Gesundheitswesens notiert hat: Aufgeklärte Gesunde und Kranke, die entsprechend mitreden können – und das auch wollen. Der »europäische Patient der Zukunft«, so auch das Fazit einer europaweiten Befragung, ist selbstbewusst, anspruchsvoll und will vor allem: informiert sein. Und das ist gut so.

»Wenn Sie eine helfende Hand brauchen, finden Sie sie am Ende Ihres Armes ...«

Hilfe bei der Selbsthilfe

Mit mehr Eigenverantwortung steigt auch das Risiko – sowohl dafür, dass Sie Ihre Beschwerden falsch diagnostizieren, als auch für die Auswahl eines falschen Arzneimittels. Deshalb bedeutet Selbstmedikation auch nicht, sorglos auf die eigenen Heilkünste zu vertrauen. Selbst wenn man die Beschwerden bereits kennt und mit ihrem Verlauf seine Erfahrung hat. Schließlich kann sich beispielsweise hinter den gewohnten und vermeintlich harmlosen Kopfschmerzen auch einmal eine ernste Erkrankung verbergen.

Der selbstständigen Behandlung leichter Alltagsbeschwerden sind klare Grenzen gesetzt, die es zu respektieren gilt: Selbstbehandlung darf und kann den Gang zum Arzt nicht ersetzen. Weshalb Sie in diesem Buch auch stets erfahren, wann dieser erforderlich wird. Und weshalb in einigen Fällen zur so genannten arztgestützten Selbstmedikation geraten wird. Zumal dann, wenn Sie sich nicht sicher sind. Dann ist der Fachmann dran: um die Diagnose zu stellen und Ihnen das richtige Medikament zu empfehlen, das Sie sich dann selbst kaufen. Denn auch wenn rezeptfreie Medikamente nur noch in Ausnahmefällen verschrieben werden können, muss der Arzt nicht außen vor bleiben. Nichts spricht dagegen, dem Patienten weiterhin bestimmte Arzneimittel zu empfehlen – und zwar schwarz auf weiß. Auf dem so genannten Infozept: eine konkrete Präparatempfehlung, mit der Sie in Ihre Apotheke gehen können. Eine Initiative, die im Frühjahr 2004 ins Leben gerufen wurde und die unter anderem auch der Deutsche Hausärzteverband unterstützt.

Was darf's sein?

Rezeptpflichtig oder rezeptfrei hat nichts mit Wirksamkeit und Qualität zu tun. Rezeptfrei sind Medikamente allein deshalb, weil sie auch ohne ärztliche Verschreibung und Überwachung als zuverlässig und sicher gelten.

Auf welchem Weg Sie wieder gesunden, bleibt Ihnen überlassen. Dazu stellt Ihnen dieses Buch in seinem Behandlungsteil jeweils Alternativen vor. Aus diesen können Sie Beschwerde für Beschwerde auf einen Blick die für Sie geeigneten auswählen. Keineswegs im Ausschlussverfahren, denn die Behandlungen lassen sich gut miteinander kombinieren.
Je nach Ihren persönlichen Vorlieben und aktuellen Erfordernissen Rechnung tragend, können Sie unterschiedliche Wege beschreiten.

Schulmedizin versus alternative Medizin?

Der Begriff »Schulmedizin« wurde in den letzten Jahrzehnten zusehends negativ besetzt: Sie und ihre Vertreter gelten vielen als zu dogmatisch und engstirnig. Schulmedizin geriet zum Synonym für seelenlose Apparatemedizin, High-Tech-Methoden und Massenabfertigung – der Patient als eine Nummer unter tausend anderen.

Begriffswelten

Schulmedizin, Naturmedizin, Hausmittel – die drei Rubriken, aus denen Sie im Praxisteil bei der Behandlung auswählen können. Die Auswahl dieser Begriffe hat uns einiges Kopfzerbrechen bereitet. Denn einzig mit »Hausmittel« ist tatsächlich ausgedrückt, was gemeint und zu lesen ist. Bei »Naturmedizin« liegen die Dinge bereits nicht mehr so klar. Schließlich werden nur in der Phytotherapie natürliche Wirkstoffe angewandt. Bei Autogenem Training nutzen Sie mentale Kräfte, bei der Muskelrelaxation die Wirkungen der An- und Entspannung von Muskelfasern. Da jedoch in dieser Rubrik überwiegend pflanzliche Mittel genannt sind, haben wir uns dennoch für den Begriff Naturmedizin entschieden. Ähnliche Schwierigkeiten bereitete die Sparte, die nun »Schulmedizin« heißt. Was im Grunde nicht ganz richtig ist. Denn hierunter haben wir alle Wirkstoffe aufgeführt, die nicht natürlicher, sondern synthetischer Herkunft sind. Doch auch die rationale Phytotherapie ist Schulmedizin – beispielsweise ein standardisiertes Präparat mit Johanniskrautextrakt. Korrekt wäre mithin der Begriff »chemisch-definierte Arzneimittel« – was einfach scheußlich klingt, wie Sie vielleicht auch zugeben werden.
Nach langem Hin und Her haben wir uns für die allgemein gängige Version entschieden. Und die drei Begriffe beibehalten, die beim Laien bekannt und eingeführt sind – das Fachpublikum möge uns das nachsehen.

Interessanterweise findet die Ausgrenzung inzwischen mehr von Seiten der alternativen als der »orthodoxen« konventionellen Medizin statt. Letztere macht sich vielmehr verstärkt daran, das Erfahrungsgut früherer Ärztegenerationen wissenschaftlich zu durchleuchten. Im Zuge dessen werden so genannte naturheilkundliche Verfahren in viele Fachgebiete aufgenommen. Ohne diese Methoden wären beispielsweise die Bäderheilkunde wie auch die physikalische Medizin nicht denkbar. Auch nicht die Pharmakologie: Man vergisst nur allzu leicht, dass über neunzig Prozent der auf dem Markt befindlichen Arzneimittel primär pflanzlichen Ursprungs sind. Was unreflektiert als »Chemie« abgestempelt wird, basiert auf einer Heilpflanze. Man denke nur an Acetylsalicylsäure, die aus der Weidenrinde stammt, an Atropin aus der Tollkirsche oder an Digitalis aus dem Fingerhut.

So lassen sich die Begriffe »Schulmedizin« und »alternative Medizin« genau genommen nicht wirklich klar abgrenzen. Man könnte vielleicht formulieren, dass die Schulmedizin versucht, die Wirksamkeit einer Behandlung naturwissenschaftlich mittels klinischer Studien und statistischer Verfahren so genau wie möglich zu überprüfen. Alternative Heilverfahren berufen sich hingegen überwiegend auf positive Erfahrungen über lange Zeit hinweg – ohne dafür einen Wirksamkeitsnachweis zu fordern.

Natürliche Anreize zur Heilung

Unter den Begriff Naturheilkunde fallen alle Behandlungsmethoden, die auf natürliche Ressourcen zurückgreifen – sei es, um gezielt bestimmte Krankheiten zu behandeln, sei es, um das allgemeine Befinden zu verbessern. Die dazu eingesetzten Verfahren basieren ebenso wie letztlich auch die konventionelle Medizin auf dem volksmedizinischen Vermächtnis der Generationen vor uns.

Um den Körper zu unterstützen und sein Selbstheilungsbestreben zu aktivieren, bedient sich die Naturheilkunde zum einen physikalischer Reize, unter anderem vermittelt durch Wasser, Licht, Temperaturunterschiede und Bewegung. Zum anderen setzt sie auf pflanzliche Wirkstoffe und Substanzen aus der Nahrung. Wie das in der Praxis aussehen kann, davon legt die Kneipp-Therapie das denkbar beste Zeugnis ab – nicht von ungefähr gilt sie bis heute als Inbegriff der Naturheilkunde. Dieser Klassiker, wie ihn Sebastian Kneipp praktizierte, vereint in sich die therapeutischen Wirkungen von Wasser, Heilpflanzen, Bewegung, Ernährung und geregelter Lebensführung.

Naturheilkunde ist definiert als »Lehre von der Vorbeugung und Behandlung von Krankheiten unter Einsatz von der natürlichen Umwelt entnommenen und naturbelassenen Heilmitteln«.

Gewachsene Heilkraft

Die Zeichen stehen auf Grün: Phytopharmaka, von griechisch »phytos« (Pflanze) und »pharmakon« (Arzneimittel), erfreuen sich wachsender Beliebtheit.

Ähnliches mit Ähnlichem heilen: Homöopathie

Die Homöopathie wurde von Samuel Hahnemann (1755–1843) Ende des 18. Jahrhunderts begründet. Sie beruht auf drei Konzepten: der Ähnlichkeitsregel, dem Arzneimittelbild und der Potenzierung der Substanzen. Ein Homöopath geht davon aus, dass eine Krankheit, die sich in bestimmten Symptomen äußert, durch ein Mittel geheilt werden kann, das beim Gesunden ähnliche Symptome hervorruft. Die verabreichten Substanzen sind sehr stark verdünnt und werden für jeden Patienten individuell nach einer umfassenden Untersuchung ausgewählt. Bislang konnten die Wirkmechanismen der Homöopathie nicht nach naturwissenschaftlichen Kriterien geklärt werden. Da die Homöopathie darüber hinaus von ihrem Ansatz her nicht zur Selbstbehandlung konzipiert worden ist, wurde sie in diesem Buch auch nicht berücksichtigt. Der richtige Einsatz homöopathischer Mittel erfolgt sinnvollerweise auf der Grundlage eines ausführlichen Beratungsgesprächs, der so genannten Erstanamnese.

Phytotherapie, von griechisch »phytos« (Pflanze) und »therapeia« (Pflege), steht für die Behandlung und Vorbeugung von Krankheiten durch Pflanzen, Pflanzenteile und deren Zubereitungen.

Trotz des großen Stellenwerts kursieren in der Öffentlichkeit irrtümliche Auffassungen über pflanzliche Arzneimittel. Die wenigsten wissen, was rationale Phytotherapie ist, und noch weniger, dass sich diese von »traditionell« angewandten Naturheilmitteln unterscheidet. Dies betrifft die Herstellungsverfahren wie auch die Anforderungen, denen sich moderne pflanzliche Arzneimittel stellen müssen.

Nur pflanzliche Arzneimittel, die den Nachweis ihrer Wirksamkeit erbracht haben, dürfen sich »rationale Phytopharmaka« nennen. »Rational« ist ein Prädikat, das für Kriterien bürgt, die dem von der modernen Wissenschaft geforderten Standard gerecht werden. Denn rationale Phytopharmaka werden im Sinn einer naturwissenschaftlich orientierten Medizin eingesetzt. Damit müssen sie sich an die gleichen Spielregeln halten, sprich die gleichen Anforderungen erfüllen, wie Arzneimittel mit synthetischen Wirkstoffen. Die Wirksamkeit muss durch wissenschaftliche Untersuchungen, in der Regel klinische Studien, belegt werden. In der gleichen Weise müssen die Anwendungssicherheit und die pharmazeutische Qualität wissenschaftlich geprüft und gewährleistet sein.

Diese drei Dinge muss ein Medikament – einerlei, ob es Wirkstoffe synthetischer oder pflanzlicher Herkunft enthält – vorweisen, um eine Marktzulassung zu erhalten. Den so genannten traditionellen Zubereitungen hingegen fehlt dieser wissenschaftliche Segen. Der Nachweis für deren Wirksamkeit stützt sich ausschließlich auf ihre erfolgreiche Anwendung bei bestimmten Erkrankungen, in der sie sich über Generationen hinweg bewährt haben.

Extrakt ist nicht gleich Extrakt

Pflanzliche Arzneimittel sind zumeist Vielstoffgemische. Das bedeutet, dass sie nicht nur einen, sondern viele verschiedene Inhaltsstoffe enthalten. Obwohl aus ein und derselben Pflanze gewonnen, können sie sich demzufolge in ihrer Zusammensetzung deutlich unterscheiden und damit auch in ihrer Wirksamkeit.
Je nach Herstellungsverfahren ergeben sich Zubereitungen mit unterschiedlichen Konzentrationen der einzelnen Inhaltsstoffe. Das bedeutet, dass jeder nach einem eigenen Verfahren aus einer Pflanze hergestellte Extrakt ein Unikat darstellt: einen in seiner jeweiligen Zusammensetzung gesonderten Wirkstoff für sich. Unterschiedlich hergestellte Extrakte sind daher, selbst wenn sie aus der gleichen Pflanze gewonnen wurden, nicht identisch (zum Problem der pflanzlichen Generika siehe auch S. 220f).

Der Trend zurück zur Natur hält unvermindert an: Der Studie »Naturheilmittel 2002« des Instituts für Demoskopie zufolge ist der Anteil der Naturheilmittelverwender von 1970 bis 2002 von 52 % auf 73 % gestiegen.

Seit Generationen bewährt

Hausrezepte von anno dazumal erleben gegenwärtig eine Renaissance – vieles aus dem Fundus unserer Großeltern wird wieder ausgegraben. Was sich besonders bei einfachen Alltagsbeschwerden durchaus bewährt.
Ein nicht zu unterschätzender Pluspunkt an der Behandlung mit Hausmitteln ist, dass dabei die Körperwahrnehmung wieder geschult wird. Im Krankheitsfall instinktiv richtig zu handeln, haben die meisten von uns heute verlernt. Wenig erstaunlich, wir haben es ja auch nicht mehr nötig. Wer bei einfachen Alltagsbeschwerden zu starken Arzneimitteln greift, erfährt rasche Linderung – seiner Symptome wohlgemerkt, nicht aber Gesundung. Wer hingegen sanftere Methoden anwendet, muss meist länger auf eine Besserung seiner Beschwerden warten. Er bekommt damit aber auch die Chance, sich intensiver mit seinem Körper auseinander zu setzen.

Vom Patienten zum Kunden

Dreh- und Angelpunkt bei der Selbstbehandlung ist die Apotheke – sie ist die erste Anlaufstelle für alle, die sich in eigener Regie behandeln. Was man auch hinter den Theken so sieht, wo man sich als »wichtige Partner der Patienten und Leistungserbringer im Gesundheitswesen« versteht. Das ist ganz im Sinn der Gesundheitsreform und kann auch uns als Apothekenkunden nur recht sein. Doch was macht eine gute Apotheke aus und was sollte sie Ihnen als Kunde bieten?

Apotheken-TÜV

Viele Apotheken betreiben spezielle Maßnahmen zur Qualitätssicherung, was sie sich mit einem besonderen Qualitätssiegel zertifizieren lassen können.

Das wichtigste Qualitätskriterium ist fundierte Beratung – sie wird in guten Apotheken groß geschrieben. Dazu gehört, dass Ihre Apotheke Sie über mögliche Gefahren und Risiken bei der Einnahme eines bestimmten Arzneimittels aufklärt, zum Beispiel über Neben- oder Wechselwirkungen eines Präparats. Ebenso müssen Sie informiert werden, wie und wann Sie Ihr Medikament einnehmen sollen und ob mehrere Arzneimittel, die Sie möglicherweise gerade nehmen, zueinander passen. Kernstück der Beratung ist natürlich die Empfehlung eines rezeptfreien Arzneimittels, wenn Sie mit einer konkreten Beschwerde in die Apotheke kommen. Dieses sollte Ihnen effektiv und rasch helfen, dabei aber sicher in der Anwendung sein.

Allem voran bedarf es zur Beratung einiger Kompetenz. Um diese zu erlangen, gibt es für Apotheker ebenso wie für Ärzte spezielle Fortbildungen. Sie bringen das Apothekenpersonal auf den aktuellen Stand der wissenschaftlichen Erkenntnisse.

Gezielt gefragt, besser beraten

Wer keine Fragen stellt, darf sich nicht wundern, wenn er keine Antworten bekommt – weder richtige noch falsche. Deshalb sollten Sie sich ebenso wie beim Arzt auch in der Apotheke nicht scheuen nachzufragen. So lange, bis alle Unklarheiten beseitigt sind.

Wenn Sie vor der Theke stehen, sollten Sie sich in Ihrem eigenen Interesse um größte Genauigkeit bemühen. Der Apotheker kann Sie nur so gut beraten, wie Sie ihn fragen. Schildern Sie Ihre Beschwerden deshalb möglichst exakt: Wie, seit wann und wie oft treten sie auf? Nennen Sie dem Apotheker darüber hinaus alle Medikamente, die Sie vielleicht sonst noch einnehmen. So kann er prüfen, ob die Kombination passt oder aber die Gefahr von Wechselwirkungen besteht. Erkundigen Sie sich auch nach Einnahmezeit, Dosierung sowie nach Risiken und Nebenwirkungen, sofern der Apotheker Sie nicht von sich aus darüber informiert. Fragen Sie darüber hinaus nach Alternativen zu dem Mittel, das Sie anwenden möchten. Dann können Sie Pro und Contra abwägen.

Arznei frei Haus

Seit Anfang 2004 dürfen Apotheken Medikamente versenden. Gerade für chronisch Kranke, Berufstätige sowie ältere und immobile Menschen kann dies ein sinnvoller Service sein. Und ein ebenso sicherer wie der Gang in die Apotheke. So will es zumindest der Verbraucherschutz gewährleisten. Denn hinsichtlich der Arzneimittelsicherheit gelten für Versandapotheken die gleichen Maßstäbe wie für alle anderen auch.
Bundesbürger können apothekenpflichtige Arzneimittel zudem über Versandapotheken beziehen, die ihren Sitz in einem anderen EU-Mitgliedsstaat oder einem Vertragsstaat des Europäischen Wirtschaftsraumes (EWR) haben. Im Ausland ansässige Anbieter dürfen jedoch nur solche Arzneimittel verschicken, die in Deutschland auch zugelassen sind. Solche Präparate können Sie unter anderem daran erkennen, dass Kennzeichnung und Packungsbeilage in deutscher Sprache abgefasst sind. Auch die Beratung durch pharmazeutisches Personal muss bei ausländischen Versandapotheken in deutscher Sprache erfolgen.

Da der Internethandel über deutsche Grenzen hinaus erfolgt, hat das Bundesgesundheitsministerium gemeinsam mit dem Europarat ein Informationsblatt erstellt, das Ihnen helfen soll, seriöse Internetangebote zu finden. Sie können es beim Ministerium beziehen (Internet-Adresse siehe S. 346).

Oft gehört, nie erklärt

Neudeutsch hat längst auch im Gesundheitswesen Einzug gehalten, und die Neuerungen im System sorgten ihrerseits für Novitäten in der Begriffswelt.

OTC-Präparat
OTC steht für »over the counter«, zu Deutsch »über den Ladentisch«. Präparate, die solcherart an Patienten abgegeben werden, sind nicht-verschreibungspflichtige Arzneimittel und sämtliche anderen Produkte zur Selbstbehandlung und Gesundheitspflege. OTC-Präparate gibt es in Apotheken als apothekenpflichtige, rezeptfreie Arzneimittel oder frei verkäuflich in Drogerien.

Off-Label-Use
Jedes in Deutschland zugelassene Arzneimittel hat seine Zulassung nur für die Behandlung bestimmter Erkrankungen erhalten – seine Indikation. Will ein Arzt das Medikament bei anderen Krankheiten und damit »off label« einsetzen, müssen die gesetzlichen Krankenkassen nicht dafür aufkommen.

Informationen darüber, was sich seit Anfang 2004 für den deutschen Patienten geändert hat, finden Sie im Internet unter www.die-gesundheitsreform.de sowie unter www.zuzahlung.de.

Auf Schnäppchenjagd im Arzneisupermarkt?

Die Versicherten werden durch die Neuerungen der Reform spürbar mehr zur Kasse gebeten. Nur logisch, dass viele nach Möglichkeiten suchen, die Kosten einzudämmen. Nun kann man, wie von Verbraucherverbänden und Medien propagiert, zu günstigen Alternativen bei Arzneimitteln greifen. Die Preisbindung für die Apotheken ist ja aufgehoben, da lohnt sich ein Vergleich. Dagegen ist auch nichts einzuwenden.
Wo es aber gesundheitlich bedenklich werden kann, ist bei Billigarzneimitteln aus dem Ausland oder aus dem Internet. Das Gleiche gilt für Nachahmerpräparate, die so genannten Generika. Wenn auch der identische Wirkstoff nur anders verpackt wird – es kann dennoch ein Qualitätsunterschied zum Original bestehen. Dies trifft vor allem für pflanzliche Arzneimittel zu, deren Wirkstoffe nach speziellen Verfahren hergestellte Extrakte sind. Und damit Unikate – jeweils eigene Wirkstoffe, wenn auch aus ein und derselben Pflanze gewonnen. Auch bei synthetisch hergestellten Wirkstoffen ist die Sache mit der Kopie nicht so einfach. Schließlich bestimmen auch Zusatz- und Hilfsstoffe mit über die Wirksamkeit.
Von der Schnäppchenjagd im Arzneisupermarkt sollten Sie mithin absehen. Ihrer Gesundheit zuliebe, denn die wollen Sie ja schließlich wiedergewinnen und erhalten.

Arznei aus dem World Wide Web

Internet-Apotheken sind vom Arzneiversandhandel online zu unterscheiden. Die Web-Apotheken müssen die gleichen Qualitätskriterien erfüllen und Patienten ebenso beraten wie alle anderen auch. Für den Versandhandel hingegen gelten diese Auflagen nicht – weshalb er auch keine gesicherte Qualität bieten kann.

Geld sparen per Mausklick, Lieferung bequem frei Haus – Anreize, die nicht wenigen Patienten den Gang in die virtuelle Apotheke schmackhaft machen. Der jedoch einiger Umsicht bedarf. Zwar können vor allem chronisch Kranke, die regelmäßig die gleichen Arzneimittel einnehmen und nicht auf persönliche Beratung angewiesen sind, vom Medikamentenkauf online profitieren. Doch wie sich beim Testklicken der Verbraucherschützer zeigte, gilt es genau hinzusehen, wo man seine Bestellung aufgibt. Schon mal auf keinen Fall bei außereuropäischen Anbietern. Deren Qualitätskontrollen entsprechen in aller Regel nicht unseren Anforderungen. Generell heißt es aufpassen bei den Geschäftsbedingungen: Dubiose »Beratungspauschalen« und nicht angekündigte Verpackungskosten sind keine Seltenheit.
Fazit: Beratung und Qualität wie »anno dazumal« in der seit Jahren angestammten »Hausapotheke« ist durch das Internet nicht zu ersetzen. Und schon gar nicht der Arztbesuch.

Modellvorhaben »Erste Adresse Hausarzt«

Vertrauter und Seelsorger, langjähriger Wegbegleiter und Freund der Familie – der Hausarzt war schon immer mehr als »nur« Arzt. Zum einen kennt er das soziale und familiäre Umfeld der Patienten und deren Krankheitsgeschichte, möglicherweise auch der nächsten Angehörigen, seit langem. Zum anderen ist er die erste und wichtigste Anlaufstelle, allen voran für ältere Menschen.

So haben Hausärzte in der medizinischen Versorgung eine Schlüsselstellung, die immer mehr Bedeutung erlangt. Die komplexen Strukturen und vielfältigen Leistungsangebote sind für die meisten Menschen, zumal wenn sie krank sind, nur schwer zu überblicken. Hier kann der Hausarzt als Gesundheitsmanager agieren: als »Lotse« seiner Patienten für mehr Orientierung sorgen. Dazu begleitet er sie durch Diagnose- und Behandlungsprozesse, berät sie bei Therapieentscheidungen und der Auswahl von Fachärzten und Kliniken.

Um dem Hausarzt und seiner besonderen Rolle besser gerecht zu werden, wurde das so genannte Hausarztmodell initiiert. Dazu haben die Krankenkassen mit ausgewählten und besonders qualifizierten Hausärzten Verträge abgeschlossen. Wenn Sie sich am Hausarztmodell beteiligen, erklären Sie sich als Versicherter gegenüber Ihrer Krankenkasse bereit, künftig im Krankheitsfall immer zuerst einen bestimmten Hausarzt anzusteuern – Ihr ständiger Partner. Dieser hat stets den kompletten Überblick über Ihre gesundheitliche Situation und überweist Sie, falls nötig, an einen geeigneten Facharzt.

Für die Teilnahme an diesem Modell müssen Sie sich für ein Jahr schriftlich verpflichten. Dafür haben Sie aber einerseits einen besonders qualifizierten Hausarzt, zum anderen kann Ihnen Ihre Krankenkasse einen Bonus einräumen – beispielsweise die Rückerstattung der Praxisgebühr oder geringere Zuzahlungen. Wie die Bonuspunkte im Einzelnen aussehen, ist von Kasse zu Kasse verschieden.

Umfragen der Bertelsmann-Stiftung ergaben, dass 81 Prozent der Versicherten bereit wären, vor einem Facharztbesuch immer erst den Hausarzt aufzusuchen – wenn dafür die Beiträge sinken.

Früh erkannt, besser heilbar

Vorsorge kann Leben retten
Ihr persönlicher Gesundheitscheck

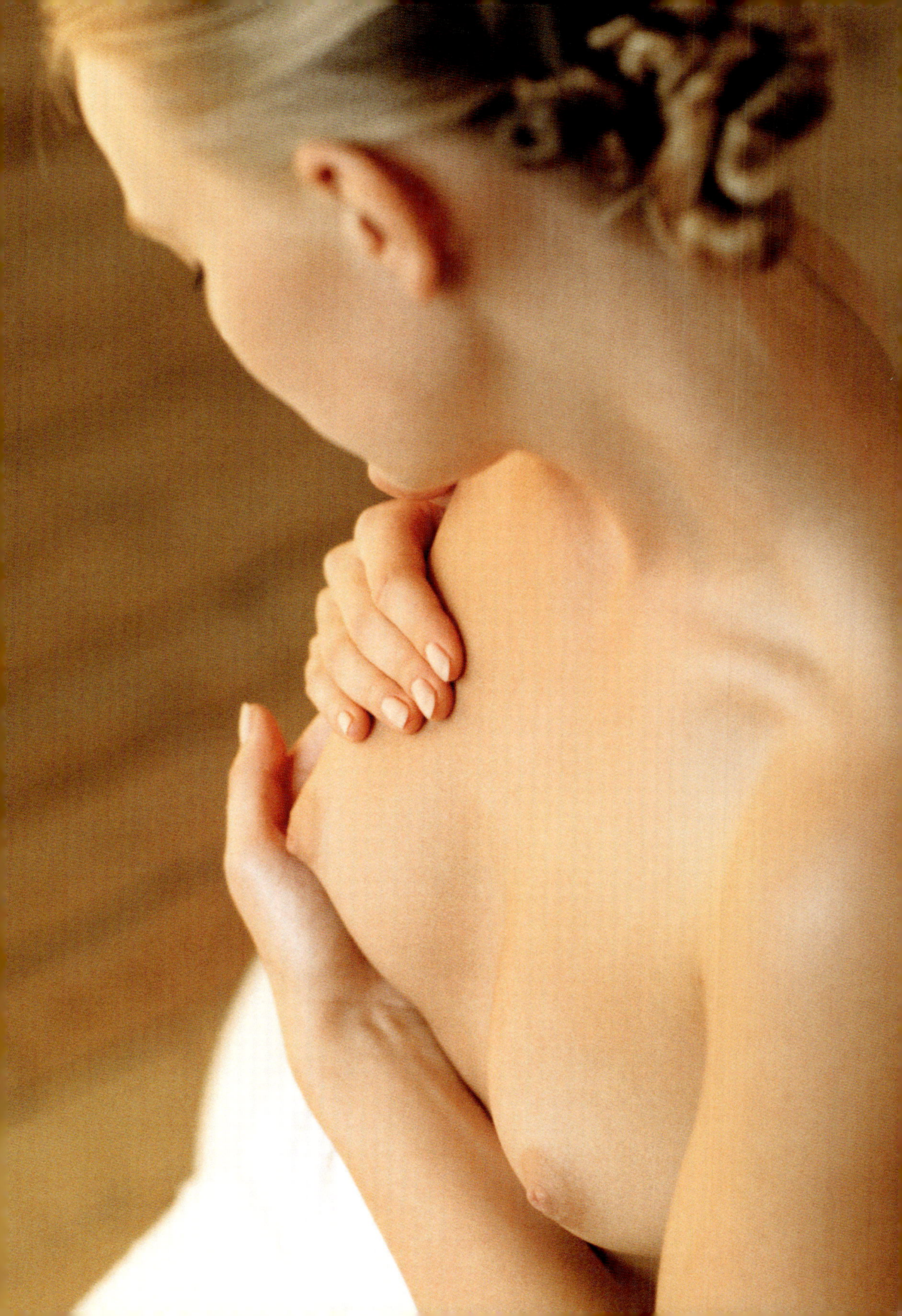

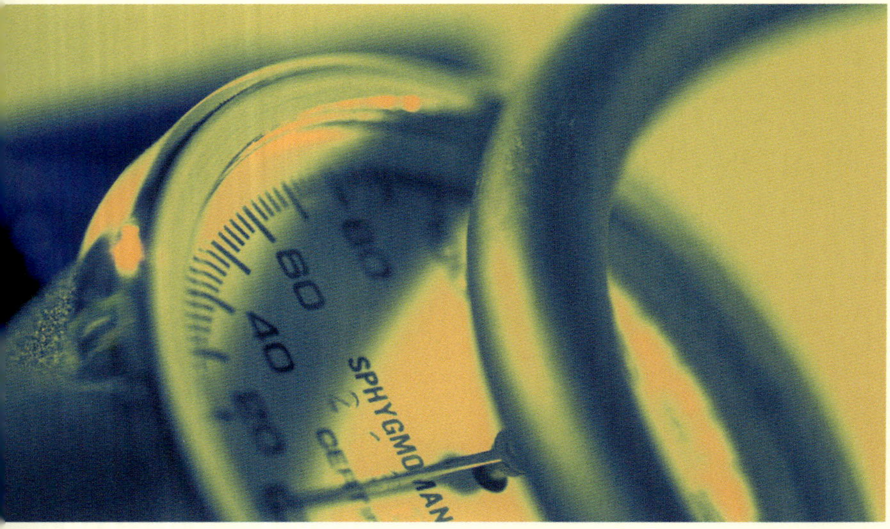

Abgesehen von den Untersuchungen, die von den Krankenkassen erstattet werden, können Sie weitere Früherkennungsmaßnahmen durchführen lassen. Die müssen Sie jedoch aus der eigenen Tasche bezahlen – im Rahmen der so genannten Individuellen Gesundheitsleistungen (IGeL).

Untersuchungen zur Früherkennung

»Zeit ist Geld«, doch Zeit ist auch und viel mehr noch Gesundheit. Denn je eher eine Krankheit erkannt wird, desto besser stehen die Aussichten auf einen Behandlungserfolg. Bei vielen Erkrankungen hat sich inzwischen gezeigt, dass die Therapiemöglichkeiten in einem frühen Stadium umfangreicher und sehr viel wirksamer sind. Mehr noch: Keine Zeit zu verlieren kann bei Krankheiten wie beispielsweise Darmkrebs lebensrettend sein.

Untersuchungen zur Früherkennung können Ihnen einen enormen zeitlichen und damit gesundheitlichen Vorsprung bringen. Ein Potenzial, das jedoch noch viel zu wenig ausgeschöpft wird. Was mit daran liegt, dass diese Checkups dann stattfinden, wenn man nicht über gesundheitliche Beeinträchtigungen zu klagen hat. Noch zumindest – dass sich das im Handumdrehen ändern kann, wissen wir alle. Nutzen Sie deshalb die Chance, die Ihnen geboten wird, und gehen Sie regelmäßig zum Gesundheits-TÜV – auch wenn Sie keine Beschwerden haben. Welche Untersuchungen Sie wann durchführen lassen sollten, lesen Sie gleich. Vorab noch zum Begriff der Früherkennung: Sie hat nichts mit Vorsorge oder gar Vorbeugung zu tun. Das nämlich sollte Bestandteil des täglichen Lebens sein, in Form der Ernährung bis hin zur Körperpflege.

Durch Vorsorge allein lassen sich viele Krankheiten leider nicht verhindern. Man kann aber alles dafür tun, sie so frühzeitig wie möglich zu erkennen, um bessere Behandlungschancen zu haben.

Auf dem Prüfstand vom ersten Tag an

Vorsorgeuntersuchungen während der Schwangerschaft
Während der gesamten Schwangerschaft werden regelmäßige gynäkologische Untersuchungen, Kontrollen von Blutdruck und Körpergewicht sowie Blut- und Urintests durchgeführt. Darüber hinaus helfen drei Ultraschall-Untersuchungen abzuklären, ob sich das Kind normal entwickelt.

U 1 bis U9
Diese neun Unterschungen werden bis zum 5. Lebensjahr durchgeführt, die U1 direkt nach der Geburt. Nach der U9 ist noch ein weiterer Checkup vorgesehen: Die Jugendgesundheitsuntersuchung zwischen dem vollendeten 12. und vor dem vollendeten 15. Lebensjahr.

Gesundheits-Checkup für Erwachsene
Nach dem 36. Lebensjahr hat jeder Versicherte Anspruch auf eine Untersuchung von Kopf bis Fuß – alle zwei Jahre auf Kosten Ihrer Krankenkasse. Diese Routinekontrollen haben zum Ziel, gesundheitlichen Risikofaktoren wie erhöhtem Blutdruck sowie ersten Anzeichen von Herz-Kreislauf-Erkrankungen auf die Spur zu kommen.

Krebsfrüherkennung bei Frauen
Nach Vollendung des 20. Lebensjahrs können sich Frauen auf bösartige Tumoren an den inneren und äußeren Geschlechtsorganen untersuchen lassen. Ab dem 30. Lebensjahr kann darüber hinaus eine Früherkennungsuntersuchung der Brust und der Haut erfolgen. Die so genannte Mammographie kann alle zwei Jahre durchgeführt werden.

Krebsfrüherkennung bei Männern
Männer haben ab dem 45. Lebensjahr Anspruch auf eine einmal jährliche Untersuchung der Haut und äußeren Geschlechtsorgane.

Brustkrebs

Brustkrebs, Mammakarzinom, ist bei Frauen die häufigste Krebserkrankung. Eine frühzeitige Diagnose kann die Heilungschancen deutlich erhöhen. Deshalb sollten Frauen ab 30 einmal monatlich selbst ihre Brust untersuchen und einmal im Jahr zur Krebsfrüherkennung beim Frauenarzt gehen. Ab dem 50. Lebensjahr sollte dann alle ein bis zwei Jahre

Bei der Mammographie werden Röntgenaufnahmen von beiden Brüsten in zwei Ebenen angefertigt.

eine Mammographie erfolgen. Die Kosten für diese Untersuchungen werden Frauen ab 30 im Rahmen der allgemeinen gynäkologischen Krebsfrüherkennung von den gesetzlichen Krankenkassen erstattet.

Mammographie

Flächendeckendes nationales Screening (der Begriff »Screening« leitet sich ab von dem englischen Wort »to screen«, was so viel wie durchsuchen, durchsieben bedeutet) durch eine Mammographie für Frauen im Alter von 50 bis 69 Jahren, das sehen die europäischen Leitlinien vor. Denn das Röntgen der Brüste gilt nach wie vor als die beste Maßnahme zur Früherkennung von Brustkrebs und somit zur Senkung der Sterblichkeit. Doch auch die Mammographie ist nicht der Weisheit letzter Schluss. Erschreckend viele dieser Untersuchungen fallen falsch positiv aus: Sie bekommen Brustkrebs diagnostiziert, haben aber gar keinen. Vom unnötigen persönlichen Leid ganz abgesehen, verursachen solche falschen Befunde auch enorme Kosten.

Selbstuntersuchung der Brust

Etwa 10 Tage nach Beginn der Periode ist der beste Zeitpunkt dafür – führen Sie die Untersuchung regelmäßig einmal im Monat durch.

- Betrachten Sie Ihre Brust vor dem Spiegel, indem Sie die Hände auf die Hüften legen.
- Von besonderer Bedeutung sind Veränderungen der Brustdrüsenkonturen, der Brustwarzen und des Warzenhofes. Achten Sie besonders auf eingezogene oder entzündete Warzen.
- Verschränken Sie die Arme hinter dem Kopf und betrachten Sie vor dem Spiegel die Brust. Achten Sie besonders auf Hauteinziehungen und Konturveränderungen im ganzen Bereich der Brustdrüse. Wenn Sie die Arme bewegen, achten Sie darauf, ob die Brüste der Bewegung folgen.
- Jetzt tasten Sie die Brust ab, indem Sie die eine Hand unter die Brust legen und sie leicht anheben. Mit der anderen Hand streichen Sie die Brust sanft aus und tasten sie Stück für Stück ab.
- Achten Sie auch darauf, ob sich aus den Brustwarzen Flüssigkeit herausdrücken lässt.
- Wiederholen Sie dieses Ausstreichen und Abtasten auch im Liegen. Strecken Sie dabei den Arm auf der Seite nach oben, die untersucht werden soll. Prüfen Sie auch die Achselhöhle.

Darmkrebs

Um das 50. Lebensjahr erhöht sich das Risiko, an Darmkrebs zu erkranken, rapide. Deshalb sollten Sie ab diesem Alter einmal jährlich eine Vorsorgeuntersuchung im Terminkalender stehen haben. Auch die Koloskopie, die Darmspiegelung, sollten Sie zwischen 55 und 65 Jahren durchführen lassen. Denn durch die Methoden zur Früherkennung hat Darmkrebs viel von seinem bisherigen Schrecken eingebüßt: Es können bereits Vorstufen von Krebs entdeckt und entfernt werden, sodass es gar nicht erst zur Krebserkrankung kommen muss.
Die gesetzlichen Krankenkassen übernehmen die Kosten für die jährliche Untersuchung ab dem 50. Lebensjahr, ebenso für die Darmspiegelung alle zehn Jahre.

Papierstreifentest

Mit dem Okkultbluttest können selbst kleinste Mengen Blut im Stuhl sichtbar gemacht werden.
Dazu müssen Sie über drei Tage hinweg zu Hause eine kleine Stuhlprobe auf spezielle Teststreifen aus Papier aufbringen und diese dann in Ihrer Arztpraxis abgeben. Im Labor werden die Streifen untersucht – finden sich dabei Blutbeimengungen, kann das auf einen möglichen Darmkrebs hinweisen. Ist dies der Fall, ist noch eine weitere Abklärung mittels einer Darmspiegelung, der so genannten Koloskopie, erforderlich.

Der Papierstreifentest ist einfach in der Durchführung, aber nicht sehr sicher.

Darmspiegelung

Ab dem 55. Lebensjahr wird eine Koloskopie empfohlen, die alle zehn Jahre durchgeführt werden sollte. Diese Untersuchungsmethode ist nicht nur erheblich verlässlicher, was die Sicherheit der Ergebnisse angeht. Sie ermöglicht zugleich die Entnahme von Gewebeproben und gegebenenfalls die sofortige Entfernung von Polypen und Adenomen, den gutartigen Krebsvorstufen.
Der Nachteil ist, dass die Darmspiegelung unangenehm ist. Schließlich wird dabei ein dünner, biegsamer Schlauch über den After langsam in den Darm hochgeführt. An der Spitze des Schlauches sitzt eine winzig kleine Kamera, mittels derer der Darm schrittweise untersucht wird. Finden sich Polypen, können diese mit einer kleinen Schlinge sofort entfernt werden.

Ob Sie ab 55 den Papierstreifentest oder die Darmspiegelung durchführen lassen, bleibt Ihnen überlassen. Sprechen Sie mit Ihrem Arzt darüber, welche Methode er für Sie für am besten geeignet hält.

Hautkrebs

Hautkrebs und auch seine Vorstufen lassen sich vergleichsweise einfach frühzeitig erkennen und erfühlen. Führen Sie die Untersuchung deshalb regelmäßig bei sich selbst durch. Beobachten Sie dazu vorhandene Muttermale nach der so genannten ABCD-Regel.

90 Prozent der Fälle von Hautkrebs gehen nachweislich auf UV-Strahlung zurück – die beste Vorbeugung gegen Hautkrebs ist daher die Vermeidung von Sonnenbrand und ausreichender Schutz vor UV-Strahlung.

Die ABCD-Regel

A für Asymmetrie
Ein Pigmentfleck beziehungsweise Muttermal ist auffällig, wenn seine Form nicht gleichmäßig rund oder oval ist.

B für Begrenzung
Das Muttermal sollte scharf und regelmäßig begrenzt sein. Auffällig sind Flecken mit unscharfen, »verwaschenen« Begrenzungen oder mit unregelmäßigen Ausfransungen.

C für Color (Farbe)
Auffällig sind Pigmentflecken mit unterschiedlichen Farbtönen.

D für Durchmesser
Auffällig sind Pigmentflecken, deren Durchmesser größer ist als 5 mm.

Daneben gibt es weitere Merkmale, die bösartige Hautveränderungen anzeigen:
Melanome sind erkennbar dunkler als andere Male (Farbe: Braunschwarz oder Schwarz).
Ein Muttermal verändert sich nach Jahren plötzlich (wird z.B. größer).
Ein Muttermal beginnt zu brennen, zu jucken oder gar zu bluten.
Sollten Sie die genannten Auffälligkeiten bei sich entdecken oder sind Sie sich unsicher bei der Beurteilung eines Muttermales, suchen Sie unverzüglich einen Hautarzt auf.

Prostatakrebs

Verschiedene Erkrankungen können zur Erhöhung des PSA-Spiegels führen – neben dem Karzinom auch die gutartige Vergrößerung und die Prostataentzündung.

Prostatabeschwerden sind nach wie vor ein Tabuthema. Man(n) spricht nicht gerne darüber. Was er allerdings tunlichst sollte. Zumindest mit seinem Arzt – am Biertisch bringt es ohnehin nichts. Beschwerden beim Wasserlassen sind keine Bagatelle. Es muss nicht gleich Krebs sein, auch die gutartige Vergrößerung der Prostata lässt sich – sofern frühzeitig erkannt – wesentlich besser behandeln. Das zeigen Studien und das belegt die tägliche ärztliche Praxis.

Was das Prostatakarzinom, den Krebs der Vorsteherdrüse, angeht, ist man(n) gut beraten mit einer regelmäßigen ärztlichen Untersuchung. Denn macht sich ein Karzinom bereits durch Schmerzen oder Blutungen bemerkbar, sind die Behandlungsmöglichkeiten nur noch begrenzt. Es ist also enorm wichtig, dass sich Männer ab dem 45. Lebensjahr einmal jährlich beim Urologen durchchecken lassen. Die Krankenkasse übernimmt die Kosten für die Beratung und die rektale Untersuchung. Bei dieser wird die Vorsteherdrüse vom Darm aus mit dem Finger abgetastet. Seit kurzem ist es auch möglich, anhand eines Antigens, dass spezifisch für die Prostata ist, bösartige Veränderungen bereits in einem frühen Stadium zu erkennen – mit einer einfachen Blutuntersuchung. Das prostataspezifische Antigen, kurz PSA, gilt als der Frühmarker für Prostatakrebs überhaupt. Seine PSA-Werte, so empfehlen Urologen, sollte deshalb jeder Mann über 50 kennen. Die 20 Euro, die es Sie kostet, sind bestens angelegt: Dank PSA-Tests und besserer Operationstechniken bleiben bis zu 95 Prozent der Patienten nach der Behandlung tumorfrei.

Eine dritte Methode ist die Untersuchung mit Transrektalem Ultraschall (TRUS), bei der eine Ultraschall-Sonde in den Mastdarm eingeführt wird.

Risikofaktor Bluthochdruck

Ihren Blutdruck sollten Sie kennen. Ist so was wie eine Lebensversicherung. 15 Millionen Deutsche leiden heute an Bluthochdruck. Nur hat jeder Fünfte von ihnen keine Ahnung davon. Schließlich macht ein erhöhter Blutdruck, anfangs zumindest, keine Beschwerden – er ist deshalb so tückisch. Denn Bluthochdruck ist Sprengstoff für die Gesundheit. Deshalb sollten Sie regelmäßig Ihren Blutdruck messen. Einen Grund zu kneifen gibt es nicht. Blutdruckmessen tut nicht weh, ist nicht unangenehm und dauert nicht lange. Und zum Arzt müssen Sie dazu auch nicht: Wenn Sie sich ein Blutdruckmessgerät anschaffen, können Sie Ihre Werte zu Hause selbst checken. Das ist einfacher, als Sie annehmen. Denn Blutdruckmessgeräte für zu Hause sind leicht zu bedienen.

So messen Sie richtig

- Nehmen Sie die Messungen immer zu gleichen Zeiten am Morgen und Abend vor.
- Messen Sie im Sitzen und in entspannter Haltung nach 2 bis 3 Minuten Ruhe.
- Lagern Sie den Unterarm entspannt auf einer Unterlage (Tischplatte beim Messen im Sitzen, auf das Betttuch beim Messen im Liegen).
- Ob Sie am Oberarm messen oder am Handgelenk: Die Manschette des Messgeräts darf weder zu locker noch zu eng sitzen und muss sich auf

jeden Fall in Herzhöhe befinden. Nur dann kann das Gerät richtig messen. Bei der Oberarmmessung ist die Herzhöhe einfach zu finden. Die Manschette sitzt in korrekter Position, wenn sich ihr unterer Rand etwa 2 bis 3 cm über der Ellenbeuge befindet. Bei Messungen am Handgelenk ist dieser Punkt schlechter zu finden, und Sie müssen das Handgelenk höher als den Ellenbogen halten. Weiterhin dürfen die Manschetten nie über der Kleidung angebracht werden, da das die Messergebnisse verfälscht.

- Tragen Sie die gemessenen Werte in Ihr Blutdrucktagebuch ein.

Liegen die gemessenen Werte bei 140/90 mmHg oder höher, sollten Sie einen Arzt aufsuchen, um die weitere Vorgehensweise zu klären – abhängig davon, wie hoch Ihre Blutdruckwerte sind.
Liegen diese über 140/90 mmHg und unter 160/100 mmHg, haben Sie eine leichte Hypertonie. Diese muss zunächst noch nicht mit Medikamenten behandelt werden. Messen Sie Ihren Blutdruck weiterhin regelmäßig selbst und schalten Sie Blutdruck-Risikofaktoren aus. Liegt der Blutdruck über 160/100 mmHg, müssen Sie ein blutdrucksenkendes Medikament einnehmen. Das verschreibt Ihnen Ihr Arzt, da diese Präparate nicht rezeptfrei sind.

Was weiße Kittel bewirken können

Es gibt Menschen, die betreten eine Arztpraxis, und schon klettert ihr Blutdruck in die Höhe. Ein Phänomen, das keineswegs selten ist, sondern bei jedem fünften Patienten auftritt. Benannt als Weißkittelhypertonie, kurz WCH, von white coat hypertension. Was genau genommen nicht ganz korrekt ist. Denn bei den Betreffenden erhöhen sich die Werte bereits dann, wenn noch gar kein weißer Kittel in Sicht ist. Der Blutdruck bleibt vielmehr während des gesamten Aufenthalts beim Arzt erhöht. Erst beim Verlassen der Praxis sinkt er wieder ab. Was sich hinter dem Praxishochdruck verbirgt, ist noch nicht geklärt. Vermutet werden besondere Anspannung der Patienten und gesundheitsbezogene Ängste. Erhöhte Blutdruckwerte in der Arztpraxis sind also kein eindeutiges Indiz für eine Hypertonie. Da jedoch der Hochdruck angesichts ärztlicher Nähe zum Dauerzustand werden kann, müssen auch vorübergehend erhöhte Werte ernst genommen werden: Wer an Praxishochdruck leidet, sollte Risikofaktoren wie Rauchen, Übergewicht oder Bewegungsmangel weitestgehend ausschalten. Anhand engmaschiger Blutdruckkontrollen muss der Arzt im individuellen Fall entscheiden, ob eine medikamentöse Behandlung erforderlich ist.

Diabetes

Viel gepriesen in Medien und so manchen Expertenkreisen wird seit geraumer Zeit der Urintest zur Früherkennung von Diabetes. Längst zum Volksleiden avanciert, muss diese Erkrankung zweifelsohne möglichst bereits in ihren frühen Stadien entdeckt und behandelt werden. Doch nur den Teststreifen in den Harnbehälter zu halten, genügt dazu nicht. Sicherlich – damit kann geprüft werden, ob der Zuckerstoffwechsel gestört ist. Leichte Störungen werden damit jedoch nicht erfasst. Denn der Test greift erst ab einem Urinzucker von 180 mg/dl. Dann ist es bereits mehr als höchste Zeit für eine Behandlung. Die Urinuntersuchung ist mithin ungenau und erfordert in jedem Fall weitere Tests. Am sichersten lässt sich einem beginnenden Diabetes noch immer durch regelmäßige Blutuntersuchungen auf die Spur kommen: Das Blutbild verrät, ob der Blutzuckerspiegel erhöht ist.

Umgangssprachlich »Zuckerkrankheit« genannt, werden bei dieser chronischen Stoffwechselerkrankung – abhängig von ihren Ursachen und Ausprägungen – zwei Typen unterschieden: Typ-1- und Typ-2-Diabetes. Daneben gibt es noch einige Sonderformen und den so genannten Schwangerschaftsdiabetes. Der Typ-1-Diabetes tritt meist bereits im Jugendalter auf. Ihm liegt eine immunologische Zerstörung der Inselzellen der Bauchspeicheldrüse zu Grunde. Diese Zellen produzieren das Hormon Insulin, das für die Verwertung der Glukose aus der Nahrung sorgt. Durch die Zerstörung der Inselzellen kommt es zu einem absoluten Insulinmangel. Infolgedessen kann die Glukose nicht mehr abgebaut werden, und der Blutzuckerspiegel steigt. Der Typ-2-Diabetes manifestiert sich in der Regel erst im höheren Lebensalter. Dabei reagieren jene Körperzellen, an denen Insulin wirken soll, nicht mehr ausreichend auf das Hormon: Sie sind unempfindlich, resistent, gegen Insulin. Dazu kann es in Folge anhaltend hoher Blutzucker- und Insulinspiegel kommen, wie sie beispielsweise bei Übergewichtigen bestehen.

Tee oder Tablette?

So helfen Sie sich selbst
Von Abwehrschwäche bis Zerrung

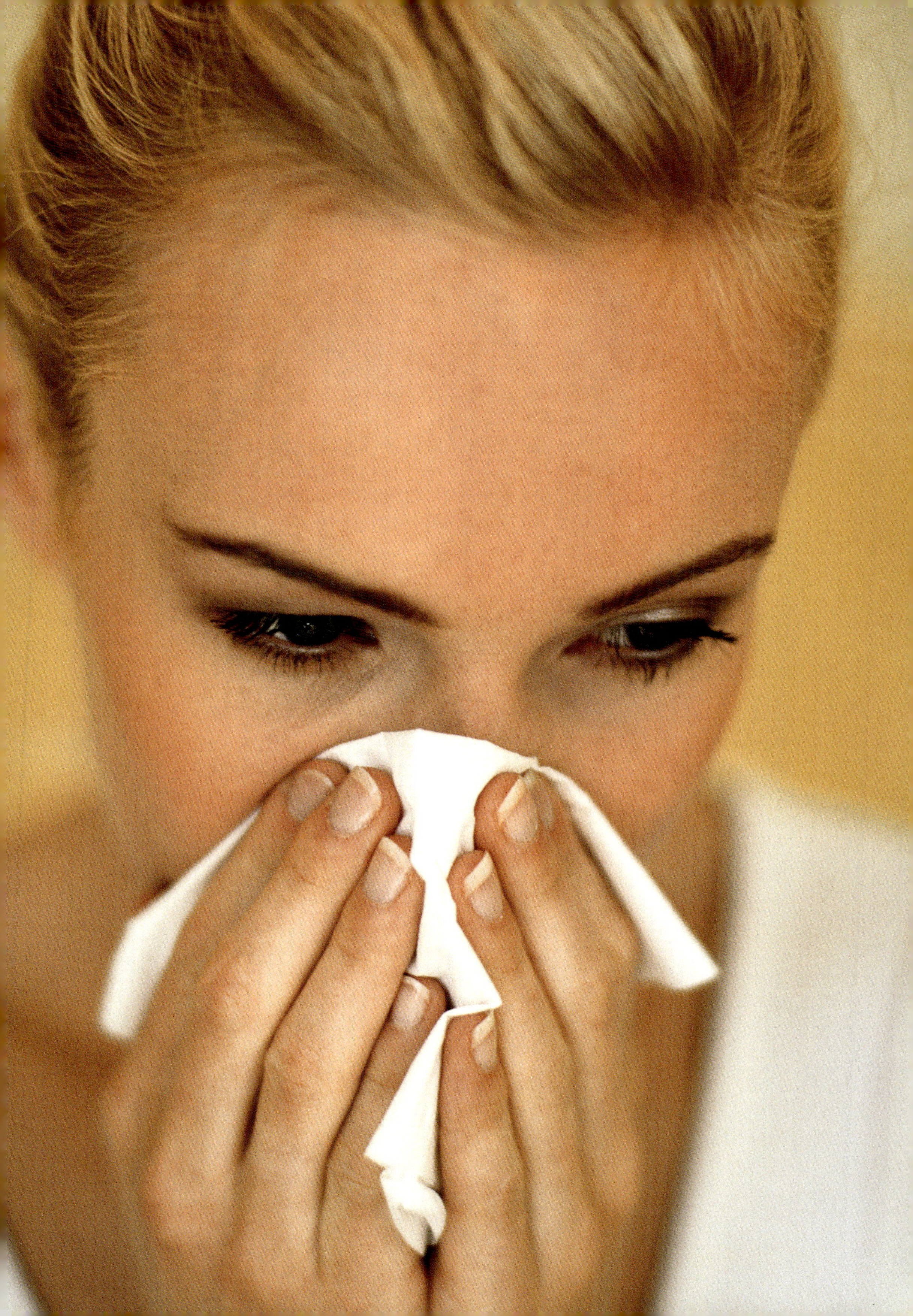

Selbst behandeln mit Augenmaß

Der Verkauf rezeptfreier Arzneimittel boomt, schließlich nehmen beinahe zwei Drittel der Bundesbürger die Behandlung einfacher Alltagsbeschwerden inzwischen selbst in die Hand – wie Sie nun auch. Alles, was Sie dazu wissen müssen, lesen Sie auf den nun folgenden Seiten. Darin sind Beschwerde für Beschwerde die besten und einfachsten Maßnahmen gegenübergestellt. So können Sie auf einen Blick auswählen, welche Methode Sie gegen Ihre Beschwerden anwenden möchten. Keineswegs im Ausschlussverfahren: Die Behandlungen lassen sich gut miteinander kombinieren.

Wenn bei den Wirkstoffen in einigen Fällen auf »diverse Hersteller« verwiesen wird, gibt es zahlreiche Präparate mit dieser Substanz. Lassen Sie sich von Ihrem Apotheker ein Mittel empfehlen – in Ihrem eigenen Sinne möglichst ein preiswertes.

Die Anleitungen, wie Sie zur Behandlung der einzelnen Beschwerden vorgehen, sind durchweg in einheitlicher Struktur aufgebaut. Vorab jeweils Wichtiges und Wissenswertes zu typischen Symptomen und möglichen Ursachen. Daran anschließend folgen »Was Ihnen jetzt noch gut tut«: Alles, was Sie jenseits der empfohlenen Medikamente und Behandlungen noch tun können, um Ihre Beschwerden zu lindern. Bei fast allen Beschwerdebildern finden Sie darüber hinaus Maßnahmen zur Vorbeugung – jeweils unter dem Punkt »So können Sie vorbeugen«. Kästen und Checklisten liefern Ihnen weitergehende Informationen zu der jeweiligen Erkrankung.
Nach diesen Bausteinen kommt dann das Herzstück: Die Behandlung mit den Maßnahmen aus den einzelnen Bereichen. Diese sind nicht in allen Fällen exakt voneinander abzugrenzen. Mitunter passen die empfohlenen Arzneimittel und Behandlungsmaßnahmen in zwei oder auch alle drei Rubriken. Sollte einmal eine Rubrik nicht aufgeführt sein, heißt das nicht, dass wir etwas vergessen hätten. Es bedeutet ganz einfach, dass wir bei der betreffenden Beschwerde aus dieser Rubrik nichts empfehlen können oder dass es keine rezeptfreien Medikamente gibt.

Schulmedizin

In dieser Rubrik werden frei verkäufliche Medikamente genannt, die so genannte chemisch-definierte Wirkstoffe enthalten – im Gegensatz zu den Wirkstoffgemischen, wie sie pflanzliche Arzneimittel, die so genannten Phytotherapeutika, enthalten.

Naturmedizin

In diese Sparte fallen sämtliche pflanzlichen Arzneimittel, sowohl jene, die aus nur einer Heilpflanze hergestellt wurden, als auch Kombinationspräparate. Bei Letzteren kommen die Wirkungen verschiedener Pflanzen gezielt aufeinander abgestimmt zum Einsatz.

Streng genommen müssten sich die mit »Naturmedizin« benannten Maßnahmen auf die Phytotherapie beschränken. Denn nur sie heilt mit Wirkstoffen, die aus der Natur stammen. Das gilt natürlich auch für homöopathische Arzneimittel, die wir jedoch bei den Empfehlungen zur Selbstbehandlung ausgenommen haben. Die Gründe dafür haben wir auf S. 16 dargelegt.

Was Sie darüber hinaus unter »Naturmedizin« finden, entspricht nicht mehr ganz der Definition dieses Begriffs – zugegeben. Diese Ungenauigkeit nehmen wir jedoch, nicht zuletzt wegen der besseren Übersichtlichkeit, in Kauf. So sind in dieser Rubrik auch Maßnahmen aus dem Bereich der alternativen Heilverfahren aufgeführt. Bei diesen wenden Sie keine natürlichen Arzneistoffe an, sondern nutzen manuelle und mentale Heilkräfte:

- Akupressur, die chinesische Druckpunktmassage,
- Yoga, Körperübungen aus der traditionellen indischen Medizin,
- Autogenes Training, bewährte Methode zur Entspannung und Unterstützung der Behandlung von zahlreichen Beschwerden,
- Progressive Muskelrelaxation: Entspannung durch Muskelspiel.

Über die medizinischen Grundlagen dieser Behandlungsverfahren und darüber, was Sie zu deren Anwendung wissen müssen, informieren wir Sie auf den Seiten 332 bis 339.

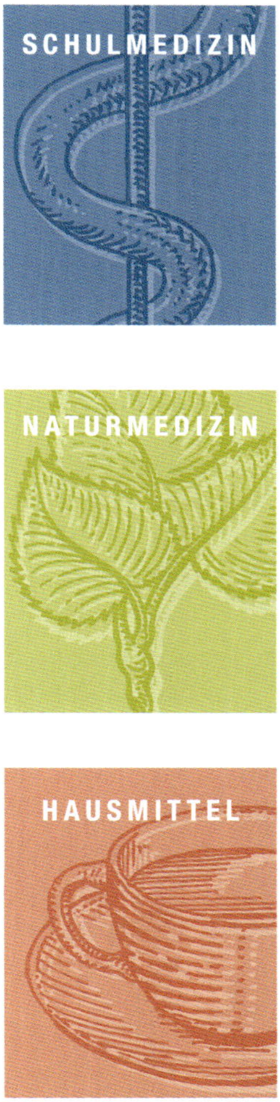

Diese Piktogramme helfen Ihnen bei der Orientierung.

Hausmittel

Altbekannt und bewährt: traditionelle Behandlungen und Rezepturen, die in der Volksheilkunde seit Generationen angewandt werden. Ihre Wirksamkeit ist in den wenigsten Fällen wissenschaftlich nachgewiesen; sie beruht ausschließlich auf überlieferten Erfahrungen.

Einzig den Kneippschen Therapien wurde in den letzten Jahren mehr Interesse seitens der Forschung zuteil. Dabei hat inzwischen einiges, mit dem der Pfarrer aus Bad Wörishofen seine Zeitgenossen kurierte, seine wissenschaftliche Bestätigung gefunden: Dass Wasser bei gezielter Anwendung wirksame Medizin sein kann, steht heute außer Zweifel. Nicht nur in naturverbundenen Kreisen: Immer mehr Kliniken, gleich welcher

Fachrichtung, haben die Kneipp-Therapien inzwischen in ihr Repertoire aufgenommen. Der große Erfolg dieser Behandlungsmethoden schlägt erfreulicherweise inzwischen Brücken, wo ehemals tiefe Abgründe klafften.

Zur Auswahl der Arzneimittel

Die genannten Arzneimittel wurden ohne Wertung ausgewählt. Auch die Reihenfolge der Nennung sollte keine Aussage über »besser oder schlechter geeignet« treffen. Deshalb wurden die Präparate nach ihren Handelsnamen alphabetisch geordnet.

So viel Arzt muss sein

Statt Chip-Karte: Machen Sie einmal in Ruhe eine Liste aller Krankheiten, die Sie in Ihrem Leben hatten, und notieren Sie auch, warum und wo Sie schon einmal im Krankenhaus waren. Im Notfall hilft das enorm weiter – zumal das Gedächtnis erfahrungsgemäß gerade dann nicht das beste ist.

Selbstbehandlung setzt nicht nur den Willen voraus, sich einige Kenntnisse anzueignen und sich zu informieren – sie hat auch ihre Grenzen. Und diese müssen Sie respektieren. Ansonsten kann Sie das »do it yourself« unter Umständen in ernste Schwierigkeiten bringen – Ihrer Gesundheit mithin mehr schaden als nützen. Deshalb ist auch bei vielen Beschwerden die Selbstbehandlung nur zur Unterstützung der ärztlichen Therapie geeignet. Darauf werden Sie gesondert hingewiesen. Ebenso wie darauf, dass Sie bestimmte Beschwerden ärztlich abklären lassen müssen, bevor Sie selbst die Initiative ergreifen. Auch ungeachtet dessen, dass es zu deren Behandlung rezeptfreie Medikamente gibt.

Wenn Sie Ihre Beschwerden in eigener Regie behandeln, obliegt Ihnen auch, was sonst zu den Aufgaben des Arztes gehört: die Kontrolle des Therapieerfolgs. Bleibt dieser aus oder kommen die Beschwerden nach kurzer Zeit wieder, ist ärztlicher Rat angesagt. Zögern Sie den Arztbesuch nicht weiter hinaus – das kann zum einen gefährlich werden, zum anderen die Behandlung umso langwieriger machen. Wann Sie zum Arzt müssen, ist abhängig von der Art und vom Ausmaß Ihrer Beschwerden.

Zu Ihrer eigenen Sicherheit finden Sie deshalb ausnahmslos bei allen nachfolgend aufgeführten Erkrankungen den Punkt »Zum Arzt, wenn«. Hier sind detaillierte Hinweise aufgeführt, wann Sie einen Arzt zu Rate ziehen müssen. Zum Teil auch, ob und wann Sie umgehende ärztliche Hilfe durch einen Notarztdienst in Anspruch nehmen müssen. Beachten Sie diese Warnhinweise, wann Sie zum Arzt müssen, sehr sorgfältig und halten Sie sich strikt daran – machen Sie keine Experimente mit Ihrer Gesundheit!

Wann Selbstbehandlung tabu ist

... und Sie in ärztliche Behandlung müssen: So manche Beschwerden – nicht selten genau die vermeintlich »banalen Kleinigkeiten« – können Warnsignale sein, auf die Sie schnellstens reagieren müssen.
Denn einigen dieser Symptome können schwerwiegende Störfälle zu Grunde liegen, die Ihr Leben in Gefahr bringen.
Welche Alarmglocken laut läuten und was sich dahinter verbergen kann, lesen Sie im Anschluss. Nehmen Sie diese Signale Ihres Körpers und Ihrer Seele unbedingt ernst und leiten umgehend entsprechende Schritte ein – soll heißen, begeben Sie sich in ärztliche Behandlung. Denn nur der Arzt kann in Ihrem individuellen Fall über das weitere Vorgehen entscheiden, Sie entweder sofort in eine Klinik einweisen oder aber mit Medikamenten versehen. Sollte sich der Notruf auch als blinder Alarm erweisen – besser zehnmal zu früh gehandelt als einmal zu spät. Denn nicht nur beim Herzinfarkt zählt jede Sekunde ...

Was unser Körper uns mitteilt

... nehmen wir heute oft nicht mehr so richtig wahr. Allem wissenschaftlich-technischem Fortschritt und gesundheitlicher Aufklärung zum Trotz oder vielleicht auch gerade deshalb: Viele Menschen haben kaum noch ein Bewusstsein dafür, was ihnen ihr Körper mit seinen Reaktionen vermitteln möchte. Geist und Körper gelten als getrennte Systemkreise. Nebeneinander, aber nicht miteinander, ohne gegenseitigen Bezug und mit entsprechend schlechter Wahrnehmung. Damit finden Warnsignale häufig kaum Gehör. Naturverbunden lebende Menschen hingegen – die australischen Aborigines beispielsweise – haben noch ein sehr gutes Körpergefühl, ein fein ausgeprägtes Gespür für ihr körperliches und psychisches Befinden. Treten hier Störungen auf, können sie meist schon im Vorfeld behoben werden.

Beschreiben Sie dem Arzt Ihre Symptome, so genau es geht. Merken Sie sich auch die Reihenfolge ihres Auftretens. Erzählen Sie in Ihren eigenen Worten – ohne Scheu. Was sich in Ihren Ohren komisch anhören mag, kann dem Arzt wertvolle Hinweise zur Diagnose geben.

In eigener Sache

Wir haben uns entschlossen, Schwangere, Kinder unter 14 Jahren und Patienten mit chronischen Krankheiten wie beispielsweise Diabetiker aus den Empfehlungen zur Selbstbehandlung auszuschließen. Die Risiken, die damit verbunden sind, können weder Autoren und Verlag noch Sie als Leser und Patient kalkulieren und tragen.

Symptome im Gesicht

- Plötzliche Kopfschmerzen, mitunter auch mit Bewusstseinsverlust: mögliches Symptom für eine schwere Störung des Gehirns – sofort in ärztliche Behandlung.
- Plötzliche Gesichtslähmung, die Muskeln im Gesicht lassen sich nicht mehr willentlich kontrollieren, Mundwinkel hängen einseitig herunter: mögliches Symptom für schwere Störungen der Nerven oder einen Schlaganfall – sofort in ärztliche Behandlung.
- Unwillkürliche Gesichtsbewegungen, Zuckungen, unkontrolliertes Rausstrecken der Zunge: mögliches Symptom für schwere Nebenwirkungen von Medikamenten oder schwerste hirnorganische Erkrankungen – sofort in ärztliche Behandlung.
- Plötzliches Anschwellen des Gesichts: mögliches Symptom für das »Quincke-Ödem« oder eine schwere allergische Reaktion, einen so genannten anaphylaktischen Schock. Dabei kann zudem die Atmung behindert sein und der Kreislauf zusammenbrechen – sofort in ärztliche Behandlung.
- Plötzliche Veränderungen im Gesicht: immer sofort in ärztliche Behandlung und keine wertvolle Zeit verlieren.
- Plötzliches Anschwellen der Backe: mögliches Symptom für eine Entzündung der Speicheldrüse.

Symptome an den Ohren

- Hochrotes schmerzendes Ohr: mögliches Symptom für eine Mittelohrentzündung.
- Probleme mit dem Druckausgleich: mögliches Symptom für eine Mittelohrentzündung.
- Hörverlust, oft von einem Moment zum anderen: mögliches Symptom für einen Hörsturz – sofort in ärztliche Behandlung.

Symptome an den Augen

- Gelbfärbung der Augen: mögliches Symptom für Erkrankungen von Leber oder Galle.
- Hochrotes Auge, setzt plötzlich ein und betrifft meist nur ein Auge: mögliches Symptom für einen grünen Star (Glaukom).
- Schwellung über den Augen: mögliches Symptom für eine Stirnhöhlenentzündung mit Durchbruch zu den Knochen.

- Starre Pupillen, lassen sich nicht mehr bewegen: mögliches Symptom für akute Störungen der Nerven sowie für einen grünen Star.
- Abwechselnd enger und weiter werdende Pupillen, tritt plötzlich ein: mögliches Symptom für schwere Nervenstörungen sowie für Vergiftungen oder Drogenmissbrauch.
- Plötzlich einsetzende Lichtscheu: mögliches Symptom für eine Gehirnhautentzündung.
- Sehen von Doppelbildern: mögliches Symptom für schwere Erkrankungen des Gehirns oder der Augen.
- Plötzliche starke Sehverschlechterung auf beiden Augen: mögliches Symptom für Durchblutungsstörungen der Netzhaut, Thrombosen oder schwere hirnorganische Störungen.
- Plötzliche starke Sehverschlechterung bis hin zur Erblindung auf einem Auge, ohne Schmerzen: mögliches Symptom für Durchblutungsstörungen der Netzhaut sowie für Thrombosen oder Gefäßverschlüsse in Arterien oder Venen der Netzhaut.

Augennotfälle – jede Sekunde entscheidet

Nicht nur beim Herzinfarkt zählt jede Sekunde. Auch Unfälle, bei denen die Augen verletzt werden, sind ein Wettlauf gegen die Zeit.

- **Verätzungen:** Sie sind am gefährlichsten. Das Auge muss sofort mit einer neutralen Flüssigkeit gespült werden. Einerlei ob mit Leitungswasser, Mineralwasser, Tee oder Limonade – bis auf Milch können Sie alles verwenden. Wichtig ist, dass Sie sofort handeln. Spülen Sie das Auge wiederholt und über mehrere Minuten hinweg. Danach rufen Sie einen Arzt, der Sie in die Klinik bringt.
- **Fremdkörper im Auge:** Hier heißt es ebenfalls spülen, spülen und noch mal spülen – so lange, bis der Arzt eintrifft.
- **Verblitzungen:** Ein photochemischer Schaden der Netzhaut, häufig beim Schweißen, der glücklicherweise vergleichsweise harmlos ist. Eine Verblitzung macht sich in der Regel erst sechs bis acht Stunden nach dem Unfall durch heftigste Schmerzen im Auge bemerkbar. Rufen Sie einen Arzt oder fahren Sie selbst zur Augenklinik, falls Sie noch dazu in der Lage sind.
- **Akuter Sehverlust:** Der dringlichste Notfall, den es in der Augenheilkunde gibt – sofort einen Arzt rufen.
- **Stumpfe Traumata:** Ein Golfball kann auch mal ins Auge gehen, ebenso wie vieles andere. Die Folge können stumpfe Verletzungen sein, bei denen Blut in die Vorderkammer des Auges fließen und sich der Augendruck stark erhöhen kann. Was auch die Ursache war – immer sofort in ärztliche Behandlung.

Viele Menschen, besonders ältere, mit an sich normaler Sehleistung leiden unter Nachtblindheit: Mit Eintritt der Dämmerung geht die Sehschärfe deutlich zurück. Wenn Sie solche Probleme auch von sich kennen, sollten Sie sich vom Augenarzt beraten und gegebenenfalls eine Brille verordnen lassen. Diese tragen Sie in der Dunkelheit, vor allem beim Autofahren – viele Unfälle gehen auf unerkannte Nachtblindheit zurück.

- Fremdkörpergefühl, wie Sand im Auge: mögliches Symptom für Verätzungen oder Strahlenschäden sowie für virusbedingte Entzündungen.
- Nebel sehen und Wahrnehmung von Regenfarben rund um Lichtquellen: mögliches Symptom für einen grünen Star.

Symptome der Atemwege

- Atemnot, erschwerte und pfeifende Atmung: mögliches Symptom für verschiedene gefährliche Erkrankungen, unter anderem Herzkrankheiten und Lungenembolien – sofort in ärztliche Behandlung.
- Anhaltende Asthmaattacken: sofort einen Arzt rufen.

Symptome in der Brust

- Brustschmerzen, die in den linken Arm, die linke Schulter und den Hals sowie in den linken Oberbauch ausstrahlen: mögliches Symptom für einen Herzinfarkt; bei Frauen und Diabetikern sind die Beschwerden oft nicht so ausgeprägt – sofort in ärztliche Behandlung.
- Schwächegefühl zusätzlich zu den Brustschmerzen: mögliches Symptom für einen Herzinfarkt – sofort in ärztliche Behandlung.
- Vernichtungsschmerz im Brustraum: mögliches Symptom für Herzinfarkt, Angina pectoris oder Aortenaneurysma – sofort in ärztliche Behandlung.

Brustschmerzen – vieldeutiges Warnsignal

Wenn es in der Brust zieht und sticht, kann das an banalen Blähungen liegen. Die Schmerzen können aber auch Anzeichen eines Herzinfarkts sein. Sie als Laie können jedoch nicht unterscheiden, was sich hinter Ihren Brustschmerzen verbirgt – mehr als zwei Dutzend Erkrankungen können diese mit verursachen. Deshalb wird heute jeder akute Brustschmerz so lange als mögliches Anzeichen eines Infarkts gewertet, bis das Gegenteil bewiesen ist. Was für Sie heißt: in ärztliche Behandlung, denn es kann sein, dass Sie in Lebensgefahr schweben. Auch wenn es Ihnen widerstrebt, bei so »harmlosen« Beschwerden so drastische Maßnahmen zu ergreifen – warten Sie keinesfalls ab. Sie retten unter Umständen Ihr Leben oder das eines anderen Menschen.
Treten derartige Zustände wiederholt auf, ohne dass ein organischer Befund besteht, sollten Sie einen Neurologen zu Rate ziehen. Möglicherweise steckt hinter den Beschwerden eine Herzneurose oder eine Angststörung.

Symptome am Bauch

- Bauchschmerzen, die zugleich in den Oberbauch und den Rücken ausstrahlen: mögliches Symptom für eine Erkrankung (meist Entzündung) der Bauchspeicheldrüse, ein Aortenaneurysma oder einen akuten Darmverschluss.
- Plötzlich einsetzende Beschwerden im linken Unterbauch, können auch stark wechseln und von anderen Bauchregionen ausgehen: mögliches Symptom für eine Blinddarmentzündung – sofort in ärztliche Behandlung.
- Starke Schmerzen im unteren Bauch bei gebärfähigen Frauen: mögliches Symptom für eine Eileiterschwangerschaft.
- Wiederkehrende und starke Schmerzen im unteren Bauch bei gebärfähigen Frauen: mögliches Symptom für eine Endometriose.
- Plötzlich einsetzende Schmerzen im linken Oberbauch: mögliches Symptom für Milzriss oder -infarkt sowie für eine Infektion, die mit starker Milzschwellung einhergeht – begeben Sie sich sofort in ärztliche Behandlung.

Eine akute Dickdarmentzündung äußert sich oftmals in Beschwerden, die denen bei einer Blinddarmentzündung sehr ähnlich sind.

Bauchschmerzen – oft ein Fall für den Notarzt

Hinter Bauchschmerzen können sich harmlose Auslöser wie zu hastiges oder fettes Essen verbergen, genauso gut aber auch Krankheiten, die lebensbedrohlich sein können. Aus diesem Grund finden Sie diese auch nicht im nachfolgenden Praxisteil zur Selbstbehandlung aufgeführt.

Denn das Spektrum der möglichen Ursachen von akutem Bauchgrimmen ist so breit, dass selbst erfahrene Ärzte ihre Schwierigkeiten mit der Diagnose haben – umso mehr im Dunklen tappen Sie als Laie. Und gefährden unter Umständen Ihr Leben: Auch ein akuter Herzinfarkt kann zu Schmerzen im Bauchraum führen. Abgesehen von solchen Extremfällen können Bauchschmerzen außer Erkrankungen der Verdauungsorgane durchaus auch Krankheiten der Nieren und Harnwege zur Ursache haben. Bei Frauen liegen nicht selten auch Beschwerden der Geschlechtsorgane zu Grunde.

Nutzen Sie die Möglichkeiten der Früherkennung wie Bauch- und Magenspiegelung, Röntgen und Sonographie.

Angesichts der Risiken, die Beschwerden im Bauchbereich möglicherweise für Ihre Gesundheit bergen, können und dürfen Sie sie nicht auf die leichte Schulter nehmen. Lieber einmal zu oft einen Arzt kommen lassen. Und: häufige Auslöser akuter Bauchschmerzen und deren typische Symptome kennen:

Durch eine Blutuntersuchung kann die Erkrankung frühzeitig erkannt und so einem dramatischen Verlauf vorgebeugt werden.

Blinddarmentzündung:
anfangs Schmerzen am Oberbauch, unter dem Brustbein und um den Nabel herum, dann Übelkeit, häufig mit einmaligem Erbrechen, anschließend wandern die Schmerzen in den rechten Unterbauch – unterhalb des Nabels –, die Körpertemperatur ist leicht erhöht.

Dickdarmentzündung:
kolikartige Schmerzen im Unterbauch, typischerweise immer nach den Mahlzeiten, bessern sich nach dem Stuhlgang und durch Abgang von Blähungen, gelegentlich Durchfall, Verstopfung, Blut im Stuhl.

Entzündung der Bauchspeicheldrüse:
plötzlich einsetzende, heftige Schmerzen im Oberbauch, die ab- und anschwellend sind – sie kommen und gehen – und in den Rücken und die linke Schulter ausstrahlen, Übelkeit und Erbrechen, Kreislaufprobleme.

Erkrankungen der Gallenblase:
Schmerzen im rechten Oberbauch, Schmerzen in der linken Schulter.

Symptome am Rücken

- Plötzlich einsetzende starke Rückenschmerzen im Lendenbereich: mögliches Symptom für Hexenschuss, Nierenbeckenentzündung oder Gürtelrose.
- Schmerzen unterhalb der Taille, wie sehr schmerzhafte Schläge in die Lendenregion: mögliches Symptom für Nierensteine, Nierenstau oder Nierenentzündung – sofort in ärztliche Behandlung.
- Dumpfe, tiefe Schmerzen im Rücken, zugleich Krankheitsgefühl: mögliches Symptom für eine Erkrankung der Bauchspeicheldrüse.
- Plötzlich einsetzende starke Schulterschmerzen: mögliches Symptom für akute Erkrankungen von Herz oder Galle.

Symptome an den Geschlechtsorganen

- Verdrehter Hoden (um dessen Längsachse) und plötzliche starke Schmerzen im Hoden, häufig mit Fieber und schwerem Krankheitsgefühl: mögliches Symptom für akute Hodenentzündung. Sofort in die Klinik. Abwarten kann Sie Ihre Potenz und Fruchtbarkeit kosten.
- Plötzliche starke Blutungen aus der Scheide außerhalb der Menstruation: mögliches Symptom für einen spontanen Abgang (Spontanabort), Myom oder Tumor – sofort in ärztliche Behandlung.

Symptome an Beinen und Armen

- Lähmungserscheinungen in den Beinen: mögliches Symptom für Bandscheibenvorfall, schwere Nervenerkrankungen oder für Infektionen wie Borreliose – sofort in ärztliche Behandlung.
- Taubheitsgefühle und Missempfindungen in den Beinen: mögliches Symptom für einen Bandscheibenvorfall, schwere Durchblutungsstörungen, Thrombosen oder Embolien – sofort in ärztliche Behandlung.

Symptome, die den ganzen Körper betreffen können

- Fieber über 40° C: erst senken, dann möglichst rasch einen Arzt hinzuziehen.
- Fieber über 39,5° C, das mit Pausen in Schüben auftritt: mögliches Symptom für Malaria, Erkrankungen des zentralen Nervensystems, akute Erkrankungen des Gehirns, Herz- oder Muskelerkrankungen. Möglichst rasch in ärztliche Behandlung.
- Plötzlicher Verlust von Gefühl (Tasten, Berühren), Taubheitsgefühle in beliebigen Bereichen: mögliches Symptom für akute Schädigungen wichtiger Nerven, Vergiftungen sowie Schlaganfall – sofort in ärztliche Behandlung.
- Kribbeln, Missempfindungen und Taubheitsgefühle: mögliches Symptom für schwere Nervenerkrankungen. So schnell wie möglich vom Arzt abklären lassen, damit nicht unnötig Zeit verloren geht und keine Nerven zugrunde gehen.
- Rasch – mitunter binnen einer Stunde – einsetzende Rötungen und Schwellungen der Haut, scharf begrenzt. Zugleich besteht ein allgemeines starkes Krankheitsgefühl: mögliches Symptom für eine Wundrose, die in Folge leichter, kaum wahrgenommener Hautverletzungen entstehen kann.
- Plötzlich einsetzende Schmerzen an nur einer Körperseite, besonders nachts und in Ruhe. Körperliche Belastung verschlimmert die Schmerzen nicht: mögliches Symptom für eine Gürtelrose (Herpes zoster).
- Dunkle Striche und abgegrenzte Verfärbungen auf der Haut: mögliches Symptom für eine Blutvergiftung (Lymphbahnentzündung) – sofort in ärztliche Behandlung.
- Blut im Urin: mögliches Symptom für Entzündungen von Blase, Harnleiter oder Nieren, für Nierensteine oder Tumoren.

Bei hohem Fieber möglichst rasch den Arzt zu Rate ziehen.

- Blut im Stuhl: mögliches Symptom für Hämorrhoiden oder einen Tumor – rasch vom Arzt abklären lassen.
- Schleimhautablagerungen auf dem Stuhl: mögliches Symptom für Darmentzündungen verschiedener Ursache.
- Blutzuckerabfall, Zittern, kalter Schweiß und plötzliches Herzrasen: mögliches Symptom für Kreislaufkollaps – Traubenzucker einnehmen, Fieber messen (Gefahr einer Blutvergiftung) und in ärztliche Behandlung.
- Harnverhaltung (Sie können kein Wasser lassen): mögliches Symptom für Entleerungsstörungen der Blase sowie für verschiedene schwere Erkrankungen – sofort in ärztliche Behandlung.
- Bewegungsunsicherheit und Koordinationsstörungen (Danebengreifen): mögliches Symptom für akute Störungen des Gleichgewichtsorgans, für Lagerungsschwindel oder Tumoren.
- Panikartige Angstgefühle: mögliches Symptom für Vergiftungen.
- Bewusstseinstrübung, Delir, Desorientiertheit und Dämmerzustand: mögliches Symptom für Vergiftungen, chronische oder akute Herzschwäche, Nierenversagen, Schlaganfall oder ansteigenden Hirndruck – sofort in ärztliche Behandlung.

Runter damit – aber richtig!

Bei der Einnahme von Arzneimitteln gibt es so manches zu berücksichtigen – nicht umsonst widmen Beipackzettel diesem Thema stets mehrere Zeilen und zahlreiche Wissenschaftler ihr Berufsleben. Denn wie, wann und womit Sie ein Arzneimittel nehmen, ist keineswegs einerlei.

- Nehmen Sie Medikamente immer mit viel Wasser ein. Damit bekommen Sie sie leichter runter. Und Sie schonen Ihre Magenschleimhaut, denn die Wasserladung sorgt für sofortiges Verdünnen. Was auch der Aufnahme des Wirkstoffs in den Blutkreislauf behilflich ist.
- Trinken Sie das Wasser aus einem Glas und nicht aus der Flasche – sonst lässt es sich nämlich nicht so richtig schlucken.
- Machen Sie es sich zur Gewohnheit, Arzneimittel zum Schlucken im Stehen zu nehmen. Denn dann schaffen es die kleinen Heiler wesentlich schneller und leichter, durch die Speiseröhre in Ihren Magen zu gelangen. Bei bettlägerigen Patienten lässt die Arzneiwirkung oft einfach deshalb zu wünschen übrig, weil sie ihre Medikamente im Liegen nehmen. Damit kann sich der Wirkungseintritt verzögern, oder die Tablette beendet ihre Reise gar in der Speiseröhre.
- Nehmen Sie Medikamente nicht mit Alkohol ein. Auch nicht mit Soft-

Wenn die Seele Alarm schlägt

Herzattacken, Koliken oder Kreislaufkollaps – Alarmsirenen, die laut schrillen, wenn der Körper in höchster Gefahr ist. Ebenso prekär sind psychische Warnschüsse, unter anderem bei depressiven Patienten oder Angsterkrankungen. Mit solchen Notfällen sollten Sie umzugehen wissen. Denn auch und ganz besonders diese können lebensbedrohlich sein.

- Schützen Sie den Kranken vor Selbstgefährdung: Entfernen Sie alles, was möglicherweise zur Durchführung eines Selbstmordes geeignet ist – also unter anderem Messer und andere scharfe, spitze Gerätschaften, Schlaf- und Beruhigungsmittel. Denken Sie auch an Elektrogeräte wie Föhn, Maschinen und Heimwerkergeräte (Gartenschere u.ä.), Strom- und Gasanschlüsse sowie andere Gefahrenquellen.
- Nicht alleine lassen: Sorgen Sie dafür, dass der Kranke bis zu seiner Aufnahme in die Klinik lückenlos überwacht ist. Lassen Sie ihn keinesfalls unbeaufsichtigt, so sehr er sich möglicherweise auch dagegen verwehrt.
- Verlassen Sie sich nicht auf Ihren Körpereinsatz: Die Patienten entwickeln zuweilen ungeahnte Kräfte.
- Nehmen Sie den Ausweis und sonstige wichtige Papiere des Kranken mit in die Klinik. Die Patienten sind mitunter sehr desorientiert. Sie vergessen in manchen Fällen ihre eigene Identität oder können nicht danach gefragt werden, da sie bereits starke Beruhigungsmittel erhalten haben.
- Pillen-Fahndung: Durchsuchen Sie die Wohnung nach Medikamenten, vor allem Beruhigungs-, Schlafmittel und andere Psychopharmaka. Nehmen Sie jene, die möglicherweise eingenommen wurden, mit in die Klinik. Das kann eine wertvolle Hilfe sein, mit der sich allem voran Zeit gewinnen lässt.

drinks oder einer Weinschorle – die Wechselwirkungen zwischen Alkohol und Medikamenten sind sehr vielfältig und nicht kalkulierbar.

- Lassen Sie bei der Medikamenteneinnahme auch die Finger von Milch, schwarzem Tee oder Grapefruitsaft. Sie alle können die Aufnahme und damit die Wirksamkeit einer ganzen Reihe von Arzneien verändern.
- Nicht nur kleinen Patienten, auch vielen Erwachsenen bereitet das Schlucken von Tabletten Schwierigkeiten. Sind Sie auch so ein Fall, dann probieren Sie mal Folgendes: Nehmen Sie ein Stückchen Banane in den Mund, kauen etwas darauf herum, nehmen dazu die Pille und schlucke alles zusammen hinunter. Oder Sie machen es wie viele Haustierbesitzer: Verstecken die Tablette in einem Klecks Leberwurst oder einem Schnittchen Käse.

- Vorsicht bei Erbrechen und Durchfall: Müssen Sie sich binnen vier Stunden nach der Einnahme eines Medikaments übergeben, landet dieses oft mit in der Kanalisation. Ein massiver Durchfall in diesem Zeitraum zeitigt den gleichen Effekt. In solchen Fällen sollten Sie das betreffende Arzneimittel noch einmal einnehmen oder, wenn Sie sich doch unsicher bezüglich der Dosierung sind, Ihren Arzt oder Apotheker um Rat fragen.
- Manche Mittel erzeugen Schwindel, andere machen müde oder setzen die Reaktions- und Sehfähigkeit herab. Nehmen Sie deshalb die Hinweise bezüglich Verkehrstüchtigkeit und eingeschränkter Fähigkeit zur Bedienung von Maschinen ernst und wörtlich. Sie stehen nicht umsonst im Beipackzettel. Haben Sie beispielsweise einen Unfall unter Einfluss von derartigen Medikamenten, kann Ihr Versicherungsschutz wegfallen. Mal ganz abgesehen von dem Schaden, den Sie sich und anderen Menschen zufügen könnten.

Lesen Sie Beipackzettel immer und gründlich durch und berücksichtigen Sie die aufgeführten Einschränkungen und Hinweise sorgfältig.

- Bei Kindern unter 14 Jahren, Schwangeren und Stillenden können Medikamente andere Wirkungen haben, als erwünscht und vor allem wissenschaftlich untersucht ist: Kaum ein Arzneistoff ist in Studien gezielt an schwangeren oder stillenden Frauen sowie an kleinen Kindern geprüft worden. Mit einer der Gründe, weshalb wir diese Patienten bewusst aus der Selbstbehandlung ausgeschlossen haben.
- So manche arzneilichen Wirkstoffe dürfen bei bestehenden Krankheiten nicht eingenommen werden. Das betrifft auch Allergien gegen bestimmte arzneiliche Substanzen sowie gegen Konservierungs- und Farbstoffe. Alle diese Fälle sind als so genannte Gegenanzeigen im Beipackzettel aufgeführt und sollten dringend berücksichtigt werden. Anderenfalls gehen Sie möglicherweise ein großes unnötiges Risiko für Ihre Gesundheit ein.
- Eben Genanntes betrifft auch die Wechselwirkungen von Medikamenten, die Sie gleichzeitig einnehmen: Sie können sich gegenseitig abschwächen, aber auch in ihren Wirkungen verstärken. Beachten Sie daher diesbezügliche Warnungen sehr genau.

Nicht nur der Inhalt zählt

... sondern auch die Verpackung. Und zwar jene, in der ein arzneilicher Wirkstoff in unseren Körper gelangt. Ob Salbe oder Creme, Tablette oder Zäpfchen mag dem Laien nicht weiter bedeutsam erscheinen. Ist es aber: Zwischen Salbe und Creme ebenso wie zwischen Tablette und Zäpfchen bestehen große Unterschiede. In der Art und Weise, wie die darin ent-

Schon schwanger – und Medikamente genommen?

Waren Sie zum Zeitpunkt, an dem Sie ein bestimmtes Medikament genommen haben, bereits schwanger, ohne davon zu wissen, machen Sie sich bitte keine Sorgen. In den beiden ersten Wochen ist der Embryo noch nicht mit Ihrem Blutkreislauf verbunden – dafür sorgt die Plazentaschranke.
Auch wenn Sie danach noch Medikamente einnehmen und bereits schwanger sind, besteht kein Grund zur Panik. Millionen von Müttern haben beispielsweise die heute üblichen Schmerzmittel genommen, ohne dass das Kind geschädigt wurde. Seit Contergan hat sich viel getan: Medikamente, die das Ungeborene gefährden können, sind deutlich gekennzeichnet.
Beraten Sie sich in jedem Fall mit Ihrem Frauenarzt – insbesondere dann, wenn Sie ein Arzneimittel dauerhaft einnehmen müssen.

haltenen Substanzen ihre Wirkung entfalten, und auch im Tempo, in dem der Körper von den gewünschten Effekten profitiert. Denn je nach Verpackung kann der Wirkstoff schneller oder langsamer an seinen Bestimmungsort gelangen und heilend in das Krankheitsgeschehen eingreifen. Ein entscheidender Faktor, der bei der Auswahl und für die Qualität eines Medikaments eine wichtige Rolle spielt und den der Fachmann Bioverfügbarkeit nennt. Ist diese hoch, ist das gut, denn dann kann der Wirkstoff vom Körper leicht resorbiert werden. Noch so ein Fachbegriff, die »Resorption«: Damit ist einfach nur die Aufnahme eines Stoffes in den Organismus gemeint.
Angesichts der unterschiedlichen Effekte, die arzneiliche Substanzen je nach Art ihrer Verabreichung entfalten, finden Sie im Behandlungsteil dieses Buches auch des öfteren Vermerke wie »zur lokalen« oder »zur äußerlichen Anwendung«.
Da Sie die zur Selbstbehandlung empfohlenen Medikamente in den meisten Fällen ohne ärztliche Aufsicht anwenden, hielten wir es für wichtig, mit Ihnen einen kleinen Ausflug in die Galenik zu unternehmen. Und Ihnen dabei einen Überblick über die verschiedenen Arzneiformen und deren Eigenheiten zu geben.

- **Dragées, Kapseln und Tabletten:** Sie sind in ihrer Wirkweise einander vergleichbar und liefern jene Menge an Wirkstoffen, die Sie mit einer Einzeldosis nehmen sollen – was Ihnen die Anwendung deutlich erleichtert.
- **Retardkapseln, -tabletten und andere Retardpräparate:** Diese Produkte enthalten größere Mengen an Wirkstoff, der zeitlich verzögert

Auch einige Nahrungsmittel beeinflussen die Aufnahme von arzneilichen Wirkstoffen in den Körper – machen sie weniger oder stärker wirksam.

Um den Retard-Effekt zu erzielen, werden die Wirkstoffe mit einem Mantel aus schwer löslichen Stoffen umhüllt. Verbreitet ist auch die »Scheibchen-Methode«: aus mehreren Wirkstoffschichten aufgebaute Tabletten.

freigegeben wird – mithin nach und nach in Ihren Organismus gelangt. Das ist therapeutisch so gewollt. Denn in einigen Fällen muss zur Behandlung ein konstanter Pegel des Arzneistoffs im Körper gehalten werden. Das gelingt durch die häppchenweise Freisetzung. Sie erspart Ihnen, den Wirkstoff alle paar Stunden einnehmen zu müssen. Der Nachteil dabei: Falls unerwünschte Wirkungen und Probleme mit dem Medikament auftreten, sind diese nicht so rasch zu stoppen wie bei anderen Präparaten.

- **Brausetabletten:** Ebenso wie die neuerdings in Mode gekommenen Brausegranulate wirken sie ein wenig schneller als andere Tabletten. Denn der enthaltene Wirkstoff ist hier »resorptionsfreundlich« aufbereitet – bereits aufgelöst und mit viel Wasser im Gepäck in den Magen unterwegs.
- **Lutschtabletten:** Diese Arzneiform ist angesagt, wenn ein Wirkstoff lang anhaltende Effekte im Mund und Rachenraum zeitigen soll. Aus diesem Grund sollen Sie diese Tabletten auch nicht aktiv lutschen, sondern langsam auf oder unter der Zunge zergehen lassen.
- **Zäpfchen:** Vor allem von Eltern gerne angewandt, da der Nachwuchs in der Regel nicht gerne bittere Pillen schluckt. Aber auch bei Erwachsenen, die aus Krankheitsgründen nicht schlucken können, oder wenn der Wirkstoff, bedingt durch heftiges Erbrechen, sonst nicht in den Körper gelangt, sind Zäpfchen hilfreich. Bei ihnen wird der Arzneistoff in eine Fettmasse gepackt, die schmilzt, sobald sie auf Körpertemperatur gebracht wird. Zäpfchen entfalten ihre Effekte entweder direkt vor Ort – bei Beschwerden im Analbereich – oder treten ins Blut und somit in den gesamten Körper über. Das Problem ist, dass die Wirkstoffe nicht immer vollständig in den Organismus aufgenommen werden und die Wirksamkeit daher nicht ausreichend gesichert ist.
- **Säfte:** Ebenfalls bei Kindern beliebt, da Säfte fast immer Süßungsmittel enthalten. Diese sollen den oftmals unangenehmen Geschmack des enthaltenen Arzneistoffs korrigieren. Zur korrekten Dosierung wird Säften ein Messlöffel beigegeben, oder die Kappe der Flasche dient als Messbecher. Auf diese Hilfestellung sollten Sie auch zurückgreifen, denn Ess- oder Teelöffel sind von Haushalt zu Haushalt verschieden. Die Menge an Wirkstoff, die Sie damit löffeln, entsprechend auch.

Aufgrund des Alkoholgehalts ist der Einsatz vieler Tropfen bei Kindern, aber auch für die Behandlung einer Reihe chronischer Erkrankungen tabu.

- **Tropfen:** Bei dieser Darreichungsform sind die arzneilichen Wirkstoffe in Wasser oder Alkohol gelöst und entfalten ihre Effekte entsprechend rasch. Der Nachteil: Die Dosierung ist wegen der unterschiedlichen Tropfengrößen schwierig und kaum exakt einzuhalten.
- **Pflaster:** Hier stecken die Wirkstoffe in einer Klebemasse, und aus der

wandern sie sukzessive in die Haut. Vor einigen Jahrzehnten dienten Pflaster der lokalen Behandlung, da sie nur in der Region, in der sie angebracht waren, wirksam werden konnten. Die modernen Versionen haben dagegen Ganzkörperwirkung: Hormone beispielsweise, aber auch Nikotin oder Schmerzmittel werden heute vielfach via Pflaster verabreicht. Denn mit ihnen lässt sich ähnlich wie bei Retardprodukten ein gleichbleibend hoher Arzneistoffspiegel im Organismus halten.

- **Salben:** Sie bestehen aus Fettstoffen, die einen unterschiedlich hohen Wassergehalt haben können. Je nach Zusammensetzung können Salben ihre Wirkstoffe entweder nur oberflächlich zur Entfaltung bringen oder aber bis tief in die Haut vordringen. In letzterem Fall wird der Wirkstoff in die Blutbahn transportiert. Haben Salben die Eigenschaft, einen schützenden Fettfilm auf die Haut zu legen, dämmen sie deren Feuchtigkeitsverluste ein – die ideale Pflege für trockene Haut.
- **Cremes:** Anders als Salben können diese Wasser aufnehmen. Deshalb sind Cremes für trockene Haut weniger geeignet, da sie ihr zusätzlich Feuchtigkeit entziehen. Cremes ziehen je nach ihrem Aufbau schnell in die Haut ein.
- **Gele:** Ein Mittelding zwischen flüssig und fest: Gele sind genau genommen Flüssigkeiten, die mittels Zusatzstoffen eine geleeartige Konsistenz verpasst bekommen. Sie enthalten meist kein Fett und können deshalb mit Wasser einfach entfernt werden. Da Gele Flüssigkeit enthalten, wirken sie auf der Haut durch die Verdunstung kühlend – die Zugabe von Alkohol oder ätherischen Ölen steigert diesen Kühleffekt noch. Diese Arzneiform dient vor allem dazu, Wirkstoffe in tiefere Hautschichten zu transportieren und Schwellungen zu lindern – denn Gele entziehen der Haut Flüssigkeit. Und ohne ihr »Polster« zieht sie sich zusammen.
- **Lotionen:** Cremes mit sehr hohem Wassergehalt, was sie zur Anwendung auf größeren Hautarealen geeignet macht. Da sie so viel Flüssigkeit besitzen, bieten sie Bakterien gute Bedingungen, sich zu vermehren. Um dies zu vermeiden, müssen Lotionen mit Konservierungsstoffen versetzt werden – wie übrigens auch die meisten Cremes.

Salopp formuliert handelt es sich bei Cremes um Fett in Wasser, bei Salben um Wasser in Fett. Beide Zubereitungen machen den Einsatz verschiedener Emulgatoren erforderlich.

Sicher gelagert, sicher wirksam

Schuhkartons, Küchenschubladen, Kulturbeutel, Nachttische, Badezimmerschränke ... Lauter beliebte Aufbewahrungsorte für Pillen & Co. und alle nicht eben geeignet. Denn Arzneimittel, gleich welcher Art, müssen richtig aufbewahrt werden – sollen sie ihre Wirksamkeit nicht vorschnell verlieren.

Richtig aufbewahren bedeutet: trocken, kühl und dunkel. Was wiederum bedeutet, dass sich am besten ein verschlossener Schrank eignet, der keine Glastüren besitzt und nicht in einem beheizten Raum steht.
Außer den Medikamenten verstauen Sie in Ihrer privaten Apotheke auch Verbandmaterial und anderes, was Sie ausschließlich für therapeutische Zwecke benutzen – Fieberthermometer beispielsweise oder aber die Wärmflasche. Utensilien wie Putzmittel, Spiritus oder Fleckenentferner haben im Arzneischrank nichts zu suchen.
Haben Sie Kinder im Haushalt – nicht nur Ihre eigenen, sondern öfter auch besuchsweise von Verwandten und Freunden –, muss der Arzneischrank abschließbar sein. Eine gewisse Höhe bei der Anbringung des Schranks gewährleistet weiteren Schutz vor den Zugriffen von Kindern, zumindest solange sie noch relativ klein sind.
Bestimmte Arzneimittel, beispielsweise Augentropfen oder -sprays, müssen nach der ersten Anwendung im Kühlschrank aufbewahrt werden, da sie keine Konservierungsstoffe enthalten dürfen. Auch manche Enzympräparate sowie Mittel mit lebenden Bakterienkulturen bedürfen dauerhafter Kühlung. Lesen Sie also die Lagervorschriften im Beipackzettel immer sehr genau durch. Auch Ihr Apotheker gibt Ihnen hierzu gerne Auskunft.

»Verwendbar bis …«

Arzneimittel sind nur begrenzt haltbar, weshalb auf der Packung und oft auch im Beipackzettel ein Verfallsdatum angegeben ist. Dieses sollten Sie beachten und ein Medikament nicht mehr anwenden, dessen Zeit abgelaufen ist. Das betreffende Präparat richtet zwar keinen gesundheitlichen Schaden an, verliert indessen aber an Wirksamkeit. Das bedeutet, dass Sie sich nicht mehr sicher sein können, dass der enthaltene Wirkstoff noch im gewünschten Ausmaß gegen Ihre Beschwerden hilft. Aus diesem Grund ist der Hersteller eines Arzneimittels nach Ablauf des Verfallsdatums auch nicht mehr zur Verantwortung zu ziehen.
Unabhängig vom Verfallsdatum sollten Sie Arzneimittel regelmäßig kontrollieren. Denn es kann sein, dass sie sich, unter anderem bedingt durch Sonneneinstrahlung oder Hitze, verändert haben und besser nicht mehr verwendet werden sollten – auch vor ihrem Verfallsdatum. Das ist dann der Fall, wenn

- Tabletten dunkle Flecken bekommen haben,
- Dragées sich ungleichmäßig verfärbt oder Risse bekommen haben,
- Salben oder Cremes ihre Konsistenz verändert haben – entweder ein-

getrocknet oder flüssig geworden – oder ranzig sind. Letzteres erkennen Sie an der dunkel verfärbten Oberfläche. Tuben, die ein Loch bekommen haben, sollten Sie ebenfalls entsorgen.

- sich Tropfen oder Säfte in ihre Bestandteile getrennt haben. Das erkennen Sie unter anderem daran, dass in einer ursprünglich klaren Flüssigkeit nun Flöckchen oder Kristalle zu sehen sind oder sich etwas am Boden der Flasche abgesetzt hat.
- Zäpfchen glitzernde, kristalline Ablagerungen aufweisen.

Zum Hausmüll?

Wohin mit den angebrochenen Medikamentenpackungen, mit Fläschchen und Tuben? Eine geringe Menge von Tabletten, Pillen oder Dragées darf natürlich durchaus mal im häuslichen Mülleimer landen. Tropfen und Säfte übergeben Sie dem Ausguss, die Flaschen kommen wie andere auch in den Glascontainer.

Was Sie jedoch bei der Durchsicht Ihrer Hausapotheke im großen Stil ausgemustert haben, bringen Sie in Ihre Apotheke. Diese entsorgt die Arzneimittel dann kostenlos und vor allem sachgerecht im Sondermüll. Denn eine ganze Reihe von Wirkstoffen sollten nicht in den normalen Hausmüll und auf diese Weise möglicherweise ins Grundwasser gelangen. Dazu gehören unter anderem Arzneimittel mit hormonell wirksamen Stoffen oder auch Antibiotika. Alternativ zum Gang in die Apotheke bringen Sie die ausgesonderten Arzneimittel zu speziellen Sammelstellen für Sondermüll – in Ihrer Umgebung gibt es sicher eine.

Haben Sie ein Medikament nicht vollständig aufgebraucht, können Sie es aufheben und wiederverwenden. Wichtig ist, den Beipackzettel aufzuheben – nicht die Tabletten aus der Schachtel nehmen und den Rest wegwerfen. Denn Sie müssen immer wissen, was bei der Einnahme eines Arzneimittels zu beachten ist: Dosierung, Nebenwirkungen, Gegenanzeigen und vor allem, gegen welche Beschwerden Sie es anwenden können. Es empfiehlt sich zudem, auf der Verpackung eines Medikaments zu vermerken, wann es erstmals verwendet wurde, sowie für wen und wogegen es gedacht war.

Bei Tropfen, Lösungen und Säften, die Sie wiederverwenden wollen, sollten Sie darauf achten, dass die Flaschen fest zugedreht sind. Denn andernfalls kann Flüssigkeit verdunsten und die Lösung sich damit konzentrieren. Das gilt es zu vermeiden, denn die betreffende Lösung enthält sonst eine höhere und nicht mehr einzuschätzende Konzentration an Wirkstoffen – was eine andere Dosierung erforderlich machen würde.

Abwehrschwäche

Ständig erkältet, rasch erschöpft und dauernd müde? Lässt die körpereigene Abwehr vorübergehend an Schlagkraft zu wünschen übrig, ist das noch kein Alarmsignal. Wenn Sie jedoch häufiger Erkältungen und Infektionen erliegen, sich oft müde und antriebslos fühlen, ist es dringend an der Zeit, dem angeschlagenen Immunsystem wieder aufzuhelfen.
Was das Immunsystem auf die Probe stellt, sind nicht nur Bakterien. Auch Bewegungsmangel, einseitige Ernährung und psychischer Stress fordern es heraus. Deshalb sollten Sie vor allem auch der emotionalen Ebene Aufmerksamkeit schenken: Versuchen Sie abzubauen, was Sie, vielfach auch noch unnötig, belastet und stresst.

Die Schutztruppen des Körpers

Wie eine richtige Armee umfasst auch die körpereigene Abwehr spezialisierte Einheiten. Die wichtigsten Truppen sind die Lymphozyten, die Fresszellen (Makro- und Mikrophagen) und die Killerzellen. Die T-Lymphozyten treffen zunächst die Unterscheidung zwischen »körpereigen« oder »körperfremd«. B-Lymphozyten sind auf das Erkennen von Fremdkörpern spezialisiert. Sobald sie ein solches Antigen erwischt haben, produzieren sie flugs Antikörper, die den anderen Immunzellen das Signal zum Angriff geben. Dabei docken zuerst die Mikro- und Makrophagen an die Fremdkörper an und lösen sie auf. Die Killerzellen erledigen schließlich den Rest.

Doping fürs Immunsystem

Dazu sollte Ihr Speiseplan vor allem jene Nahrungsmittel enthalten, die reich an Betacarotin, Glutathion, Selen, Vitamin C, Zink und anderen antiviral und antioxidativ wirksamen Stoffen sind.

- »Five a day«, auf gut Deutsch: fünf Portionen Obst und Gemüse pro Tag. Dazu regelmäßig Joghurt mit lebenden Bakterienkulturen (z.B. Biojoghurt). Das stärkt die Aktivität der körpereigenen »Killerzellen« und beschleunigt die Bildung von Antikörpern.
- Vitamin C: Als Frau sollten Sie täglich 300 und als Mann 400 Milligramm nehmen.
- Selen, täglich 150–300 Mikrogramm.
- Zink, 20–25 Milligramm täglich.

So können Sie vorbeugen

- Alles meiden, was den Körper belastet: Stress, Bewegungs- und Schlafmangel, Nikotin sowie Alkohol in größeren Mengen.
- Ausgewogen und ballaststoffreich essen: viel Obst, Gemüse, magere Milchprodukte und Fisch.
- Ausreichend Bewegung an der frischen Luft – auch bei schlechtem Wetter.
- Tagsüber regelmäßige Pausen und Regenerationsphasen.
- Ausreichend schlafen: Einige der Nervenbotenstoffe, die uns in Tiefschlaf versetzen, halten die Immunzellen fit.
- Stress abbauen – unter anderem mit Entspannungstechniken wie autogenes Training und Yoga.
- Licht und Sonne an die Haut lassen, denn die ist ebenfalls ein wichtiger Bestandteil unseres Abwehrsystems.
- Beim Genuss von Alkohol und Kaffee zurückhaltend sein und, falls Sie rauchen, dieser Gewohnheit am besten noch heute entsagen.

NATURMEDIZIN	**Extrakt aus Kapland-Pelargonie**	*z. B. Umckaloabo*
	Vitamin C	*Kapseln oder Pulver, kurmäßig über Wochen*
	Zink	*kurmäßig über mehrere Wochen, z. E. Unizink • Zinkorotat • Zink 24 plus*
	Selen	*kurmäßig über Wochen*
HAUSMITTEL	**Sauna**	*1-mal wöchentlich*
	Wechselduschen und -güsse	*täglich*
	Trockenbürsten-masssagen	*täglich*

Zum Arzt, wenn ...

- Infekte gehäuft auftreten (mehr als sechsmal im Jahr) oder länger als eine Woche anhalten,
- die Wundheilung verzögert ist,
- Sie an Gewicht verlieren.

Akne

Vermehrter Talgfluss, Verhornung der Ausführungsgänge der Talgdrüsen, Bakterien und Entzündungen – das sind die vier Übel, auf die sich die verschiedenen Akneformen zurückführen lassen. Leider deutlich erkennbar an Pickeln, Pusteln und in schweren Fällen auch Knoten. Letztere kündigen sich zunächst nur als schmerzhafte »Huppel« unter der Haut an, können später jedoch unschöne und hartnäckige Narben hinterlassen. Akne ist überwiegend hormonell bedingt: Was die Talgproduktion erhöht, sind die männlichen Geschlechtshormone, vor allem Testosteron. Aus diesem Grund ist die gewöhnliche Akne (Akne vulgaris) auch meist ein Pubertätsproblem. Sie tritt ab dem 12. Lebensjahr auf und geht mit den hormonellen Umstellungen des Körpers beim Heranwachsen einher. Akne kann aufgrund der Hormonumstellung auch während einer Schwangerschaft auftreten.

An den Pickeln dürfen Sie keinesfalls herumdrücken. Bakterien und entzündungsfördernde Substanzen dringen damit tiefer in das Gewebe ein und machen die Entzündung noch schlimmer.

Abgesehen von hormonellen Auslösern können auch Nahrungsmittelunverträglichkeiten, Magen-Darm-Störungen und Stress Ursache für Akne sein. Zinkmangel begünstigt ebenfalls Akne. Manche Menschen besitzen darüber hinaus eine genetische Veranlagung zu Akne.

Was Ihnen jetzt noch gut tut

- Keine übertriebene Reinlichkeit: Zu häufiger Einsatz von Seife, Duschgel & Co. zerstört den Säureschutzfilm der Haut und setzt deren Abwehrkraft herab. Für die tägliche Reinigung genügen lauwarmes Wasser und alkalifreie, rückfettende Waschlotionen. Dazu gibt es speziell auf Aknehaut abgestimmte Produkte. Nach dem Waschen tragen Sie eine desinfizierende Lösung auf.
- Verwenden Sie ausschließlich Pflegeprodukte ohne Alkohol. Denn dieser entfettet die Haut, worauf sie mit gesteigerter Talgproduktion reagiert. Und genau das wollen Sie ja vermeiden, damit nicht noch mehr Pickel sprießen.
- Als Sonnenschutzmittel verwenden Sie am besten eine Milch oder ein Gel; Öl und Creme enthalten zu viel Fett.
- Fette Speisen, Schokolade tabu? Nur Legenden – die Behauptung, dass solche Nahrungsmittel Akne verursachen, entbehrt jeder wissenschaftlichen Grundlage. Auch spezielle Akne-Diäten gibt es nicht. Jeder muss selbst herausfinden, auf welche Nahrungsmittel seine Haut mit Verschlechterung reagiert.

SCHULMEDIZIN	**Syndets zum Reinigen und Desinfizieren, Ammoniumdodecylsulfat und Dodecylbenzolsulfonsäure**	*1- bis 3-mal als feuchte Kompresse (Tuch auf die Haut), dann gründlich abwaschen, z. B. Canea pH 6-Lotion • Eucerin pH 6 • Sebamed*
	Rubbelcremes zum Schälen der Haut, Aluminiumoxid	*1- bis 2-mal täglich auftragen, dann abwaschen, z. B. Brasivil*
	Chemische Schälmittel, Benzoylperoxid	*1- bis 2-mal täglich auftragen, z. B. aknefug-oxid Benzaknen • Cordes BPO • Dercome Clear*
NATURMEDIZIN	**Kamillenextrakt**	*z. B. Kamille Spitzner N Lösung • Kamillin-Extern-Robugen*
	Zink	*z. B. Unizink • Zink 24 plus*
HAUSMITTEL	**Heilerdemaske**	*aus 3 EL Heilerde und warmem Wasser, nach 20 Minuten abwaschen*
	Warme Kamillenkompressen	*3- bis 4-mal täglich, 1 Minute auf das Gesicht einwirken lassen*
	Molke	*betroffene Hautregionen mehrmals täglich betupfen, nicht abwaschen*
	Kopfdampfbad	*mit Kamille oder Apfelessig, 1-mal täglich*
	Apfelessig	*pur mit einem Wattepad auf die entzündeten Pusteln tupfen*

Zum Arzt, wenn ...

- sich eitrige, schmerzende Pusteln und Abszesse bilden,
- die Akne stark und flächendeckend verbreitet ist und große Narben hinterlässt,
- die Akne erstmalig im Erwachsenenalter auftritt,
- sich die Akne trotz Selbstbehandlung nicht binnen 4 bis 8 Wochen gebessert hat.

Allergie

Der Begriff Allergie stammt aus dem Griechischen und bedeutet übersetzt so viel wie »andere Reaktion«. Damit ist das Wesen einer allergischen Reaktion bereits ausgedrückt: anders als sonst und als gesund ist. Normalerweise kann das Immunsystem zwischen harmlosen und schädlichen Stoffen unterscheiden. Bei Allergikern ist diese Fähigkeit außer Kontrolle geraten: Ihr Immunsystem stuft auch harmlose Substanzen als gefährlich ein und bekämpft sie heftigst – mit so genannten Überempfindlichkeitsreaktionen. Beim ersten Kontakt mit der allergieauslösenden Substanz, dem Allergen, wird das Immunsystem sensibilisiert. Der erneute Kontakt mit dem Allergen setzt körpereigene Substanzen wie Histamin frei. Sie verursachen schließlich die für Allergien typischen Symptome. Die Veranlagung, im Laufe seines Lebens eine Allergie zu entwickeln, ist vermutlich angeboren und kann vererbt werden. Daneben können auch Umweltfaktoren das Auftreten von Allergien fördern.

Moderne Antihistamine wie Cetirizin und Loratadin haben nicht mehr den stark müde machenden Effekt der früheren Antihistamin-Generationen.

Die häufigsten Allergien

- **Heuschnupfen:** Folge einer Überempfindlichkeitsreaktion gegen Eiweißbestandteile im Pollen von Bäumen, Sträuchern oder Gräsern, die während der Blütezeit in die Luft gelangen. Typisch sind Kribbeln und Juckreiz in Nase und Rachen, tränende Augen und Niesreiz bis hin zu regelrechten Niesanfällen. Die Nase läuft, die gereizte Nasenschleimhaut schwillt an und verstopft die Nase.
- **Tierhaarallergie:** Sie wird direkt durch die Haare oder durch die darin lebenden Milben verursacht.
- **Hausstauballergie:** Auslöser sind Hausstaubmilben und deren Ausscheidungen.
- **Sonnenallergie:** Eine Immunreaktion mit verzögerter Wirkung. Das Allergen ist bisher nicht bekannt. Symptome sind Juckreiz, brennende Quaddeln oder Pusteln einige Zeit nach dem Aufenthalt in der Sonne.
- **Nahrungsmittelallergie:** Bestimmte Nahrungsmittel wie Nüsse, Obst oder Milchprodukte lösen die Allergie aus.
- **Kontaktallergie:** Wie der Name schon sagt: Bei Kontakt (mit Kosmetika, Schmuck oder Kleidung) bilden sich rote Stellen auf der Haut; oft auch Bläschen, die jucken und nässen.
- **Medikamentenallergie:** Einige Menschen reagieren auf arzneiliche Wirkstoffe wie beispielsweise Penicillin allergisch.

SCHULMEDIZIN	**Antihistamine wie Cetirizin, Dimetinden, Loratadin**	*Bei Juckreiz, juckenden Hautausschlägen, Nesselsucht, Heuschnupfen und anderen allergischen Haut- und Schleimhautreaktionen, Sonnenbrand und Insektenstichen, im akuten Fall und nur kurzfristig, z. B. Cetirizin von Stada/1 A Pharma Fenistil • Lisino, Tabletten oder Brausetabletten Lobeta • Loratadin von Stada/1A Pharma • Zyrtec, Tabletten, Saft oder Tropfen*
	Cromoglicinsäure	*vorbeugend über einen längeren Zeitraum, bei Heuschnupfen, allergischer Bindehautentzündung und Asthma, z. B. Cromo pur Augentropfen oder Nasenspray • Cromo von ct Inhalationslösung oder Nasenspray • Cromoglicin Augentropfen oder Nasenspray • Cromohexal • DNCG Inhalationslösung, Augentropfen oder Dosieraerosol • Vividrin Nasen- oder Augentropfen*
NATURMEDIZIN	**Extrakt aus Niembaumsamenöl**	*z. B. Milbiol • Nimbasan (bei Hausstauballergien zur Behandlung von Betten, Teppichen u. ä.)*
	Pflanzliches Kombinationsmittel	*z. B. Hewallergia*
	Vitamin C	*als Pulver oder Kapseln von diversen Herstellern*
	Magnesium	*z. B. Diasporal • Pluramin Magnesium plus*
HAUSMITTEL	**Nasenspülung mit Salzwasser**	*regelmäßig über mehrere Wochen*

Zum Arzt, wenn ...

- Atemprobleme auftreten,
- sich die Symptome trotz Behandlung nicht innerhalb von 2 bis 3 Tagen bessern oder im Laufe eines Tages heftiger werden,
- eine Allergie erstmalig auftritt. Dann muss ein Allergietest durchgeführt werden, um den Auslöser zu finden.

Was Ihnen jetzt noch gut tut

- Räume häufig lüften.
- Staub- und Pollenfänger wie Teppiche oder Gardinen weitgehend entfernen. Alternativen: Parkett- oder Linoleumböden und Jalousien.
- In Matratzen und Kissen lauern besonders viele Hausstaubmilben: Deshalb mit Hüllen aus synthetischem Spezialmaterial – abziehbar und waschbar – versehen und diese einmal monatlich waschen.
- Erde von Zimmerpflanzen mit Sand bedecken oder durch Hydrokultur ersetzen. Im Schlafzimmer sollten Sie ganz auf Pflanzen verzichten.
- Die richtigen Farben zum Streichen: Bei Hausstaubmilbenallergie sind glänzende Dispersionsfarben ratsam, bei Schimmelpilzallergie eher Kalk-, Kreide- und Leimfarben. Sie lassen Feuchtigkeit durch und wirken damit der Schimmelbildung entgegen.
- Ihr Staubsauger sollte mit einem Filter für Schwebstoffe (HEPA-Filter) ausgestattet sein und ein großes Staubrückhaltevermögen aufweisen.
- Bei Kosmetika auf die Liste der Inhaltsstoffe achten – stehen heute bei vielen Produkten auf dem Etikett. Wer bei Sonnenschutzmitteln die chemischen Lichtfilter nicht verträgt, kann Produkte mit Mikropigmenten (Titandioxid, Zinkoxid) wählen.
- Beim Putzen Haushaltshandschuhe tragen.
- Modeschmuck aus unedlen Metallen meiden.
- So naturbelassen wie möglich ernähren, besonders wenig Zusatz-, Farb- und Konservierungsstoffe.
- Wenn Sie oder Ihr Kind bereits Allergiker sind, keine Haustiere halten. Vor allem Kinder werden sonst leicht gegen weitere Allergene sensibilisiert.

Aphthen

Aphthen sind Entzündungen der Mundschleimhaut, die überwiegend durch Virusinfektionen entstehen können. Sie treten häufig im Zuge von Erkältungen auf, da die schlechte körperliche Verfassung das Eindringen von Krankheitserregern begünstigt.
Die weißlichen, rotgeränderten »Krater« sind zwar in der Regel harmlos. Sie können aber dennoch sehr unangenehm werden, denn sie gehen mit Brennen und Stechen in der Mundhöhle einher und stören die Nahrungsaufnahme.

SCHULMEDIZIN	**Zur örtlichen Betäubung der Schmerzen: Lidocain, Polidocanol oder Benzocain**	*z. B. Anaesthesin Pastillen • Dynexan Mundgel Reccesan Salbe*
NATURMEDIZIN	**Kamille-Extrakt**	*z. B. Kamillin Robugen Konzentrat*
	Myrrhe-Tinktur	*z. B. Caelo Myrrhentinktur • »Hetterich«*
	Pflanzliche Kombinationsmittel	*z. B. Kamillosan Mundspray (Anis, Kamille, Pfefferminze) • Repha-Os Mundspray (Tormentillwurzelstock, Ratanhiawurzel, Myrrhe) • Sedative Bombastus N (Kamille, Nelke, Pfefferminze, Salbei)*
HAUSMITTEL	**Arnikatinktur**	*stündlich spülen und gurgeln*
	Honig	*mehrmals täglich 1 TL im Mund zergehen lassen und langsam hinunterschlucken*
	Kamillentee	*mehrere Tassen täglich trinken und damit gurgeln*

Zum Arzt, wenn ...

- die Entzündungen nicht innerhalb von 2 Wochen verschwunden sind,
- in immer kürzeren Abständen wiederkommen oder ihren Charakter verändern.

Arthritis

Zur Selbstbehandlung bei Arthritis eignen sich nur leichtere Beschwerden und kurzfristig auftretende Schmerzzustände.

Eine entzündliche Erkrankung eines oder mehrerer Gelenke, die zu den Erkrankungen des rheumatischen Formenkreises gehört. Typisch sind morgendliche Steifheit der Gelenke und Muskeln, Schwellungen und Rötungen der Gelenke. Als Ursache wird eine Autoimmunkrankheit angesehen: Körpereigene Antikörper, die der Organismus aufgrund noch unbekannter Auslöser bildet, führen zu Entzündung und Abbau der Gelenke.

SCHULMEDIZIN	**Entzündungshemmende Mittel (NSAR) Diclofenac**	*z. B. Diclac Gel • Voltaren Schmerzgel*
	Hydroxyethylsalicylat	*z. B. Lumbinon Salbe oder Saft-Gel • zuk Schmerzgel oder -salbe*
	Ibuprofen	*z. B. Ibutop Creme oder Gel*
NATURMEDIZIN	**Teufelskrallenextrakt**	*z. B. Allya Tabletten • Rheuma-Sern • Rivoltan Sogoon • Dolo-cyl Muskel- und Gelenköl*
HAUSMITTEL	**Melissengeist**	*mehrmals täglich als Einreibung oder Auflage*
	Kalter Wickel	*alle 15 Minuten erneuern, mehrmals täglich.*
	Eisbeutel oder -packung	*mehrmals täglich für 15 Minuten. Der Eisbeutel soll nicht direkt auf der Haut liegen – also immer ein Tuch darunter*
	Warme Moorpackungen	*1-mal täglich für 30 Minuten*

Zum Arzt, wenn

- sich die Beschwerden verschlimmern und Fieber dazu kommt,
- die Gelenke sichtbar stark anschwellen,
- die Beschwerden zum ersten Mal akut auftreten, z.B. nach Mandelentzündungen,
- die Beschwerden länger als 2 Wochen anhalten.

Bindehautentzündung

Durch äußere Einflüsse – Licht, Rauch, Zugluft oder mechanische Einwirkung – kann sich die Bindehaut entzünden. Anzeichen sind gerötete und tränende Augen, Augenbrennen und ein »Fremdkörpergefühl« im Auge. Eine Bindehautentzündung wird meist auch von Schmerzen, Lichtscheu und geschwollenen Schleimhäuten begleitet.
Außerordentlich gefährlich – deshalb auch keinesfalls selbst zu behandeln – ist die sehr stark ansteckende Variante der Bindehautentzündung. Sie wird durch Viren ausgelöst, tritt plötzlich auf und geht mit äußerst starken Schmerzen einher.

Lassen Sie Augentropfen mit genügend Abstand auf den Augapfel herabfallen. Auch Salben sollten Sie möglichst aus der Tube auf das Auge herabtropfen lassen.

Die Bindehaut

Der gesamte Augapfel ist von einer elastischen und flexiblen membranartigen Haut überzogen.
Sie kleidet das Augenlid von innen aus und ist an den Rändern mit der Gesichtshaut verwachsen. So dichtet die Bindehaut das Auge gewissermaßen nach außen ab. Um die Augäpfel vor dem Austrocknen zu schützen, enthält sie zahlreiche Drüsen, die Tränenflüssigkeit und Schleim produzieren. Dadurch wird das Auge feucht gehalten. Auch Fremdkörper können so durch den Lidschlag leichter aus dem Auge entfernt werden.

Augenmedikamente dürfen Sie nie mit anderen Menschen gemeinsam benutzen. Nach Anbruch die Präparate nur noch höchstens einen Monat lang verwenden.

So können Sie vorbeugen

- Schützen Sie die Augen vor Zugluft, direkter Sonnenbestrahlung (Sonnenbrille tragen) und Zigarettenrauch.
- Tragen Sie beim Schwimmen in gechlortem Wasser eine Schwimmbrille.
- Bei handwerklichen Arbeiten (z.B. Schweißen, Sägen oder Flexen) ist eine Schutzbrille angesagt.
- Bei Tätigkeiten, die die Augen anstrengen – wie Lesen und Arbeiten am Computer – regelmäßige Pausen einlegen, damit sich die Augen erholen können.
- Achten Sie beim Lesen auf die richtigen Korrekturgläser für die jeweilige Entfernung.

So geht die Selbstbehandlung nicht ins Auge

Augentropfen und -gels, die länger als einen Tag benutzt werden, sind Konservierungsmittel zugesetzt. Deren Konzentration ist so bemessen, dass die keimtötende Wirkung für etwa vier Wochen gewährleistet ist, nachdem die Packung angebrochen wurde. Notieren Sie daher auf der Packung das Datum, an dem Sie sie geöffnet haben.

SCHULMEDIZIN	**Naphazolin**	*z. B. Proculin*
	Phenylephrin	*z. B. Visadron*
	Tetryzolin	*z. B. Berberil N • Ophtalmin-N • Yxin*
	Tramazolin	*z. B. Biciron*
	Salicylsäure und Chlorhexidin	*z. B. Sophtal-POS*
NATURMEDIZIN	**Kamillenextrakt**	*z. B. Kamille Spitzner N Lösung • Kamillin-Extern-Robugen • Sidroga Camomilla Augenspülung*
	Augentrost-Extrakt	*z. B. Euphrasia D3*
	Kochsalzspülung	*z. B. Ophtopur Augenbad*
HAUSMITTEL	**Augenspülungen mit Augentrost, Fenchel oder Kamille**	*mehrmals täglich, am besten mit einer Augenbadewanne. Verwenden Sie nur abgekochtes Wasser zum Spülen*
	Auflagen mit Kamille- und Salbeiaufgüssen	*1-mal täglich für 10 Minuten auf die geschlossenen Augen*

Zum Arzt, wenn …

- das Auge schmerzt und stark gerötet ist (Verdacht auf grünen Star),
- sich die Sehfähigkeit verschlechtert,
- Sehstörungen wie fliegende schwarze Punkte im Blickfeld auftreten,
- sich zusätzlich Kopfschmerzen einstellen,
- die Entzündung nicht nach 3 Tagen abgeklungen ist.

Blähungen

Häufig stecken harmlose Ursachen hinter den Beschwerden: zu reichhaltiges, zu fettes oder zu süßes Essen, blähende Lebensmittel oder kohlensäurehaltige Getränke. Auch hastiges Essen kann Blähungen verursachen. Meist wird die Nahrung dann nur unvollständig zerkleinert heruntergeschluckt und führt so zu Fäulnis- und Gärungsprozessen im Darm. In einigen Fällen ist auch verschluckte Luft die Ursache.

Was Ihnen jetzt noch gut tut

- In Ruhe essen, langsam und gründlich kauen.
- Trinken Sie nicht zu viel während der Mahlzeiten.
- Bewegung regt die Darmtätigkeit an. Nach dem Essen am besten spazieren gehen.
- Kohlgemüse, Zwiebeln oder Hülsenfrüchte lieber meiden.
- Bei nächtlichen Beschwerden: Nicht liegen bleiben, sondern aufstehen und herumgehen.

SCHULMEDIZIN	**Entschäumer (Dimethicon oder Simethicon)**	*z. B. Espumisan Kautabletten • sab simplex Suspension oder Kautabletten*
NATURMEDIZIN	**Pflanzliches Kombinationspräparat**	*z. B. Pascoventral Tropfen*
HAUSMITTEL	**Fenchel-, Kümmel-, Anistee**	*nach dem Essen schluckweise trinken*
	Apfelessig	*2 TL mit 2 TL Honig in einem Glas warmem Wasser, 5 Minuten vor dem Essen trinken*
	Pfefferminzöl	*2 Tropfen auf 1 Glas Wasser, nach dem Essen trinken*

Zum Arzt, wenn …

- die Beschwerden sehr stark sind,
- nach einigen Tagen nicht verschwunden sind.

Blasenentzündung

Wer öffentliche Toiletten partout scheut, steckt sich ein Desinfektionsspray für die Toilette in die Tasche – besser, als auf einen längst fälligen WC-Besuch zu verzichten.

Der zunehmende Harndrang, spärliche Urinmengen unter Schmerzen – Anzeichen für eine akute Blasenentzündung. Typisch sind darüber hinaus krampfartige Schmerzen nach dem Wasserlassen und trüb verfärbter Urin.

Eine Blasenentzündung wird meist durch Bakterien aus dem Darm oder der Scheide verursacht. Da die Harnröhre bei Frauen mit vier Zentimetern vergleichsweise kurz ist, wandern Bakterien leicht in die Blase.

Hinzu kommt, dass viele Frauen, unter anderem, weil sie nur wenig trinken und ungern auf öffentliche Toiletten gehen, ihre Blase zu selten entleeren. Je länger der Urin jedoch in der Blase steht, desto mehr Zeit haben die Bakterien, sich darin zu vermehren.

Vielen Frauen ist eine Blasenentzündung auch als unliebsame Folgeerscheinung von Sex bestens bekannt – die Bakterien steigen aus dem unteren Teil der Harnröhre in die Blase auf.

In der Mehrheit der Fälle geht die Entzündung durch viel Trinken, besonders der empfohlenen Tees, binnen 2 Tagen wieder weg. Ist das nicht der Fall, müssen Antibiotika zum Einsatz kommen – die kann Ihnen aber nur der Arzt verschreiben.

So können Sie vorbeugen

- Viel trinken – mindestens 3 l täglich, denn Bakterien müssen im wahrsten Sinne des Wortes aus Blase und Harnleiter herausgeschwemmt werden.
- Gehen Sie rechtzeitig zur Toilette und halten Sie den Harn nicht zu lange zurück. Achten Sie darauf, die Blase dabei vollständig zu entleeren.
- Vermeiden Sie Auskühlung. Die Anspannung, die durch Kälte im Unterleib hervorgerufen wird, stört das Drucksystem im Unterleib und begünstigt eine Entzündung der Blase.
- Frauen, die leicht frieren, sollten draußen mit Decke oder anderen isolierenden Unterlagen sitzen.
- Legen Sie keine Slipeinlagen oder gar Toilettenpapier in die Unterhose. Der Zellstoff enthält Zusatzstoffe, die schädlich für die empfindliche Genitalregion sind.
- Beim Stuhlgang von vorne nach hinten abwischen, damit Keime aus dem Darm nicht zur Scheide und Harnröhre gelangen.

Häufigen, besonders krampfartigen Blasenbeschwerden kann auch ein Magnesiummangel zugrunde liegen. Machen Sie deshalb einen Versuch mit Magnesium in höheren Dosierungen.

- Nach dem Sex immer auf die Toilette gehen, um Bakterien wieder aus der Scheide zu spülen.
- Verwenden Sie keine Vaginalsprays. Sie setzen die Abwehrkräfte in der Scheide herab und öffnen Bakterien damit Tür und Tor. Generell sollten Sie die Intimhygiene nicht übertreiben – auch Duschgels und Seifen nur sehr sparsam verwenden.
- Stärken Sie Ihre Abwehrkräfte.

SCHULMEDIZIN	**Trospiumchlorid**	*z. B. Spasmo-Urgenin*
NATURMEDIZIN	**Bärentraubenblätter-Extrakt**	*z. B. Arctuvan Bärentraubenblätter • Cystinol akut Dragées • Uvalysat S Bürger*
	Goldrutenkraut-Extrakt	*z. B. Cystinol long Kapseln • Nephrisol mono*
	Pflanzliche Kombinationsmittel	*z. B. Heumann Blasen- und Nierentee Solubitrat N Sidroga Nieren- und Blasentee neu*
	Vitamin C und Zink	*kurmäßig über mehrere Wochen, z. B. Unizink Zinkorotat*
HAUSMITTEL	**Bei den ersten Anzeichen heiße Auflagen auf die Blasengegend**	*Wärmflasche, Heizkissen, heißer Heublumensack. Zusätzlich heiße Fuß- oder Sitzbäder*
	Tees aus Bärentraube, Birkenblätter, Goldrute	*über einige Tage, 1 l täglich*
	Preiselbeermuttersaft	*3-mal täglich 1 Likörglas*

Zum Arzt, wenn …

- sich die Beschwerden trotz Behandlung nicht binnen 2 Tagen deutlich gebessert haben,
- sich Rückenschmerzen oder gar Fieber einstellen – dann können Nieren oder Harnleiter betroffen sein,
- Blut im Urin ist,
- häufig eine Blasenentzündung auftritt.

Blasenschwäche

▮ Magnesium einnehmen, denn das hilft, Verkrampfungen der Muskeln im Unterleib zu vermeiden. ▮

Von einer Blasenschwäche spricht man, wenn der Urin unkontrolliert und unfreiwillig abgeht. Das kann beim schnellen Gehen, Laufen, Niesen, Husten und bei allen ruckartigen Bewegungen passieren. Der Grund dafür ist, dass Schließmuskel und Blasenmuskulatur nicht mehr richtig zusammenarbeiten. Betroffen sind meist Frauen, die mehrere Geburten hinter sich haben.

SCHULMEDIZIN	**Trospiumchlorid**	*z. B. Spasmo-Urgenin*
NATURMEDIZIN	**Pflanzliche Kombinationsmittel**	*z. B. Acorus • Cystinol Lösung oder Dragées*
	Kürbissamen-Präparate	*z. B. Granu Fink Kürbiskern Kapseln N • Sabal-Kürbis-Kapseln*
	Magnesium	*z. B. Pluramin Magnesium Plus • Magnesium Verla*
HAUSMITTEL	**Bärentraubenblättertee**	*mehrmals täglich 1 Tasse, kurmäßig*
	Sitzbäder mit Zinnkrautextrakt	*2-mal wöchentlich*
	Heidelbeersaft	*täglich 1 Likörglas*
	Kürbiskerne knabbern	*regelmäßig*

Zum Arzt, wenn ...

- Schmerzen oder Brennen beim Wasserlassen auftreten und nicht nach einigen Tagen verschwinden,
- Schleim oder Eiter an der Harnröhrenöffnung oder in der Unterhose auffallen.

Blutdruck – zu niedrig

Ein unter dem Normbereich liegender Blutdruck muss an und für sich nicht behandelt werden – im Gegensatz zum Bluthochdruck. Die Veranlagung, die vor allem bei schlanken Menschen häufig ist, zeitigt allerdings mitunter recht unangenehme Folgen: Müdigkeit, geringe Leistungsfähigkeit, Konzentrations- und Antriebsschwäche, kalte Hände und Füße, oft auch Schwindelanfälle und Schlafstörungen. Typisch ist auch Blutdruckabfall im Stehen, vielen Menschen mit niedrigem Blutdruck gut bekannt durch »Schwarzwerden« vor den Augen und Leeregefühl im Kopf. So kann niedriger Blutdruck, von Fall zu Fall – je nach Ausprägung des Symptome – durchaus eine Behandlung nötig machen.

SCHULMEDIZIN	**Etilefrin**	*z. B. Effortil*
	Oxilofrin	*z. B. Carnigen*
NATURMEDIZIN	**Extrakte aus Mistel**	*z. B. Mistel Urtinktur • Misteltropfen N*
	Pflanzliche Kombinationspräparate	*z. B. Diacard Madaus • Klosterfrau Cardin*
	Yoga	
HAUSMITTEL	**Trockenbürsten**	*täglich morgens und abends*
	Wechselduschen	*1-mal täglich morgens*
	Wechselwarme Arm- und Beingüsse	*1-mal täglich*
	Senfmehlfußbad	*gegen kalte Füße, 10 bis 15 Minuten*
	Vollbad mit Rosmarinextrakt oder -tee	

Zum Arzt, wenn ...

- Sie zu Kreislaufzusammenbrüchen neigen. Dann müssen Sie Ihren Blutdruck ärztlich überwachen und behandeln lassen.

Was Ihnen jetzt noch gut tut

- Ausdauersportarten: Regelmäßige Workouts bringen den müden Blutdruck in Schwung.
- Vor allem morgens ist der Blutdruck an seinem Tiefpunkt angelangt. Dagegen hilft »Radfahren«, noch vor dem Aufstehen im Bett, und anschließend 5 bis 10 Kniebeugen am offenen Fenster.
- Eine Tasse Gemüse- oder Hühnerbrühe liefert Ihnen Salz plus Flüssigkeit und bringt so den Blutdruck schnell in die Höhe.

Bluthochdruck

Erhöhte Blutdruckwerte verursachen zunächst, abgesehen von zeitweiligen Kopfschmerzen und Schwindelanfällen, kaum Beschwerden. Deshalb wird Bluthochdruck häufig erst spät erkannt. Das birgt ein enormes Risiko: Die Volkskrankheit ebnet den Weg zu Arteriosklerose, Herzinfarkt, Schlaganfall und Nierenversagen.
Bluthochdruck gehört stets in die Behandlung eines erfahrenen Arztes. Seine Maßnahmen können und sollten Sie jedoch durch Ihren Lebensstil unterstützen. Auch durch Ihre Ernährung – ideal hierzu ist alles das, was traditionell rund ums Mittelmeer serviert wird.

Lifestyle-Faktoren korrigieren

Übergewicht abbauen und nicht mehr rauchen – bei guten Vorsätzen sollte es da nicht bleiben. Bei Bluthochdruck empfiehlt sich ebenfalls mehr Bewegung, am besten mit Ausdauersportarten wie Joggen, Walken, Radfahren oder Schwimmen.
Alkohol sollten Sie nur in Maßen konsumieren und Maßnahmen ergreifen, um Stress abzubauen.

Was dem Blut Druck macht

Durch Zusammenziehen und Erschlaffen des Herzmuskels entsteht der Blutdruck. Wird das Blut aus der linken Herzkammer in den Körper gepumpt, liegt sein Druck bei rund 120 mmHg – messbar als so genannter systolischer Druck. Zwischen den Herzschlägen fließt das Blut durch die kleinen Blutgefäße. Dabei sinkt der Wert auf etwa 80 mmHg – der diastolische Druck.

Bronchitis

Die akute Bronchitis tritt in der Regel im Zusammenhang mit einer Erkältung auf und wird durch Bakterien oder Viren verursacht. Am Beginn steht meist ein trockener, oft schmerzhafter Reizhusten, der einige Tage nach den ersten Erkältungssymptomen (Schnupfen, Halsschmerzen) auftritt. Dazu kommen Brennen und Schmerzen in der Brust, Kitzeln im Kehlkopf und ein allgemeines Schwächegefühl. Nach 2 bis 3 Tagen bildet die Bronchialschleimhaut vermehrt Sekret, und der Husten wird »produktiv« – der festsitzende Schleim kann abgehustet werden.

Eine chronische Bronchitis ist Folge einer anhaltend gereizten Bronchialschleimhaut, etwa durch Rauchen. Die Reizstoffe schädigen die Flimmerhärchen in den Bronchien. Diese können eingedrungene Fremdkörper nicht mehr nach oben zum Rachen hin befördern, was das Abhusten erschwert und anhaltenden Hustenreiz bewirkt.

Ob im Verlauf einer Erkältungskrankheit eine Bronchitis entstanden ist, muss der Arzt abklären und auch über eine eventuell notwendige Antibiotikatherapie entscheiden. Eine chronische Bronchitis muss immer ärztlich behandelt werden.

Was Ihnen jetzt noch gut tut

- Um das Abhusten zu erleichtern, viel trinken – am besten heiße Getränke.
- Mehrmals täglich inhalieren. Das hilft, den Schleim zu verflüssigen, und befeuchtet die Atemwege.
- Stärken Sie Ihr Immunsystem durch vitaminreiche Ernährung, regelmäßige sportliche Betätigung und ausreichenden Schlaf.
- Verzichten Sie nach Möglichkeit aufs Rauchen und halten Sie sich nicht in verrauchten Räumen auf.
- Bei infektiösen Prozessen mit Fieber ist Bettruhe angesagt.
- Keine zu trockene Raumluft; stellen Sie eine Schale mit Wasser auf die Heizungen oder legen Sie feuchte Tücher über die Heizkörper.
- Die Räume nicht überheizen und mehrmals täglich durchlüften.
- Wenden Sie Sprays zum Imprägnieren von Kleidung und Schuhen nicht in geschlossenen Räumen an. Das reizt die Bronchien sehr stark.

Zum Arzt, wenn …

- sich Schmerzen im Brustkorb und/oder Kurzatmigkeit einstellen,
- der ausgehustete Schleim gelblich-grünlich gefärbt ist oder Blut enthält,
- stetig steigendes Fieber und zunehmende Atembeschwerden bestehen;

dies können verdächtige Anzeichen einer beginnenden Lungenentzündung sein,

- die Leistungsfähigkeit stark nachlässt, alltägliche körperliche Belastungen zu anstrengend werden. Dann sofort einen Arzt aufsuchen.

SCHULMEDIZIN	**Schleimlösende Expektoranzien wie Bromhexin, Ambroxol oder Acetylcystein**	*z. B. ACC akut Hustenlöser • Ambroxol Saft, Tropfen oder Tabletten • Bisolvon Hustensaft oder Hustentropfen • Mucosolvan Saft, Tabletten oder Pastillen*
NATURMEDIZIN	**Pflanzliche Kombinationspräparate mit Extrakten aus u. a. Thymian, Efeu, Primelwurzeln**	*z. B. Bronchicum Tropfen N • Bronchipret Saft oder Tropfen • Gelomyrtol forte • Optipect Lutschdragées oder Tropfen • Prospan Tabletten, Tropfen oder Saft*
	Ätherische Öle aus Eukalyptus oder Pfefferminze	*China-Öl • Japanisches Heilpflanzenöl • Pinimenthol • Roedler-Öl*
	Thymian-Extrakt	*Aspecton Hustensaft oder -tropfen • Melrosum Hustensirup • Soledum Hustensaft oder -tropfen*
HAUSMITTEL	**Kopfdampfbäder**	*1-mal täglich*
	Tees aus Eibisch, Anis, Thymian, Fenchel, Salbei	*mehrere Tassen täglich*
	Einreibung mit Rizinus und Terpentin	*je 1 EL mehrmals täglich auf der Brust vereiben, darauf warme Wolltücher*
	Heiße Brustwickel	*1- bis 2-mal täglich*
	Feuchte Wadenwickel	*1- bis 2-mal täglich*
	Ansteigendes Fußbad	*1-mal täglich*
	Zwiebelsirup	*5 große Zwiebeln, klein geschnitten, 8 EL Honig. 24 Stunden ziehen lassen; 3-mal täglich bis stündlich 1 EL*

Depressive Verstimmung

Phasen, in denen man mutlos, niedergeschlagen und schlechter Stimmung ist, kennt jeder. Sie sind meist vorübergehender Natur. Von Verstimmungen abzugrenzen sind Depressionen. Dabei handelt es sich um Stoffwechselstörungen im Gehirn, bei denen das Gleichgewicht der Neurotransmitter beeinträchtigt ist: Wichtige Nervenbotenstoffe wie vor allem Serotonin sind in zu niedrigen Konzentrationen vorhanden und schicken die Seele auf Talfahrt. Neue Untersuchungen haben darüber hinaus gezeigt, dass bei depressiven Menschen auch das Wachstum von Nervenzellen im Hippocampus gestört ist. Diese Region des Gehirns, zuständig für Lernen, Erinnern und eben auch die Stimmungslage, ist bei Depressiven kleiner als bei Gesunden. Was den Hippocampus schrumpfen lässt, ist den Hirnforschern zufolge vor allem Stress. Kortisol und andere Stresshormone bremsen das Wachstum von Nervenzellen.

So weit zu den Forschungen darüber, was die Seele so vieler Menschen verdunkelt. So manche Fragen bleiben noch offen, doch eines ist bereits jetzt zweifelsfrei erwiesen: Depressive Verstimmungen und mehr noch Depressionen sind alles andere als banale Befindlichkeitsschwankungen, sondern Stoffwechselkrankheiten, in diesem Falle des Gehirns. Mithin schwerwiegende körperliche Erkrankungen, die unbedingt und ausnahmslos in die Behandlung eines Arztes gehören. Je eher, desto besser.

Die gedrückte Stimmung lässt vieles hoffnungslos erscheinen – auch eine an sich effektive Behandlung. Haben Sie Geduld, auch wenn es schwer ist. Bis Antidepressiva wirken, dauert es eine Weile. Johanniskrautextrakte etwa entfalten ihre volle antidepressive Wirkung erst nach etwa vier Wochen. Also am Anfang durchhalten, wenn sich nicht sofort ein Effekt zeigt.

Die gekränkte Seele

... macht sich keineswegs nur psychisch bemerkbar, sondern oft in körperlichen Beschwerden wie Kopf- und Rückenschmerzen oder Herzbeschwerden. Solcherart »maskiert«, bleiben depressive Verstimmungen häufig lange Zeit unerkannt. Besonders bei Männern: Bei ihnen gibt sich die Seelenfinsternis sehr häufig in ausgeprägter Aggression, asozialem Verhalten und Gewalttätigkeit zu erkennen. Das gängige Rollenklischee verträgt sich nun mal schlecht mit den Merkmalen einer depressiven Gemütslage – so sucht man(n) ein anderes Ventil für sein seelisches Tief.

Häufige psychische Symptome

- Selbstzweifel und Minderwertigkeitsgefühle,
- Versagens- und Zukunftsängste,
- Appetitstörungen,

- Konzentrationsschwierigkeiten,
- Interesse- und Freudlosigkeit,
- Antriebs- und Kontaktarmut,
- Reizbarkeit und Rückzugstendenz,
- Suizidgedanken.

Häufige körperliche Symptome

- Schlafstörungen,
- Herzbeschwerden,
- Rücken- und Kopfschmerzen,
- Libidoverlust,
- Verdauungs- und Kreislaufstörungen.

Was Ihnen jetzt noch gut tut

- Probleme nicht für sich behalten, sondern das Gespräch mit Familie oder Freunden suchen.
- »Seelentröster« wie Alkohol und Drogen meiden – sie können das Stimmungstief noch verstärken.
- Sport treiben: Wie Studien belegen, ist regelmäßige Bewegung ein wirksames Antidepressivum.
- Ausreichend schlafen, regelmäßig an der frischen Luft bewegen.
- Auch Sonnenlicht trägt zur Stimmungsaufhellung bei.
- Unnötigen Stress vermeiden und regelmäßige Ruhepausen.

Wie steht's um Ihr Gemüt?

Je eher eine depressive Verstimmung erkannt wird, desto aussichtsreicher ist die Behandlung. Dazu hat sich die Weltgesundheitsorganisation (WHO) nun fünf Fragen ausgedacht, anhand deren Beantwortung die Gemütsverfassung erhoben werden kann. Ein geringer Aufwand, der sich enorm lohnt.
Wie es um Ihr seelisches Wohlbefinden steht, erfahren Sie, wenn Sie die fünf Fragen nun beantworten – in Ihrem eigenen Interesse ehrlich, versteht sich.

Wie haben Sie sich in den letzten beiden Wochen gefühlt?

In den letzten 2 Wochen ...	Die ganze Zeit	Meistens	Etwas mehr als die Hälfte der Zeit	Etwas weniger als die Hälfte der Zeit	Ab und zu	Nie
war ich froh und guter Laune	5	4	3	2	1	0
fühlte ich mich ruhig und entspannt	5	4	3	2	1	0
fühlte ich mich aktiv und energisch	5	4	3	2	1	0
fühlte ich mich beim Aufwachen ausgeruht und frisch	5	4	3	2	1	0
war mein Alltag voller Dinge, die mich interessieren	5	4	3	2	1	0

Haben Sie weniger als 13 Punkte zusammenbekommen, sollten Sie Ihren Arzt auf eine mögliche depressive Verstimmung ansprechen.

NATURMEDIZIN	**Johanniskrautextrakt**	*z. B. Felis • Jarsin • Neuroplant • Psychotonin; bei leichten Angstzuständen z. B. Kira Dragées • Jarsin 750 mg Tabletten • Neuroplant 1 x1 Tabletten*
HAUSMITTEL	**Wassertreten**	*mehrmals pro Woche*
	Kalte Ganzwaschungen	*1-mal täglich*
	Wechselgüsse	*1-mal täglich*
	Kaltes Fußbad	*mehrmals pro Woche*

Zum Arzt, wenn ...

- Sie die Mehrheit der genannten Symptome bei sich wahrnehmen,
- diese über einige Monate bestehen bleiben.

Durchfall

▮ Hält der Durchfall nur 1 bis 2 Tage an, sind keine Medikamente nötig. ▮

Durchfall ist eine normale Abwehrreaktion des Körpers und deshalb noch kein Grund zur Beunruhigung. Durch die gesteigerte Darmtätigkeit versucht der Körper, krank machende Keime oder Substanzen schnell wieder loszuwerden.

Deshalb sollten Durchfallerkrankungen zunächst möglichst nicht durch Medikamente unterdrückt werden. Diese lindern zwar die zweifelsohne unangenehmen Symptome und sorgen so für Erleichterung. Da ihre Wirkstoffe jedoch die Darmaktivität lähmen, vermindern sie die Fähigkeit des Körpers, die Erreger der Durchfälle und deren Gifte rasch auszuscheiden.

Akuter Durchfall, nach dem Genuss von unverträglichem Essen, Stress oder großer Aufregung, zeigt sich durch wässrige oder schleimige Stuhlentleerungen mehrmals täglich. Chronischer Durchfall, ausgelöst durch Dünn- oder Dickdarmentzündung oder Nahrungsmittelunverträglichkeiten, geht mit wässrigen Stuhlentleerungen über einen längeren Zeitraum einher. Sind Durchfälle durch infektiöse Krankheitserreger bedingt, treten meist Darmkrämpfe bei zusätzlichem Erbrechen und Fieber auf. Fiebrige Durchfallerkrankungen (»Sommergrippe«) können mit starken Bauchschmerzen einhergehen.

»Peel it, boil it, or leave it«

▮ Besonders auf Reisen erkrankt man leicht an Durchfall: Etwa ein Drittel aller Tropenreisenden trifft die Rache Montezumas. Auslöser sind häufig mit Bakterien oder Viren verunreinigte Nahrungsmittel oder Getränke. ▮

»Schäl es, koch es oder lass es«: Was in der Kolonialzeit als probater Schutz vor Darminfektionen gehandelt wurde, gilt nach wie vor:

- Frisches Obst nur geschält verzehren.
- Keine Rohkost (Gemüse, Salat), kein rohes oder nicht durchgegartes Fleisch und keine rohen Fische und Meeresfrüchte. Durch Kochen und Braten werden Krankheitserreger abgetötet.
- Vorsicht bei aufgewärmten oder warm gehaltenen Speisen: Stehen diese länger als 2 Stunden in der Wärme, können sich Viren und Bakterien darin explosionsartig vermehren.
- Gänzlich meiden: Eiscreme (enthält rohes Ei und damit möglicherweise Salmonellen), mit rohem Eigelb zubereitete Nachspeisen (z. B. Tiramisu, Zabaione) und frisch gepresste Obstsäfte.
- Eiswürfel sind komplett tabu. Sie werden in der Regel aus Leitungswasser, das Keime enthalten kann, zubereitet. Auch wenn der Kellner das vehement verneint – gehen Sie auf Nummer sicher.

- Getränke nur aus industriell abgefüllten Flaschen trinken, die auch nicht schon offen auf den Tisch kommen.
- Besteht die Gefahr, dass das Leitungswasser unrein ist, verwenden Sie zum Zähneputzen Mineralwasser.

Was Ihnen jetzt noch gut tut

- Verlorene Flüssigkeit ersetzen – trinken Sie häufig in kleinen Mengen Elektrolytlösungen sowie Wasser, Tee mit Zucker und etwas Salz, mit Wasser verdünnten Heidelbeersaft oder Reiswasser (s.u.).
- Milch, Alkohol und Kaffee meiden, denn sie verschlimmern den Durchfall.
- Vorübergehendes Fasten für einige Stunden. Danach Salzstangen oder Schleimsuppe aus Hafer- oder Reisflocken, gut mit Salz oder Suppenwürze gewürzt.
- Als aufbauende Diät: Klare Fleisch- oder Gemüsebrühe, Kartoffel- und Bananenbrei, Möhren, gekochter Reis, trockener Zwieback und Knäckebrot.
- Nach Abklingen der Durchfälle fette, üppige Speisen für 1 bis 2 Tage meiden.
- Und: Beschaffen Sie sich rechtzeitig mehrere Rollen Toilettenpapier für unterwegs – besonders, wenn Sie auf Reisen sind.

Nach den Richtlinien der Weltgesundheits organisation (WHO) sollten Kinder nur mit Elektrolytlösungen behandelt werden.

Bei Durchfall rasch Elektrolyte ausgleichen

Was durch den hohen Flüssigkeitsverlust an Wasser und Mineralien verloren geht, muss wieder ersetzt werden. Über den Tag verteilt müssen mindestens 4 Liter getrunken werden – unter Umständen auch mehr, falls der Stuhl sehr wässrig ist und Sie entsprechend viel Flüssigkeit verlieren. Dazu gibt es fertige Elektrolytlösungen, die Sie aber auch selbst herstellen können:

- In 1 l abgekochtes Wasser 7 TL Traubenzucker, 1 TL Kochsalz und 1 Glas Apfelsaft verrühren.
- Alternativ: In 1 l reinen Apfelsaft 1 TL Salz und 2 TL Traubenzucker verrühren.
- **Elektrolytlösung nach WHO-Rezept**

Für 100 g Ausgangsmischung: 72,73 g Traubenzucker, 12,72 g Kochsalz, 9,10 g Natriumcarbonat, 5,45 g Kaliumchlorid. Davon 3 g auf 100 ml warmes Wasser geben. Nehmen Sie Ihre Elektrolyt-Mischung am besten auf Reisen mit – vor Feuchtigkeit geschützt verpackt.

SCHULMEDIZIN	**Zur Dämpfung der Muskelaktivität des Darms: Loperamid, kurzfristig angewendet.**	*z. B. Imodium akut • Lopedium • Loperamid akut*
	Zum Ausgleich des Elektrolytverlustes: Glukose, Natriumzitrat, Kalium- und Natriumchlorid	*z. B. Elotrans • Milupa GES 60 • Oralpädon 240 Neutral oder Erdbeere*
	Adsorbenzien zur Bindung von Gift- und Abfallstoffen: medizinische Kohle, Pektin	*z. B. Aplona • Diarrhoesan • Kaoprompt-H Kohle-Compretten • Kohle-Hevert*
NATURMEDIZIN	**Heidelbeeren**	*z. B. Sidroga Heidelbeertee*
HAUSMITTEL	**Geriebener Apfel**	*mit Schale (enthält das Pektin) reiben und essen, mehrmals täglich*
	Zerdrückte Banane	*mehrmals täglich*
	Pfefferminz- oder Melissentee	*mehrere Tassen täglich*
	Reiswasser	*1 Tasse weißen, gewaschenen Reis in 0,5 l Wasser kochen, durch ein feines Sieb abgießen und den Absud trinken*

Zum Arzt, wenn ...

- sich der Stuhlgang nach 3 Tagen nicht normalisiert hat,
- Beimengungen von Blut oder Schleim im Stuhl sind,
- Fieber über 39° C besteht,
- anhaltende Bauchschmerzen dazukommen,
- anhaltendes Erbrechen auftritt,
- schweres Krankheitsgefühl oder Verwirrtheitszustände bestehen,
- der Durchfall nach der Rückkehr von einer Auslandsreise oder als Begleiterscheinung weiterer Beschwerden auftritt.

Entzündlicher Hautausschlag

Wenn die Haut zu stark austrocknet oder der Säureschutzmantel beschädigt wird, kann sich entzündlicher Ausschlag entwickeln.
Die Haut rötet sich und schuppt, oder aber es bilden sich kleine Bläschen.
Ursache der entzündlichen Reaktion können entweder Chemikalien oder auch allergieauslösende Substanzen wie Nickel, Kosmetika, Lebensmittel sein.
Doch in vielen Fällen bleiben die eigentlichen Auslöser leider verborgen. So gehen beispielsweise diverse entzündliche Darmerkrankungen ebenso wie Geschlechtskrankheiten mit ekzemähnlichen Hautveränderungen einher.

Atopisches Ekzem

Dieses Ekzem beruht auf einer erblichen Anlage, die sich auch als entzündlicher Hautausschlag, Bronchialasthma oder als Heuschnupfen äußern kann.
Die Haut ist extrem trocken, das Haar wirkt spröde und die Neigung zu Ekzemen ist erhöht – besonders häufig sind sie an Ellenbogen, Kniekehlen, Rücken und Nacken sowie im Gesicht zu finden. Die Betroffenen können in der Regel alles essen, sollten auf Haustiere jedoch verzichten, da sich das Krankheitsbild durch Tierhaare verschlechtern könnte. Auch vor Hausstaubmilben (siehe Allergie) sollten sie sich so weit wie möglich schützen.

Was Ihnen jetzt noch gut tut

- Bei allergischen Ekzemen sollten Sie versuchen herauszufinden, worauf Ihre Haut überempfindlich reagiert. Häufige Auslöser sind Chemikalien, Putzmittel, Kosmetika oder Modeschmuck, aber ebenso auch Nahrungsmittel.
- Bei Hausarbeiten Gummihandschuhe tragen. Rissige Haut ist extrem empfindlich.
- Auf Duft- und Parfumzusätze in Putz- und Waschmitteln verzichten.
- Keine Desinfektionsmittel an die Haut lassen.
- Keine Kleidung aus Mohair oder Angora direkt auf der Haut tragen.
- Täglich eine Hautschutzcreme auftragen.

Sorgsam, aber nicht übertrieben: die Pflege der Haut

▪ Moderner Handschutzschaum dichtet die Haut ab wie ein Handschuh, beeinträchtigt dabei jedoch nicht das Gefühl und die Schweißabsonderung. ▪

Unsere Haut – übrigens das größte Organ des Körpers – ist ein multifunktionales Schichtwerk: Die Oberhaut (Epidermis) schützt den Körper vor Austrocknung und vor Krankheitskeimen. Darüber hinaus sorgt sie für Aufnahme und Ausscheidung von Stoffen. Unter der Epidermis liegt die Lederhaut, die aus festem Bindegewebe aufgebaut ist: das Stützgerüst der Haut, bestehend aus einem Netzwerk von Kollagenfasern und elastischen Fasern. Kollagenfasern speichern Wasser und erhalten die Stabilität der Haut, sind verantwortlich für deren Festigkeit und Elastizität. In der Lederhaut liegen auch die Haarwurzeln, Talg- und Schweißdrüsen, Lymph- und Blutgefäße sowie Nervenfasern. Die dritte Hautschicht ist die Unterhaut. In ihr sind zahllose Fettzellen in lockeres Bindegewebe eingebettet. Dieses Fettdepot speichert rund zwei Drittel unseres Körperfetts.

▪ Alles vermeiden, was die Haut austrocknet, etwa zu häufiges Baden und Duschen mit Seifen und Duschgels. Schaumbäder sind ohnehin tabu. Vorsicht auch mit Sonnenbädern.

▪ Zum Waschen sollten Sie milde Seifen und rückfettende Lotionen verwenden.

▪ Dem Badewasser fettende Ölzusätze beigeben. Gut geeignet ist z. B. Frei-Öl, auch während des Duschens.

▪ Statt Cremes oder Salben besser Öle nach dem Baden oder Duschen verwenden: Auf die noch feuchte Haut auftragen, einziehen lassen und dann ankleiden.

▪ Die Pflegeprodukte sollten weder Duftstoffe noch Konservierungsmittel enthalten – beides ist allergieauslösend.

Trockene Haut aus dem Cremetopf

Öl-Wasser-Emulsionen fördern die Austrocknung der Haut, warnen Experten. Wer seine Haut täglich mit Bodylotion & Co. in gutem Glauben pflegt, kann sich irren. Was die Körperpflege so schädlich macht, sind die Emulgatoren in den Produkten. Wer also ohnehin trockene Haut hat, sollte lieber zu Ölen und ölhaltigen Pflegemitteln greifen. Vom Öl-Wasser-Mix profitieren können dagegen Akne-Patienten: Ihnen hilft der austrocknende Effekt gegen die Pusteln und Pickel.

SCHULMEDIZIN	**Hydrocortison – nur zur kurzfristigen Anwendung bis zu 2 Wochen**	*z. B. Ebenol • Hydrocutan Salbe mild • ratio Allerg Hydrocortison Creme*
	Zinkoxid (begleitend zu Hydrocortison verwenden)	*z. B. Zinkpaste LAW • Zinkpaste weich BW Zinksalbe Lichtenstein*
	Öle	*z. B. Canea Feines Hautöl • Frei-Öl*
	Wachse	*z. B. Canea Handschutzschaum*
NATURMEDIZIN	**Kamillenextrakt**	*z. B. Kamille Spitzner N Lösung • Kamillin-Extern-Robugen • Kamillosan Wund- und Heilbad*
	Nachtkerzensamenöl	*z. B. Epogam*
HAUSMITTEL	**Bäder**	*z. B. Balneum Hermal Ölbäder • Haferstrohbad*
	Feuchtkalte Umschläge mit schwarzem Tee, Kamillentee	*mehrmals täglich*
	Umschlag mit Eichenrindentee	*2- bis 3-mal täglich*

Zum Arzt, wenn …

- der Ausschlag zum ersten Mal auftritt, um abklären zu lassen, um welche Art von Ekzem es sich handelt,
- das Ekzem eitert, mithin zusätzlich von Bakterien besiedelt ist,
- das Ekzem große Hautflächen umfasst oder im Gesicht liegt,
- die Beschwerden nicht binnen einer Woche abgeklungen sind. Ein chronisches Ekzem ist wesentlich schwerer zu behandeln

Erbrechen

Erbrechen ist eine sehr wichtige, wenn auch unangenehme Selbsthilfemaßnahme unseres Körpers.
Durch kurze Kontraktionen des Zwerchfells, der Bauchwand und des Magens werden dabei beispielsweise unverdauliche oder halbverdaute Speisen und verschluckte Fremdkörper herausgewürgt – bevor sie den Körper noch mehr schädigen. Ursachen von Erbrechen können auch zu viel oder zu fettes Essen, Alkoholkonsum oder Übelkeit in der Schwangerschaft sein. Allerdings können auch ernsthaftere Erkrankungen, etwa des Magens und Gehirns, oder eine Vergiftung zu Erbrechen führen.

Was Ihnen jetzt noch gut tut

- Um den Flüssigkeitsverlust auszugleichen, viel trinken. Am besten ungesüßte Tees, Mineralwasser ohne Kohlensäure. Wichtig: Elektrolytlösungen (siehe Durchfall) immer wieder in kleinen Portionen, löffelweise, einnehmen.
- Solange die Beschwerden anhalten, besser nichts essen – wonach einem ja meist ohnehin nicht ist.
- Versuchen Sie zu trinken, auch wenn Sie keinen Durst verspüren.
- Wenn es besser geht, mit leichten Speisen wie z.B. Brühe, Zwieback oder Toast beginnen und den Speiseplan Schritt für Schritt wieder erweitern.

Übel unterwegs?

Bei der Reise- oder Seekrankheit wird die Übelkeit im Gehirn ausgelöst: Wenn der Körper schwankt, können die Meldungen des Gleichgewichtsorgans und der Augen nicht richtig verarbeitet werden.

Wer zu Reise- oder Seekrankheit neigt, sollte zwar nicht nüchtern, aber auch nicht mit vollem Magen auf Fahrt gehen. Auch währenddessen nur leichte Mahlzeiten zu sich nehmen. Die günstigsten Plätze sind auf jeden Fall im Auto vorne, im Bus hinter der Vorderachse und in Fahrtrichtung, auf dem Schiff in der Mitte des Rumpfes und im Flugzeug auf Höhe der Tragflächen.
Setzen Sie sich in Auto und Bus so, dass Sie hinaussehen und die Straße fixieren können.
Lesen während des Fahrens oder Fliegens sollten Sie tunlichst unterlassen. Ebenso, auf Schiffen unter Deck zu gehen – dort spüren Sie den Seegang wesentlich stärker.

Wenn es Sie dennoch erwischt: Gegen Erbrechen bei Reisekrankheit helfen Zubereitungen aus Ingwer. Man kann sie auch vorbeugend 4 Stunden vor Beginn der Reise einnehmen.
Reisekaugummis und -tabletten, die häufig gegen Reiseübelkeit empfohlen werden, enthalten Antihistamine – die aber machen müde. Eine Maßnahme, die also, falls überhaupt, nur für Beifahrer in Frage kommt …

NATURMEDIZIN	**Pflanzliche Kombinationspräparate**	*z. B. Iberogast*
	Artischockenextrakt	*z. B. Cholagogum Nattermann Artischocke Kapseln oder Liquidum • Hepar-SL forte • Lipei Hartkapseln*
	Präparate aus dem Wurzelstock der Ingwerpflanze	*z. B. Stomacol • Zintona*
HAUSMITTEL	**Kamillen-, Ingwer- oder Wermuttee**	*mehrere Tassen täglich*
	Cola	*Kohlensäure entweichen lassen oder herausrühren, mehrmals täglich 2 bis 3 EL*

Zum Arzt, wenn …

- die Übelkeit über 2 bis 3 Tage immer wiederkehrt und trotz Erbrechen nicht besser wird,
- sich die Beschwerden nicht auf einen eindeutigen Auslöser zurückführen lassen,
- trotz Schonkost und Behandlung keine Besserung eintritt.

Erkältungskrankheiten

Erkältungskrankheiten – auch grippale Infekte genannt – werden primär durch Viren ausgelöst. Diese sind weit verbreitet und in der Lage, ihre Eigenschaften relativ rasch zu verändern. Deshalb gibt es bisher kein Medikament, welches sie bekämpfen könnte. Eine Behandlung beschränkt sich deshalb darauf, die Beschwerden zu lindern.
In den meisten Fällen beginnt die Erkältung mit einem Schnupfen, seltener mit leichtem Fieber. Später kommen oft Halsschmerzen, Husten, Kopf- und Gliederschmerzen dazu, aber nicht immer.

Nicht verwechseln

Von grippalen Infekten grundsätzlich abzugrenzen ist die »echte« Grippe, ebenfalls durch Viren ausgelöst – die Influenza-Viren. Die Symptome sind ähnlich wie bei Erkältungskrankheiten, jedoch sehr viel stärker. Dazu besteht ein erhebliches Krankheitsgefühl, meist auch hohes Fieber. Eine echte Grippe ist deshalb auch nicht zur Selbstmedikation geeignet und gehört in die Hand des Arztes.

Von der traditionell angeratenen Schwitzkur – Lindenblütentee und ab unter die Decke – sollte man besser absehen. Sie belastet den Kreislauf sehr und ist bei akuten grippalen Infekten eher schädlich als heilsam.

Was lange währt ...

In der traditionellen Volksmedizin haben sie schon lange ihren festen Platz: Nasenspülungen galten etlichen Generationen als probate Maßnahme, um sich gegen Krankheiten, allen voran Erkältungen, zu wappnen. Erste wissenschaftliche Studien bestätigen nun das alte Wissen: Das Nasenduschen ist eine sehr wirksame Methode zur Vorbeugung von Erkältungskrankheiten, so die Meinung der Experten. Dazu vollkommen einfach – Sie müssen nur in Ihre Küche gehen. Was Sie brauchen, um die Nase von Schnupfenviren und anderen krank machenden Keimen zu befreien, ist lauwarmes Wasser, etwas Kochsalz und ein kleines Kännchen. Was Sie damit und mit Ihrer Nase anstellen, lesen Sie auf S. 320.

Was Ihnen jetzt noch gut tut

- Auch bereits im Vorfeld, bei den ersten Anzeichen einer Erkältung, den Körper schonen und Anstrengungen vermeiden. Das heißt nicht nur, beim Sport zu pausieren, sondern auch auf Saunabesuche, Vollbäder und alles andere zu verzichten, was den Kreislauf belastet.

- Viel trinken.
- Sich ausgewogen und vitaminreich ernähren.
- Den Körper warm halten; den Raum, in dem Sie sich aufhalten, aber nicht überheizen.
- Schleimhäute in Nase, Mund und Rachenraum befeuchten – schützt vor dem Austrocknen und vor dem möglichen Auftreten bakterieller Zusatzinfektionen.
- Nehmen Sie Vitamin C ein, täglich 500 bis 1000 mg, sowie Zink, täglich 20 bis 25 mg.
- Körperliche Anstrengungen durch Sport oder Saunabesuche sollten Sie generell meiden, wenn Sie krank sind. Was einem gesunden Organismus nützt, kann für einen kranken schädlich sein. Zumal dann die Signale der Überforderung oft nicht mehr rechtzeitig wahrgenommen werden.

Fraglicher Nutzen, hohe Risiken: Echinacin

Extrakte des Roten Sonnenhuts, inzwischen weithin bekannt als Echinacea, machen Furore: Wer seine Immunabwehr aufrüsten will, greift zu Echinacin & Co. So mancher greift damit aber leider daneben. Das gilt vor allem für all jene, die zu Allergien neigen. Untersuchungen zeigten, das Echinacea Allergien auslösen kann. Zudem ist weiterhin fraglich, ob die Inhaltsstoffe des Roten Sonnenhuts überhaupt eine Wirksamkeit besitzen – bislang gibt es keinen wissenschaftlich fundierten Nachweis dafür. Einiges deutet auf einen Placebo-Effekt hin: In Studien erwies sich Echinacea gegen Erkältungssymptome nicht wirksamer als ein Scheinmedikament.
Daher wurde generell – nicht nur bei grippalen Infekten – auf eine Empfehlung für dieses pflanzliche Arzneimittel verzichtet.

Kopfüber

Ihnen helfen Nasentropfen nicht? Möglicherweise deshalb, weil Sie sie falsch einnehmen: Mit dem Kopf nach hinten geneigt. Machen übrigens die meisten Menschen so. Und erleben das Gleiche wie Sie: Ein Großteil der eben eingeträufelten Lösung läuft flugs wieder aus der Nase in den Rachen. Besser ist es deshalb, Nasentropfen und -sprays mit dem Kopf nach unten zu nehmen. Das sieht komisch aus, keine Frage, bringt Ihnen aber mehr. Denn so kommen die Wirkstoffe schneller dorthin, wo sie hingehören. Und vor allem: Sie bleiben auch dort.

SCHULMEDIZIN	**Paracetamol**	*z. B. ben-u-ron • Paracetamol ratiopharm*
	Acetylsalicylsäure	*z. B. Aspirin • ASS*
	Ibuprofen	*z. B. Ibuprofen ratiopharm*
	Nasensprays und -tropfen mit Xylometazolin, Oxymetazolin	*z. B. Nasenspray AL • Olynth • Otriven • Stas Nasenspray • Xylo von ct*
	Nasensalbe mit Dexpanthenol	*z. B. Bepanthen Augen- und Nasensalbe*
NATURMEDIZIN	**Pflanzliche Kombinationsmittel**	*z. B. Angocin*
	Ätherische Öle zum Einreiben und Inhalieren	*z. B. Bronchoforton Salbe • Broncholind • Eucabal • Pinimenthol Erkältungssalbe • Soledum Balsam • Japanisches Heilpflanzenöl*
	Erkältungsbäder	*z. B. Klosterfrau Medizinal Bad • Pinimenthol Erkältungsbad*
	Vitamin C	*als Pulver oder Kapseln von diversen Herstellern*
	Zink	*z. B. Zink Plus 24 • Zinkorotat*
	Akupressur	

So können Sie vorbeugen

- Abhärten: regelmäßig saunen (aber nicht mehr, wenn Sie bereits erkältet sind!), täglich Trockenbürstenmassagen, Wassertreten, Wechselduschen.
- Abwehrkräfte stärken (siehe Abwehrschwäche).
- Erkältungsviren werden überwiegend durch Hustentröpfchen und über Hände übertragen. Deshalb häufig Hände waschen, vor allem in der kritischen Erkältungsphase.
- Häufig Knoblauch essen: Englische Forscher fanden heraus, dass Knoblauchesser während der Wintermonate seltener an Erkältungen leiden als andere Menschen.

HAUSMITTEL

Wadenwickel	*bei hohem Fieber 1- bis 2-mal täglich*
Melissengeist	*mehrmals täglich 1 TL*
Kopfdampfbad mit Kamille oder Salbei	*1-mal täglich*
Nasenspülung mit Salz	*mehrmals täglich*
Tigerbalsam auf die Schläfen und unter die Nasenlöcher	*mehrmals täglich*
Eukalyptusöl	*1 Tropfen (nicht mehr, reizt sehr) in 1 EL Wasser auflösen und einnehmen*
Ingwertee	*2 bis 3 Tassen täglich*
Fichtennadelbad	*abends vor den Schlafengehen für 15 Minuten*
Heublumenfußbad	*danach sofort ins vorgewärmte Bett, 1 bis 2 Stunden ruhen und nachschwitzen*
Salzfußbad	*1 Handvoll Kochsalz in eine Schüssel mit heißem Wasser, 10 Minuten Füße baden, danach Fußsohlen mit frisch angeschnittener Zwiebel einreiben und dicke Wollsocken anziehen*
Ansteigendes Fußbad	*1-mal täglich*

Zum Arzt, wenn ...

- die Erkrankung über eine Woche andauert,
- Fieber über 39° C besteht,
- starke Schmerzen auftreten, vor allem im Brust-, Augen- oder Stirnbereich, im Hals, in den Ohren,
- der Auswurf beim Husten gelblich oder grünlich gefärbt ist oder Blutbeimengungen enthält,
- Atemnot auftritt.

Erschöpfungszustände

Nach einer Zeit körperlicher und seelischer Belastungen benötigt der Organismus eine Phase der Erholung, um wieder voll leistungsfähig zu werden. Genau hier liegt oft das Problem: Die Ruhepausen, in denen wir wieder auftanken können, fallen immer kürzer oder gar ganz aus. Die Anforderungen hingegen, denen wir uns stellen müssen, werden oft immer größer. Eine permanente seelische und körperliche Überlastung, zu der sich ständiger Schlafmangel addiert – was letztlich in chronische Erschöpfung mündet. Diese gibt sich bei jedem Menschen anders zu erkennen. Der eine fühlt sich ständig vollkommen müde und verliert jeglichen Antrieb. Der andere wird nervös, unruhig und mitunter auch aggressiv. Schlafstörungen sowie Herz- und Kreislaufbeschwerden sind weitere typische Anzeichen, ebenso wie depressive Verstimmungen – »Erschöpfungsdepression« genannt.

Eine Frage der Wahrnehmung

Stress ist das Ergebnis dessen, wie wir Anforderungen wahrnehmen. Nicht das, was auf uns einwirkt, sondern wie wir damit umgehen, macht Stress. Kurz: Stress ist zu einem großen Teil hausgemacht. Solange wir uns einer Situation gewachsen fühlen, Anstrengungen durch Erfolgserlebnisse und Anerkennung gekrönt sind, hat Stress durchaus sein Gutes. Und heißt demnach – von griechisch eu, gut – Eustress. Zum langsam wirkenden Gift wird Stress, wenn uns Aufgaben überfordern, wir keine Lösung parat haben. Dann zeigt Stress seine dunkle Seite, die aus dem Gleichgewicht bringt, aggressiv und auf Dauer krank macht: Distress, in dem es nur Minuspunkte zu sammeln gibt. Die chronische Aufruhr nimmt uns jede Motivation, nagt am Gedächtnis, schwächt unser Immunsystem und nährt die Schutzschicht um die Hüften.

Was Ihnen jetzt noch gut tut

- Keine Frage, was Ihr Körper nun braucht, ist Ruhe und ausreichend Schlaf. Wenn Sie ihm das nicht geben können, achten Sie noch mehr als sonst auf eine ausgewogene Ernährung: Die ausgezehrten Vitamin- und Mineraldepots müssen aufgefüllt werden. Dauerhafte Anspannung, dazu noch Nikotin und Alkohol, rauben, was Sie dringend brauchen, um fit und belastbar zu bleiben. Denn unter Stress schalten alle Stoffwechselprozesse auf einen schnelleren Gang, und es entstehen mehr freie Radikale im Körper. Das erhöht den Verbrauch an Vitalstoffen. Fehlen diese, senkt das nicht nur die Leistungskraft, sondern ebnet auch Herz-Kreislauf-Krankheiten den Weg. Bei Bedarf sollten Sie die Nahrung mit entsprechenden Vitamin- und Mineralstoffpräparaten ergänzen.

▮ Magnesium, nicht umsonst »Stress-Mineral« genannt: Magnesium macht aus Ihren Nerven Drahtseile, und Sie werden damit gelassener und belastbarer. Damit stärkt es auch das Herz, das unter den 1000 Volt, unter denen Sie stehen, am meisten leidet. Chronischer Stress bringt den Lebensmotor mit – leider auch tödlicher – Sicherheit aus dem Takt. Denn alles, was Dauerstress in Ihnen auslöst, ist pures Gift fürs Herz.

Nur kein Stress: die Kunst des Müßiggangs

▮ Sie bestimmen, was Sie stresst

Ihre Umwelt können Sie nicht verändern, wohl aber Ihr Verhältnis dazu: Der Abbau von Stress bedeutet den Aufbau persönlicher Fähigkeiten, mit den täglichen Belastungen anders umzugehen. Den Schlüssel zur Bewältigung Ihres Stresses haben Sie in der Tasche.

In Seminaren zum Stress-Management werden die Teilnehmer beispielsweise aufgefordert, sich einmal zu fragen:

Wie realistisch sind die Ziele, die ich mir stecke?

Habe ich mir vieles unnötig schwer gemacht?

Welche Aufgaben fallen mir besonders schwer in ihrer Durchführung?

Wo verausgabe ich mich umsonst?

Versuche ich dort perfekt zu sein, wo es vielleicht gar nicht erforderlich ist?

Stört mich, was nicht durch mich beeinflussbar ist?

Wenn Sie das einmal ehrlich beantworten, findet sich leichter der Quell der 1000 Volt, die Sie täglich unter Hochspannung setzen. Dann können Sie darangehen, Ihren Alltag zeitökonomischer zu gestalten, Ihre Energie sinnvoller einzusetzen und Wege zu finden, wie Sie mit Stresssituationen künftig besser umgehen.

▮ Kennen Sie auch dieses nervöse Augenlidzucken? Wenn ja, sollten Sie Ihren Magnesiumpegel prüfen lassen. Denn Muskelzuckungen sind typische Anzeichen von Magnesiummangel. ▮

▮ Stärken Sie Ihre Immunität gegen Stress

Entspannungstechniken helfen, Kortisol & Co. rascher wieder abzubauen. Ideal sind Yoga, Atemübungen und vor allem autogenes Training. Um diese Technik zu erlernen, kann man Veranstaltungen der Volkshochschule besuchen, die meist recht gut und dabei nicht teuer sind. Alternativ besorgen Sie sich Anleitungen auf Kassette oder Video.

Wer einen Hang zum Fernen Osten hat, kann auch mit Yoga Entspannung finden. Studien haben übrigens gezeigt, dass Yoga-Übungen auch erhöhte Cholesterin- und Blutdruckwerte senken.

NATURMEDIZIN	**Magnesium**	*z. B. Pluramin Magnesium plus • Magnesium Verla*
	Extrakt aus Ginsengwurzeln	*z. B. Ginseng Twardypharm • Korea Ginseng extra stark • Tai Ginseng*
	Lecithin-Präparate	*z. B. Buerlecithin • Lecithin-Nerven-Vital-Tonikum*
	Vitamin E	*z. B. Vita Vitamin-E-forte-Kapseln*
	B-Vitamine	*z. B. Vitasprint B 12*
	Kombinationsmittel (Vitamine, Mineralien)	*z. B. Biovital Aktiv • Multibionta • Multi-Sanostol Vita Buerlecithin*
	Autogenes Training	
	Muskelrelaxation	
	Yoga	
HAUSMITTEL	**Heiße Kompresse**	*für 10 bis 15 Minuten in den Nacken legen*

Zum Arzt, wenn …

- ein Schwächezustand über längere Zeit anhält,
- zusätzlich gravierende Symptome wie Herzrhythmusstörungen, Schwindelanfälle oder Gewichtsabnahme auftreten.

Fieber

An und für sich etwas Gutes: Ein Selbstregulativ des Körpers, mit dem dieser durch eine Erhöhung der Temperatur die Lebensbedingungen für eingedrungene Krankheitserreger verschlechtern will, um so ihre Überlebens- und Vermehrungschancen zu mindern. Darüber hinaus stimuliert eine höhere Körpertemperatur die Abwehrkräfte, so dass der Körper mit einer Krankheit schneller fertig wird. Fieber ist also eine wichtige und sinnvolle Maßnahme des Körpers, die zunächst nicht unterdrükkt werden sollte. Zeigt das Thermometer allerdings mehr als 38,5° C an, sollte die Temperatur gesenkt werden.

Steigt die Körpertemperatur, im After gemessen, über 39° C an, spricht man von Fieber.

Richtig Fieber messen

Kann doch jeder ... Schon möglich, aber nicht immer richtig genau. Das gelingt am besten im After. Die rektale Messung ist zwar nicht so beliebt, aber die genaueste. Alternativ können Sie die Temperatur im Mund messen. Dazu platzieren Sie das Thermometer im Mund hinten rechts oder links neben die Zunge. Die Werte liegen ein halbes Grad Celsius unter den rektal gemessenen – das müssen Sie berücksichtigen. Am ungenauesten ist die Messung in der Achselhöhle. Hier muss das Thermometer jedoch mindestens 10 Minuten liegen, um einigermaßen brauchbare Messwerte zu bekommen.

Apropos Thermometer: Statt der altbekannten empfehlen wir elektronische und bruchsichere aus Kunststoff, vor allem für Haushalte mit Kindern. Sie können und sollten auch auf das giftige Schwermetall verzichten, denn es gibt heute quecksilberfreie Thermometer. Etwas teurer, aber in jedem Fall besser.

Was Ihnen jetzt noch gut tut

- Viel trinken, denn der Körper verliert bei erhöhter Temperatur mehr Flüssigkeit, pro Grad Celsius um 10 % mehr. Trinken Sie also bei 39,5° C besser 4 statt 3 Liter täglich.
- Sinnvoll ist alles, was kühlt und Wärme aus dem Körper abführt. Deshalb bewähren sich bei Fieber auch Wadenwickel schon seit Generationen.
- Zwischendurch immer wieder lüften – kurz und intensiv, alle Fenster weit auf und dann wieder schließen.

SCHULMEDIZIN	Acetylsalicylsäure	*z. B. Aspirin • ASS-AL*
	Paracetamol	*z. B. ben-u-ron • Paracetamol ratiopharm • Paracetamol Stada • vivimed N*
	Ibuprofen	*z. B. Aktren • Dolormin Instant*
NATURMEDIZIN	Pflanzliche Kombinationspräparate	*z. B. Contramutan Saft, Dragées oder Tropfen*
	Vitamin C	*als Pulver oder Kapseln von diversen Herstellern*
	Extrakt aus Weidenrinde	*z. B. Assalix • Assplant*
HAUSMITTEL	Kalte Wadenwickel	*mehrmals täglich*
	Feuchtkalte Wadenwickel mit Apfelessig oder Quark	*mehrmals täglich*
	Abkühlungsbad in lauwarmem Wasser	*Temperatur zwei Grad unter der des Körpers, 20 Minuten*
	Vollbäder mit Fichtennadelextrakt	
	Kalte Ganzkörperwaschungen, bei Schüttelfrost Waschungen mit warmem Wasser	*mehrmals täglich*
	Essigsocken	*6 EL Apfelessig auf 1 kaltes Wasser, Baumwollsocken damit tränken, auswringen und anziehen. Darüber 2 Paar dicke Wollsocken und ins Bett. Erneuern, sobald die Essigsocken warm sind*

Zum Arzt, wenn ...

- das Fieber 40° C übersteigt (dann müssen Sie sofort in ärztliche Behandlung und gegebenenfalls einen Notarzt kommen lassen),
- es über 3 Tage anhält,
- es nach einigen Tagen in vergleichbarer Höhe wiederkommt.

Furunkel

Durch kleine Verletzungen können Bakterien ins Körperinnere dringen, eine Entzündung verursachen und zur Bildung eines Abszesses führen. Dabei bildet sich Eiter, der sich meist direkt unter der Haut ansammelt. Die Haut über dieser »Eiterbeule« ist heiß, rot und sehr druck- und berührungsempfindlich. Manchmal sind die Lymphknoten in der Umgebung des Furunkels geschwollen, teilweise stellt sich auch leichtes Fieber ein. Je mehr Eiter sich im Furunkel ansammelt, desto größer wird der Druck auf die umgebende Gewebekapsel: Ist der Furunkel »reif«, platzt er schließlich auf, und der Eiter kann abfließen.

Wer zu Kontaktekzemen neigt, sollte keine terpentinhaltigen Mittel anwenden, da diese eine allergische Reaktion der Haut auslösen können.

So können Sie vorbeugen

- Mobilisieren Sie Ihre Abwehrkräfte (siehe Abwehrschwäche).
- Wenn der Furunkel bereits eitert, nur duschen und nicht baden – sonst können die Erreger an andere Bereiche des Körpers gelangen.
- Waschen Sie sich die Hände, wenn Sie den Furunkel berührt haben.

SCHULMEDIZIN	**Schieferöl-Präparate (Ammonium- oder Natriumbituminosulfonat)**	*1-mal täglich auftragen und mit einem Verband abdecken, z. B. Ichtholan • Thiobitum*
NATURMEDIZIN	**Lärchenterpentin und Terpentinöl**	*1-mal täglich auftragen, mit Verband abdecken, z. B. Ilon Abszess Salbe*
HAUSMITTEL	**Heiße Kompressen mit Kamillenextrakt**	*mehrmals täglich*

Zum Arzt, wenn …

- der Furunkel groß ist, stark schmerzt und prall mit Eiter gefüllt ist (er sollte möglichst schnell geöffnet werden),
- ein Furunkel im Gesicht auftritt. Denn die Entzündung kann in Blutgefäße durchbrechen, die das Gehirn versorgen – was lebensgefährlich sein kann.

Fußpilz

Wer sich bereits infiziert hat, besprüht seine Füße mit Clotrimazol. Damit sind diese kaum noch ansteckend. Zudem sollten Sie ein eigenes Handtuch (nur für die Füße) benutzen und dieses täglich wechseln.

Jeder dritte Bundesbürger hat ihn zwischen den Zehen – die verpilzte Nation. Fußpilz gehört heute zu den häufigsten Infektionen überhaupt. Entsprechend lauern die Pilzsporen allerorten. Besonders dort, wo ein feucht-warmes Klima herrscht, wie in Schwimmbädern, Duschen und Saunen: ideale Lebensbedingungen für Hautpilze.

Die so genannte Hautmykose tritt meist zwischen den Zehen auf, die dicht beieinander liegen. Die Haut rötet sich, reißt, nässt und juckt. Gelegentlich kommt es auch zu tiefen Hauteinrissen, die mit erheblichen Schmerzen verbunden sein können. Typisch für eine andere Form des Fußpilzes, die am Hohlfuß auftritt, sind Bläschen, Rötungen und Schuppen. Bei einer weiteren Variante siedelt sich der Pilz an der Ferse oder an der gesamten Fußsohle an. Das führt zur Verdickung der Hornhaut und zur Bildung trockener Schuppen.

Nicht jede Spore bedeutet eine Gefahr: Um einer Pilzinfektion zu erliegen, muss die Haut anfällig sein. Auf feuchter und aufgeweichter Haut, nach Behandlung mit Antibiotika und Kortison sowie bei einem geschwächten Immunsystem haben die Pilze ein leichtes Spiel.

Den Teufel mit dem Belzebub ...

... treiben Sie möglicherweise mit Teebaumöl aus. Zunehmend beliebter bei einer ganzen Palette von Hautleiden, hat das Öl aus den Blättern von Melaleuca alternifolia einen entscheidenden Haken: Es wird sehr schnell ranzig. Bereits 4 Tage, nachdem Sie das Fläschchen geöffnet haben, kann es passieren: Sie rücken zwar den ungebetenen Gästen zwischen den Zehen zu Leibe oder entledigen sich Ihrer Herpesbläschen, haben dafür aber nun etwas anderes – eine Allergie. Denn im ranzigen Teebaumöl stecken Stoffe, die allergene Wirkung haben. Wer sich also weiterhin mit der australischen Naturarznei behandeln möchte, sollte sehr genau darauf achten, wie lange das Ölfläschchen bereits offen ist. Am besten, Sie entsorgen angefangene Flaschen – dann kann nichts passieren.

Kaliumpermanganat kann Wanne oder Schüssel violett färben. Seien Sie daher vorsichtig bei der Anwendung und entfernen Sie Flecken sofort mit klarem Wasser.

Geduld und Durchhaltevermögen sind gefragt

Um gegen die Pilzsporen wirklich erfolgreich zu Felde zu ziehen, brauchen Sie zugegebenermaßen einen langen Atem. Nach Abklingen der Symptome müssen Sie die Behandlung noch mindestens 6 Wochen weiterführen. Ein verfrühter Abbruch führt mit Sicherheit zu Rückfällen und kann auch »chronische« Pilzerkrankungen nach sich ziehen. Denn auch wenn die Symptome nicht mehr zu spüren sind, existieren noch Pilzsporen in der Haut. Sie keimen durch die Wirkung des Medikamentes zwar nicht aus, sind aber noch lebensfähig – und warten nur auf den ersten Moment, sich erneut gemütlich bei Ihnen einzunisten.

So können Sie vorbeugen

- Laufen Sie nicht barfuß in öffentlichen Einrichtungen: Bäder, Umkleidekabinen und Hotels sind ansteckungsträchtige Risikozonen.
- Zehenzwischenräume immer gut abtrocknen – eine der wirksamsten Strategien wider den Pilz, wenn auch zeitaufwendig.
- In öffentlichen Bädern und Saunen immer Badeschlappen tragen.
- Keine Fußdesinfektion an öffentlichen Desinfektionsmittel-Spendern. Erstens befindet sich gerade hier das größte Keimreservoir, zweitens verändern die Mittel die natürliche Hautflora und deren Schutzmantel – dadurch haben die Pilze besonders leichtes Spiel.
- Keine Schuhe und Strümpfe aus Synthetik, sondern nur Naturmaterialien tragen. In Letzteren kommen die Füße nicht so leicht ins Schwitzen.
- Keine zu engen Schuhe tragen. Sie drücken die Zehen zusammen und bieten den Pilzen so gute Gelegenheiten, sich zwischen den Zehen einzunisten.
- Handtücher mindestens dreimal pro Woche, noch besser täglich, wechseln.
- Socken und Strümpfe täglich wechseln.
- Handtücher, Bettwäsche und Socken immer über 60° C waschen, am besten kochen – nur so können die Sporen abgetötet werden.
- Badematten zu Hause regelmäßig waschen.
- Die Fußhaut immer gepflegt halten. Gemeinsam mit einem intakten Immunsystem ist das der beste Schutz vor Pilzbefall.
- Füße und Schuhe mit Mitteln gegen Fußpilz einpudern.
- Abwehrkräfte stärken.

Nagelpilze – ein Fall für sich

Nagelpilze, vom Mediziner Onychomykosen genannt, sind komplizierte Fälle – was Diagnose wie Behandlung angeht. Deshalb gehören sie immer in die Hände eines Facharztes. Er bestimmt, um welche Art von Pilz es sich handelt, um so die passenden Pilzmittel auszuwählen.

SCHULMEDIZIN	**Antipilzmittel (Antimykotika) zur örtlichen Anwendung als Salbe, Creme, Sprühlösung und Spray**	
	Clotrimazol	*z. B. Canesten • Clotrimazol von ct • Fungizid ratiopharm*
	Econazol	*z. B. Epi-Pevaryl*
	Miconazol	*z. B. Daktar*
HAUSMITTEL	**Lotio alba**	*regelmäßig die erkrankten Partien damit einpinseln*
	Fußbad mit Essig und Salz	*1 Tasse Apfelessig, 1/2 Tasse Salz auf 1 Schüssel Wasser, 2-mal täglich*
	Wechselfußbäder	*in den ersten 2 Wochen täglich, danach alle 2 Tage*
	Kompressen mit Honig und Essig	*Je 1 EL Honig und Apfelessig auf Kosmetiktücher, vor dem Schlafengehen auflegen, mit Leukoplaststreifen befestigen*
	Fußbad mit Kamillenextrakt oder Kaliumpermanganat	*1-mal täglich*

Zum Arzt, wenn …

- Sie noch nie Fußpilz hatten und sich unsicher bezüglich der Symptome sind,
- die Beschwerden stark sind,
- die Haut zwischen den Zehen aufgequollen und blau-weiß oder blaurot verfärbt ist,
- sich die Symptome rapide verändern,
- die Beschwerden trotz Behandlung nach 2 Wochen nicht abklingen.

Gerstenkorn

Dieser oft sehr unangenehmen Entzündung der Talgdrüsen im Bereich der Wimpern liegt meist eine bakterielle Infektion zugrunde. Anfänglich noch kaum zu spüren, stellt sich nach einigen Stunden ein stechender Schmerz beim Schließen des Auges ein. Später gesellen sich Rötung und Schwellung hinzu. Im weiteren Verlauf bildet sich ein Eiterherd, der manchmal von selbst aufgeht und sich entleert.
Öffnet sich das Gerstenkorn, tupfen Sie den abfließenden Eiter mit einem sauberen Papiertuch ab. Gerstenkörner dürfen Sie aber niemals ausquetschen, da sich die Infektion sonst weiter ausbreiten kann.
Geben Sie Salben den Vorzug, denn sie können die Öffnung des Gerstenkorns oftmals erleichtern. Tropfen trocknen eher aus.

SCHULMEDIZIN	**Dexpanthenol**	*z. B. Bepanthen Augensalbe*
	Xylometazolin	*z. B. Otriven Augentropfen*
	Tetryzolin	*z. B. Yxin*
NATURMEDIZIN	**Kamillenextrakt**	*z. B. Kamillin-Extern-Robugen • Sidroga Camomilla Augenspülung*
HAUSMITTEL	**Warme Kompressen mit Augentrost- oder Kamillentee**	*2- bis 3-mal täglich*
	Augenspülung mit einer Mischung aus abgekochtem Wasser (muss keimfrei sein) und einigen Tropfen Arnikatinktur	*mehrmals täglich*

Zum Arzt, wenn ...

- sich das Gerstenkorn nicht von selbst öffnet. Dann kann sich ein so genanntes »Hagelkorn« bilden, das der Augenarzt behandeln muss.

Haarausfall

Gut wirksame haarwuchsfördernde Präparate wie Finasterid (Propecia) sind nicht rezeptfrei. Die Selbstbehandlung beschränkt sich daher auf naturmedizinische Maßnahmen und Hausmittel.

Wer büschelweise Haare in seiner Bürste wiederfindet und dem gleichen Phänomen im Abfluss von Badewanne oder Dusche begegnet, wird sich früher oder später Haarausfall attestieren. Doch häufig macht man sich zu Unrecht Sorgen, denn der Verlust von rund hundert Haaren pro Tag ist normal. Erst wenn diese Zahl überschritten ist, kann man von einem krankhaften Haarausfall sprechen. Mannigfaltig wie die Arten des Haarausfalls, von Geheimratsecken bis kreisrundem Haarverlust, sind seine Ursachen: Hormonstörungen, Mangel an bestimmten Spurenelementen und Mineralstoffen – wie etwa Zink und Eisen –, Schilddrüsenstörungen, Infektionen wie Lungenentzündung oder Blutvergiftungen.
Auch manche Medikamente können zu Haarausfall führen, ebenso wie es nach einer Entbindung und während der Wechseljahre infolge der Hormonumstellung dazu kommen kann. Häufig unterschätzt werden anhaltender Stress und Erschöpfungszustände. Die damit einhergehenden Reaktionen im Körper begünstigen nicht nur psychische Störungen wie beispielsweise depressive Verstimmungen, sondern auch Haarausfall ebenso wie ein gestörtes Nagelwachstum.

NATURMEDIZIN	**Gelatine**	*z. B. Gelamin • Trink-Gelatine*
	Keratin	*z. B. Pantovigar*
	Biotin	*z. B. Biotin H forte 10 mg • Biotin SB Tabletten 2,5 mg • Hermes Biotin*
	Zink	*z. B. Zink 24 plus • Zinkorotat*
	Kieselerde	*z. B. Kieselerde forte • Kieselerde Kapseln Tvardy*
HAUSMITTEL	**Birkensaft**	*täglich die Kopfhaut damit einreiben*
	Klettenwurzelöl	*regelmäßig nach dem Waschen ins feuchte Haar einmassieren*

Zum Arzt, wenn …

- der Haarausfall unvermindert über Wochen anhält,
- es sich um kreisrunden Haarausfall handelt.

Hämorrhoiden

Dabei handelt es sich um blutgefüllte Gefäßpolster im Enddarm, die den After abdichten. Einzelne dieser Gefäße können sich vergrößern und/ oder entzünden.
Wird beim Stuhlgang stark gepresst, können die Gefäße auch einreißen. Das führt zu Schmerzen während des Stuhlgangs. Häufig findet sich hellrotes Blut im Stuhl. Typisch sind auch Juckreiz und ein brennendes Gefühl am After – Analfissuren und juckende Ekzeme bereiten ähnliche Beschwerden.
Hämorrhoiden gehen meist auf zu harten Stuhlgang zurück – bedingt durch falsche Ernährung und vor allem durch eine zu geringe Flüssigkeitsaufnahme.
Auch zu viel Sitzen und ganz allgemein zu wenig Bewegung begünstigen die Entstehung von Hämorrhoiden.

50 Prozent der europäischen Bevölkerung leidet an Hämorrhoiden – ein Preis, den wir für den heutigen Lebensstil zu zahlen haben.

So können Sie vorbeugen

- Ballaststoffreiche Ernährung: Essen Sie viel Salat, Obst, Gemüse und Vollkornprodukte.
- Viel trinken; nur dann können die Ballaststoffe auch aufquellen und den Stuhl weich halten.
- Regelmäßige Bewegung, um Ihre Verdauung anzukurbeln.
- Zum Waschen im Analbereich genügt klares warmes Wasser.
- Kein hartes, raues Toilettenpapier verwenden und nicht zu grob wischen.
- Schließmuskel trainieren: Kneifen Sie den Schließmuskel mehrmals täglich je 30-mal hintereinander zusammen.
- Seien Sie vorsichtig mit Weizenkleie – viel gepriesen, bewirkt sie oft das Gegenteil dessen, wozu Sie sie eigentlich einnehmen. Denn wenn Sie dazu nicht ausreichend trinken, verhärtet sich durch Weizenkleie der Stuhl. Statt die Verdauung anzuregen, wird dem Stuhl weiter Flüssigkeit entzogen.
- Damit sich die Hämorrhoiden nicht entzünden: Reinigen Sie den Darmausgang nach dem Stuhlgang mit einem Waschlappen und lauwarmem Wasser. Alternativ eignen sich feuchte Toilettentücher für die Hygiene in diesem Bereich.

SCHULMEDIZIN	Örtlich betäubende Mittel wie Benzocain, Lidocain, Polidocanol, Quinisocain	*z. B. Eulatin N Zäpfchen • Eunerpan • Haenal • Hexamon • LidoPosterine • Rectosellan H Hämorrhoiden-Zäpfchen*
	Bufexamac	*z. B. Factu Akut Zäpfchen*
NATURMEDIZIN	Hefe-Extrakt mit Haifischleberöl	*z. B. Sperti*
	Hamamelisextrakt	*z. B. Hametum mono • Tampositorien H*
	Kamillenextrakt	*z. B. Kamille-Extern-Robugen*
HAUSMITTEL	Sitzbäder mit Kamille oder Eichenrinde	*täglich*
	Ringelblumensalbe	*nach jeder Stuhlentleerung vorsichtig mit dem Finger in den After einführen*

Zum Arzt, wenn ...

- Blut im Stuhl ist,
- der Stuhlgang Ihnen Schmerzen verursacht und diese immer wieder auftreten,
- sich die Beschwerden nach einer Woche der Selbstbehandlung nicht bessern,
- Kinder Beschwerden im Analbereich haben.

Halsschmerzen

Erkältungskrankheiten gehen vielfach mit einer Rötung und Entzündung der Schleimhaut des Halses und Rachens einher (s. auch Rachenentzündung).
Der Hals kratzt, die Stimme klingt belegt und heiser. Das Schlucken fällt schwer und tut weh, weil die Schleimhaut im Rachen geschwollen und entzündet ist. Dazu gesellen sich vielfach Kopfschmerzen, Mattigkeit und manchmal auch Fieber.
Die meisten Halsentzündungen sind durch Viren verursacht. Bakterielle Infektionen kommen vergleichsweise selten vor.

Was Ihnen jetzt noch gut tut

- Viel trinken.
- Sorgen Sie für ausreichende Luftfeuchtigkeit; feuchte Tücher über die Heizung hängen oder Wasserschalen im Raum aufstellen.
- Nicht rauchen; verrauchte Orte meiden.
- Saure Drops, Hustenbonbons, Kaugummi – das alles regt Ihren Speichelfluss an. Dadurch wird die Rachenschleimhaut befeuchtet, was das Schlucken erleichtert und die Entzündung lindert. Zudem enthält Speichel Abwehrstoffe, die Viren bekämpfen.
- Übrigens: Eine Desinfektion des Rachenraumes mit antiseptisch wirkenden Mitteln ist nicht empfehlenswert. Denn das schadet der natürlichen Bakterienflora des Rachens und kann die Beschwerden oftmals noch verschlimmern.

Zum Arzt, wenn ...

- die Halsschmerzen sehr stark werden,
- die Körpertemperatur auf über 38,5° C steigt und das Fieber länger als 2 Tage anhält,
- starkes Krankheitsgefühl einsetzt und die Lymphknoten am Hals stark anschwellen,
- sich die Mandeln mit eitrigen oder schmierigen, gelblichen Belägen überziehen.

SCHULMEDIZIN	**Lokale Anästhetika zur Schmerzlinderung wie Benzocain, Lidocain**	*z. B. Anaesthesin Pastillen • Benzocain Menthol • frubilurgyl • Werozin Halstabletten*
NATURMEDIZIN	**Pflanzliche Kombinationspräparte**	*z. B. Salviathymol N • Tonsilgon*
	Kamillenextrakt	*z. B. Kamillosan Konzentrat • Kamillosan Mundspray*
	Myrrhentinktur	*z. B. Inspirol-P forte*
	Lutschtabletten	*z. B. Dallmann Salbeipastillen • Emser Pastillen • Ipalat Halspastillen • Isla-Moos • Salmiak-Pastillen • tetesept Hals-activ Lutschtabletten*
	Ätherische Öle	*Japanisches Heilpflanzenöl*
HAUSMITTEL	**Gurgeln mit Apfelessig**	*3 TL auf 1 Glas warmes Wasser, stündlich*
	Gurgeln mit Kamillen-, Salbei- oder Thymiantee	*alle zwei Stunden*
	Gurgeln mit Salzwasser	*1 TL Kochsalz in 1 Glas warmem Wasser auflösen, mehrmals täglich*
	Feuchtwarme Halswickel, auch mit Kamillentee	*mehrmals täglich*
	Halswickel mit Quark	*mehrmals täglich*
	Salbei- oder Ingwertee	*mehrere Tassen täglich*
	Heiße Zitrone trinken	*1–2 Tassen täglich*
	Eiswürfel lutschen	*mehrmals täglich*

Hautpilzerkrankungen

Ist der natürliche Säureschutzmantel der Haut beeinträchtigt, können sich Pilze übermäßig stark vermehren.
Was die Anfälligkeit dafür erhöht, können Krankheiten wie Diabetes, lange Antibiotikaeinnahme sowie hormonelle Einflüsse durch Schwangerschaft oder Antibabypille sein. Ist die Abwehr der Haut geschwächt, kann man sich leicht in Schwimmbädern, öffentlichen Toiletten, Saunen oder Solarien anstecken. Denn Wärme und Feuchtigkeit begünstigen das Ausbreiten der Erreger. Die Haut reagiert mit Rötung, Schuppung, Bläschen oder Pusteln. Gelegentlich gesellen sich Juckreiz oder brennende Schmerzen hinzu.

Führen Sie die Behandlung nach Abklingen der Symptome mindestens 6 Wochen weiter. Sonst kommt es zu Rückfällen und chronischen Pilzerkrankungen.

So können Sie vorbeugen

- Abwehrkräfte stärken.
- Eine zucker- bzw. kohlenhydratarme Ernährung kann hilfreich sein.
- Keine Waschsubstanzen verwenden, die den natürlichen Säureschutzmantel der Haut zerstören.
- Nach dem Waschen immer gut abtrocknen, vor allem an Stellen, an denen Haut auf Haut liegt.
- Wenn Sie zum Schwitzen neigen, regelmäßig die Kleidung wechseln – feuchtwarmes Klima finden Hautpilze prima.
- Kontrollieren Sie Haustiere auf Pilzbefall oder andere Veränderungen im Fell.

SCHULMEDIZIN		
	Antimykotika wie Miconazol, Clotrimazol, Nystatin, Bifonazol	*z. B. Canesten Creme, Druckspray, Lösung, Puder • Clotrimazol 1% Creme – 1 A Pharma • Clotrimazol von ct • Mykoderm Heilsalbe • Mykoderm Miconazolcreme*

Zum Arzt, wenn …

- die Beschwerden stark sind,
- die Haut nässt oder eitert,
- die Beschwerden trotz Selbstbehandlung stärker werden.

Herpes

Lippenherpes (Herpes labialis) wird von Herpes-simplex-Viren Typ I hervorgerufen. Die Viren dringen über kleine Hautverletzungen oder die Schleimhaut ein und lösen eine erste Infektion aus. Danach wandern sie über Nervenbahnen zu nahe gelegenen Nervenknoten. Dort ruhen sie unbemerkt, in Schach gehalten vom körpereigenen Immunsystem. Haben sie sich einmal eingenistet, bleiben sie dort ein Leben lang, so dass die Infektion jederzeit erneut aufflammen kann: durch seelische Anspannung, Sonnenlicht, Fieber, Menstruation oder eine geschwächte Immunabwehr. Dies bringt die Viren wieder an die Hautoberfläche, wo sich erneut die typischen Bläschen zeigen.
Herpesviren sind sehr ansteckend. Die Flüssigkeit in offenen Bläschen enthält zahllose Viren, die beispielsweise beim Küssen weitergegeben werden.
Erst wenn der gesamte Herpes mit Schorf bedeckt ist, besteht keine Ansteckungsgefahr mehr.

Was Ihnen jetzt noch gut tut

- Küssen verboten, sobald sich die Bläschen zeigen – damit Sie keine anderen Personen anstecken.
- Bläschen keinesfalls aufkratzen, weil sonst die Viren auf der angrenzenden Haut und an den Händen verteilt werden.
- Nach einer Berührung der Herpespusteln, also auch nach der Behandlung, die Hände immer gründlich waschen.
- Aufgeplatzte und noch nicht verkrustete Bläschen sollten Sie möglichst nicht berühren, weil sich die Stelle sonst leicht entzünden kann.

So können Sie vorbeugen

- Sonnenlicht fördert bei den meisten Menschen einen Herpesausschlag. Daher in der Mundregion und auf den Lippen Sunblocker auftragen, um die UV-Strahlen abzuhalten.
- Stärken Sie Ihr Abwehrsystem mit ausgewogener Ernährung, regelmäßiger körperlicher Bewegung, viel frischer Luft und ausreichend Schlaf.
- Schreiten Sie schon bei den ersten Anzeichen wie Brennen oder Kribbeln zur Tat. Mit Kölnisch Wasser, hochprozentigem Alkohol oder Myrrhentinktur betupft, verläuft die Infektion weniger heftig.

SCHULMEDIZIN	**Aciclovir**	*z. B. aciclo von ct • Aciclostad • Aciclovir akut Creme - 1A-Pharma • Aciclovir ratiopharm • Dynexan Herpescreme • Zovirax Lippenherpescreme*
	Zinksulfat	*z. B. Lipactin Gel*
NATURMEDIZIN	**Zinkhaltige Präparate**	*z. B. Labiosan (Gletschercreme)*
	Extrakt aus Melissenblättern	*z. B. Lomaherpan*
	Extrakt aus Salbeiblättern	*z. B. Viru-Salvysat Bürger*
HAUSMITTEL	**Zahnpasta**	
	Roher Knoblauch	*Bläschen mehrmals täglich mit aufgeschnittener Zehe einreiben*

Zum Arzt, wenn ...

- Herpes zum ersten Mal auftritt,
- der Herpesbefall sehr ausgedehnt ist und sich nicht nur auf den Mund beschränkt,
- starke Krankheitsgefühle, zum Beispiel Fieber, hinzukommen,
- Herpes länger als 10 Tage anhält.
- Herpes im Genitalbereich darf grundsätzlich nicht selbst behandelt werden.

Herz- und Kreislaufbeschwerden

Zur Selbstbehandlung sind nur leichte Herzrhythmusstörungen geeignet. Herzschwäche gehört ausnahmslos in ärztliche Behandlung. Die genannten Arzneimittel und Maßnahmen können diese unterstützen:

- Übergewicht abbauen: Jedes Pfund zu viel belastet den Herzmuskel.
- Richtig essen: Für Herz und Kreislauf ist mediterrane Ernährung ideal.
- Regelmäßige Bewegung, am besten mit Ausdauersportarten wie Walking und Joggen, Radfahren und Schwimmen.

NATURMEDIZIN	**Extrakte aus Weißdornblättern und -blüten (Crataegus)**	*z. B. Crataegutt • Cratecor • Faros*
	Pflanzliche Kombinationspräparate aus Kampfer und Weißdorn	*z. B. Korodin Herz-Kreislauf-Tropfen*
	Magnesium	*z. B. Magnesium Verla • Pluramin Magnesium Plus*
	Omega-3-Fettsäuren und Rotwein-Phenole	*z. B. Tuim arteria*
	Autogenes Training	
HAUSMITTEL	**Weißdorntee**	*3 Tassen täglich*
	Misteltinktur	*3-mal täglich 10 Tropfen*
	Knoblauch	*pur oder als Saft, regelmäßig*

Zum Arzt, wenn …

- die Beschwerden erstmalig auftreten oder sich verschlimmern,
- sie in einer Form auftreten, die Sie bislang noch nicht kannten,
- Sie alltägliche Tätigkeiten nicht mehr wie gewohnt verrichten können,
- Herzrhythmusstörungen länger anhalten,
- körperliche Schwäche, Schwindel, Atemnot, Schmerzen im linken Arm und der linken Brusthälfte sowie hinter dem Brustbein auftreten.

Heuschnupfen

Heuschnupfen ist die Folge einer Überempfindlichkeitsreaktion gegen Pollen von Bäumen, Sträuchern oder Gräsern, die während der Blütezeit in die Luft gelangen. Typische Anzeichen sind Kribbeln und Jucken in Nase und Rachen, tränende und verquollene Augen sowie Niesreiz. Die Nasenschleimhaut schwillt an und sondert ein klares Sekret ab.

Was Ihnen jetzt noch gut tut

- Pollenflugkalender bzw. -vorhersage helfen Ihnen festzustellen, welche Pollen gerade durch die Luft fliegen.
- Türen und Fenster bei starkem Pollenflug geschlossen halten.

- Reizklima: Machen Sie Urlaub an der See oder in den Bergen. Denn oberhalb von 2000 Metern fliegen Ihnen kaum noch Pollen um die Nase, ebensowenig bei Seewind.

SCHULMEDIZIN	**Azelastin**	*z. B. Allergodil Nasenspray*
	Cromoglicinsäure	*z. B. Allerg Augentropfen oder Nasenspray • Cromo von ct, Augentropfen oder Nasenspray*
	Cetirizin	*z. B. Cetirizin 1 A Pharma • Cetirizin Stada • Reactine • Zyrtec*
	Loratadin	*z. B. Lobeta • Loratadin akut – 1 A Pharma • Loratadin Stada*
	Nasensprays und -tropfen mit Oxymetazolin, Tetryzolin	*nur kurzfristige Anwendung, z. B. Nasenspray AL • Olynth • Otriven • Stas Nasenspray • Xylo von ct*
HAUSMITTEL	**Honig**	*täglich 2 bis 3 TL*
	Kopfdampfbad mit Lavendelblüten	*1-mal täglich*
	Nasenspülung mit kaltem Salzwasser	*1 TL Salz auf 1 Glas Wasser*

Zum Arzt, wenn …

- der Schnupfen über mehrere Wochen unvermindert stark ist.

Hirnleistungsstörungen

Das Nachlassen der Hirnfunktionen, das den Betroffenen in der Bewältigung seiner tagtäglichen Aufgaben immer stärker behindert, wird unter dem Begriff der Hirnleistungsstörungen zusammengefasst. Eine andere Bezeichnung ist Demenz, worunter auch die Alzheimer-Krankheit fällt.

Charakteristische Symptome sind Gedächtnisschwäche, die sich durch zunehmende Vergesslichkeit bemerkbar macht: Namen, Daten, Telefonnummern sind auf einmal nicht mehr geläufig, Termine werden versäumt, Gegenstände verlegt. Die kognitiven Fähigkeiten – Denkvermögen, Lernfähigkeit, Auffassung, Rechnen, Orientierung und Sprache – nehmen ab. Weitere Zeichen sind nachlassende Konzentration und emotionale Störungen.

Stellen Sie das eine oder andere der genannten Symptome bei sich fest, ist das noch kein Grund zur Panik – nicht jedes Vergessen ist bereits ein Anzeichen für Hirnleistungsstörungen.

Die Vorgänge, die zu Hirnleistungsstörungen führen, sind komplex. Früher vermutete man Durchblutungsstörungen im Gehirn als Auslöser. Heute dagegen sieht man den Untergang von Nervenzellen und Störungen im Nervenstoffwechsel als ursächlich an.

Hirnleistungsstörungen sind, zumindest bislang, nicht heilbar. Eine frühzeitige Diagnose und adäquate Therapie kann jedoch das Fortschreiten der Krankheit verlangsamen. Schon allein deshalb gehören Hirnleistungsstörungen immer in ärztliche Behandlung. Denn es gibt heute wirksame Medikamente, die die mentalen Fähigkeiten länger erhalten helfen – allerdings sind sie rezeptpflichtig und müssen vom Arzt verordnet werden.

Bei Gedächtnisschwäche oder vorübergehend eingeschränkter Konzentrationsfähigkeit können Sie dagegen selbst aktiv werden. Die genannten Maßnahmen und Arzneimittel unterstützen Sie dabei.

Was die geistigen Kräfte erlahmen lässt, ist nach Ansicht von Hirnforschern meist »drastische Unterforderung«: Wie jeder Muskel muss auch die Fitness des Gehirns trainiert werden.

Ordnung ist alles

Besonders im Gehirn. Eine der grundlegenden Bedingungen für seine Leistungskraft sind die Gedächtnisfunktionen. Das Gedächtnis speichert all die zahllosen Informationen, die wir Tag für Tag erhalten, und bewahrt sie auf. Wohl sortiert allerdings. Im Gehirn wird nichts zu den Akten gelegt, was nicht zuvor sorgfältig gefiltert wurde. Ein lebenswichtiger Vorgang, denn sonst wäre unser Gehirn in Kürze total überlastet.

Alles, was wir in jedem Augenblick unseres Lebens erfahren, sämtliche Eindrücke und Informationen, kommt zunächst einmal in das Ultrakurzzeitgedächtnis. Nur für einige Sekunden allerdings – alles Unwichtige wird ganz schnell wieder gelöscht. Was vom ersten Aussortieren übrig geblieben ist, gelangt in das Kurzzeitgedächtnis. Dieses behält Dinge des täglichen Lebens, die wir für Stunden oder wenige Tage wissen müssen. Danach wird gelöscht, was nicht besonders wichtig ist. Die vom Gehirn als speicherwürdig erkannten Informationen werden dann in das Langzeitgedächtnis verlagert: unser Archiv, in dem Wissensinhalte und grundlegende Daten über ein ganzes Leben lang abrufbar gespeichert sind.

Was Ihnen jetzt noch gut tut

- Gezieltes Gehirntraining: Lesen, Schachspielen, Kreuzworträtsel und Denksportaufgaben.
- Körperliches »Gehirnjogging«: Ideal sind Radfahren, Walken, Wandern und Joggen, Schwimmen, Gymnastik und Yoga.
- Futter für die grauen Zellen: Wichtig sind vor allem Eiweiß und Lecithin, enthalten in Fisch, Meeresfrüchten, Milch und Milchprodukten.
- Trinken Sie ausreichend, sonst geht Ihrem Gehirn buchstäblich der Saft aus – täglich mindestens 2 Liter. Denn sowohl die körperliche wie die geistige Leistungskraft reagieren sehr empfindlich auf Änderungen der Flüssigkeitskonzentration im Körper. Wer viel trinkt, ist aufmerksamer, effizienter und hat auch bessere Noten in der Schule. Das hat unter anderem auch eine »Trinkstudie« an Schülern ergeben: ab 2,3 Liter am Tag bestehen die besten Voraussetzungen, Klassenerster zu werden.

Synthetische Wirkstoffe zur Förderung beziehungsweise Erhaltung der Hirnleistung – so genannte Antidementiva – sind nicht rezeptfrei erhältlich.

NATURMEDIZIN

Extrakte aus Ginkgo-biloba-Blättern	*z. B. Gingopret • Kaveri • Tebonin*
Sojalecithin	*z. B. Buerlecithin*
Autogenes Training	
Yoga	

Zum Arzt, wenn ...

- die oben genannten Anzeichen gehäuft auftreten und binnen eines halben Jahres zunehmen.

Hühneraugen

Verdickt sich die Hornhaut an den Zehen – häufig am kleinen – in begrenzten Arealen, nennt man das Hühneraugen. Auslöser dieser schmerzhaften Angelegenheit sind fast immer zu enge Schuhe, die seitlich und von oben auf die Zehen drücken.

Was Ihnen jetzt noch gut tut

- Tragen Sie bequeme Schuhe, die den Füßen genügend Platz und Bewegungsspielraum lassen. Zum einen schmerzen dann die Hühneraugen nicht, zum anderen bilden sich auch keine neuen.
- Pflegen Sie Ihre Füße regelmäßig – dann entdecken Sie Hühneraugen meist noch so frühzeitig, dass Sie durch das Tragen anderer Schuhe ein Fortschreiten stoppen können.
- Die genannten Mittel helfen Ihnen auch bei übermäßiger Hornhautbildung und Schwielen.
- Gönnen Sie sich hin und wieder eine professionelle Fußpflege.

SCHULMEDIZIN	**Salicylsäure**	*z. B. Clabin • efasit Hühneraugentinktur N • Eidechse Fuß-Schälkur • Gehwohl Schälpaste, Hühneraugenpflaster oder -tinktur • Lebewohl Hühneraugenpflaster oder -tinktur • Wurzeltod Hühneraugenpflaster*
	Chloressigsäure	*z. B. Acetocaustin*
HAUSMITTEL	**Zwiebelscheiben, mit Salz bestreut**	*über Nacht auflegen, mit Mullbinde befestigen, 1 Woche lang*
	Arnikatinktur	*mehrmals täglich auftragen*

Zum Arzt, wenn ...

- Sie mehrere große Hühneraugen haben,
- sich das Hühnerauge entzündet.

Husten

Man unterscheidet zwei Arten von Husten: trockenen Husten und Husten mit Auswurf. Zu Beginn der Erkrankung besteht üblicherweise trockener Husten. Die Schleimhäute sind gereizt und möglicherweise schon vorhandener Schleim lässt sich noch nicht ablösen. Im weiteren Verlauf wird der Husten produktiv: Der Schleim löst sich ab und wird ausgeworfen.

Was Ihnen jetzt noch gut tut

- Trinken Sie viel, das erleichtert auch das Abhusten des Schleims.
- Raumluft befeuchten; feuchte Tücher über die Heizung legen oder Schale mit Wasser auf die Heizung stellen.
- Vermeiden Sie eine zusätzliche Reizung der Schleimhäute, besonders durch Rauchen.
- Halten Sie den Brustbereich warm, unter anderem mit Brustbalsam.

SCHULMEDIZIN	**Hustenstiller mit Chlorphenamin, Clobutinol, Dextromethorphan**	*z. B. Sedotussin • Silomat • stas-Hustenstiller*
	Schleimlöser mit Acetylcystein, Ambroxol, Bromhexin	*z. B. Ambroxol ratiopharm • Bisolvon • Mucosolvan • NAC ratiopharm*
NATURMEDIZIN	**Efeu**	*z. B. Prospan, Sedotussin*
	Isländisch Moos	*z. B. Isla-Mint • Isla-Moos*
	Spitzwegerich	*z. B. tetesept Hustensaft oder Tropfen*
	Thymian	*z. B. Nimopect • Tussiflorin*
	Pflanzliche Kombinationspräparate	*z. B. Bronchicum Tropfen oder Hustensaft • Bronchipret • Broncholind • H&S Husten- und Bronchialtee Nr. 8 • Melrosum • Optipect • Prospan • Sidroga Husten- und Bronchialtee • Japanisches Heilpflanzenöl*

HAUSMITTEL

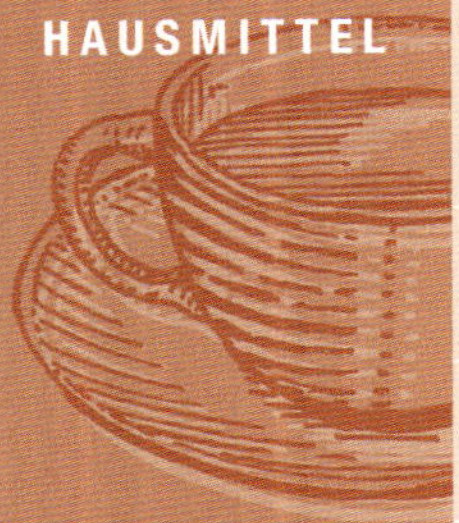

Warmer Brustwickel mit Lavendelöl oder Zitronensaft	*1- bis 2-mal täglich*
Kopfdampfbad mit Kamille oder Heublumen	*1-mal täglich*
Warmer Heublumensack auf die Brust	*abends vor dem Schlafengehen*
Brust mit Sesamöl massieren	*mehrmals täglich*
Tees aus Isländisch Moos, Malve, Eibisch, Lindenblüten oder Thymian	*mehrere Tassen täglich*
Meerrettich	*fein gerieben mit Honig mischen, 1 bis 3 TL täglich*
Zwiebelsaft	*2 Zwiebeln schneiden, mit Zucker bedeckt ziehen lassen, den Saft löffelweise einnehmen*
Olivenöl mit Zitronensaft	*zu gleichen Teilen mischen, stündlich 1 TL*

Zum Arzt, wenn ...

- der Husten besonders stark ist,
- der Husten gelblichen oder grünen sowie bluthaltigen Auswurf hervorbringt,
- Fieber über 39°C oder andere schwerwiegende Symptome sowie Schwäche und Leistungsabfall auftreten,
- trockener Husten nicht nach spätestens 4 Tagen in produktiven Husten übergeht,
- der Husten länger als 2 Wochen anhält.

Insektenstiche

Nach einem Insektenstich kommt es zunächst zu einem stechenden, mehr oder minder starken Schmerz. Später rötet sich dann die Umgebung der Stichstelle, normalerweise schwillt sie auch an, und es besteht ein starker Juckreiz.
Allergien gegen Bienen- oder Wespengift können sich in jedem Alter entwickeln.
Tritt auf einen Insektenstich eine verstärkte Reaktion mit Beeinträchtigung des Allgemeinbefindens auf, dann müssen Sie so schnell wie möglich zum Arzt.

So können Sie vorbeugen

- Die Haut mit Lavendel-, Zitronen- oder Nelkenöl einreiben.
- Moskitonetze halten Mücken und andere schwirrende Eindringlinge wirkungsvoll fern.
- Während der Dämmerung sollten Sie vorsichtshalber die Fenster schließen.
- Wenn Sie sich in der Nähe von feuchten Stellen, Pfützen, Abwasserkanälen, Tümpeln oder Seen aufhalten, Insektenabwehrmittel auftragen, wie z.B. Autan.
- Testen Sie die Hautverträglichkeit Ihres Insektenschutzmittels vor dem Auftragen in der Armbeuge.
- Im Sommer nicht barfuß durchs Gras gehen, um Stiche von Bienen und Wespen zu vermeiden.
- Vorsicht ist geboten beim Essen draußen – besonders bei süßen Speisen und Getränken. Sehen Sie lieber zweimal auf die Gabel oder in Ihr Glas ...
- Tragen Sie in mückenreichen Gegenden helle Kleidung aus dicken Stoffen sowie Socken.

Zum Arzt, wenn ...

- sich der Stich entzündet und eitert,
- eine allergische Reaktion auftritt: die Region um den Stich anschwillt, möglicherweise auch Atemnot und Kreislaufprobleme hinzukommen,
- der Stich im Rachen ist, vor allem von Bienen, Wespen oder Hornissen. Dann müssen Sie sofort zum Arzt.

SCHULMEDIZIN	**Repellents**	*z. B. Autan*
	Benzocain	*z. B. Anaesthesin-Creme*
	Diclofenac	*z. B. Diclofenac Gel*
	Hydrocortison	*z. B. Soventol Gel • Systral Gel*
NATURMEDIZIN	**Kombinationsmittel mit ätherischen Ölen**	*z. B. Insekten-Schreck-AVEC • Olbas Spray*
HAUSMITTEL	**Umschlag mit essigsaurer Tonerde**	*1 EL auf 1 Glas Wasser, damit ein Tuch tränken und auflegen*
	Zwiebelscheibe auflegen	*dadurch lässt sich auch der Stachel leichter entfernen*
	Eispackung	*Eiswürfel im Waschlappen, 10 Minuten auflegen*
	Stichstelle mit Speichel betupfen	
	Essig auftupfen	
	Stichstelle befeuchten und Zucker oder Salz darauf streuen	
	Stichstelle mit nasser Soda bestreichen	
	Ätherisches Pfefferminzöl auftupfen	

Juckreiz

Juckreiz tritt vielfach als Symptom einer Erkrankung auf und kann auf viele verschiedene Ursachen zurückgehen. Die Palette ist breit – wie die nachstehende Auflistung zeigt.
Was auch immer der Auslöser war: Das Ergebnis kann mitunter quälend sein und bedarf je nach Intensität entsprechend rascher Linderung. Die dürfen Sie sich allerdings nur selbst verschaffen, wenn Sie wissen, was die Wurzel des Übels war.
Die weiter unten genannten Maßnahmen zur Selbsthilfe gelten für Juckreiz, der von der Haut ausgeht.

Wenn's juckt ...

... kann das viele Ursachen haben. Unter anderem:

- Medikamente oder Nahrungsmittel, die nicht vertragen werden,
- psychische Auslöser,
- Diabetes mellitus (Zuckerkrankheit),
- zu trockene Haut,
- Funktionsstörungen der Schilddrüse,
- Lebererkrankungen,
- HIV-Infektionen (Aids),
- bösartige Tumoren (Krebs),
- Harnvergiftung infolge von Niereninsuffizienz.

Was Ihnen jetzt noch gut tut

- Tragen Sie möglichst keine Kleidung aus Materialien, welche die Haut irritieren können. Dazu gehören allen voran synthetische Fasern und Wolle – besonders langhaarige Sorten wie Mohair und Angora.
- Schränken Sie den Konsum von Kaffee, scharfen Gewürzen und auch Alkohol, besonders hochprozentiger, ein.
- Nach dem Duschen oder Baden sollten Sie stets eine Pflegeemulsion auftragen: Je nach Ihrem Hauttyp mehr fett- oder mehr wasserhaltige Produkte. Wählen Sie solche, die Linolsäure oder Dexpanthenol (z.B. in Eucerin) enthalten. Gut ist auch Harnstoff.
- Vermeiden Sie zu häufiges Baden oder Duschen, denn das trocknet die Haut aus – was den Juckreiz verstärken kann und in einigen Fällen auch der Auslöser ist.

SCHULMEDIZIN	**Zur lokalen äußerlichen Anwendung:**	
	Kombinationspräparat mit Lidocain	*z. B. Schmerz-Juck-Ex*
	Synthetischer Gerbstoff	*z. B. Tannosynt*
	Hydrocortison (nur zur kurzfristigen Anwendung)	*z. B. Fenistil Hydrocortison-Gel • Soventol Gel • Systral Gel*
	Isoprenalin	*z. B. Ingelan Gel*
	Zur innerlichen Anwendung (v.a. wenn größere Hautareale betroffen sind):	
	Dimetinden	*z. B. Fenistil*
	Antihistaminika	*z. B. Soventol • Tavegil*
NATURMEDIZIN	**Öl aus Nachtkerzensamen**	*z. B. Efamol 500 • Epogam*
	Akupressur	
HAUSMITTEL	**Kampfer- oder Mentholspiritus**	*auf die juckenden Bereiche auftupfen, mehrmals wiederholen*
	Kaltwasseranwendungen an den betroffenen Stellen, z. B. kalte Güsse, Armbäder	*je nach Bedarf wiederholen*
	Eispackungen oder -beutel	*mehrmals wiederholen und stets ein Tuch unterlegen. Eis darf nie direkt mit der Haut Kontakt haben*

Zum Arzt, wenn ...

- Sie Zweifel an der Eindeutigkeit der Juckreizursache haben,
- der Juckreiz nach 3 Tagen trotz Selbstbehandlung nicht nachlässt,
- der gesamte Körper juckt. Dies kann Anzeichen einer Lebererkrankung oder von Nahrungs- und Lebensmittelunverträglichkeiten sein oder auch psychische Ursachen haben.

Kater

Den Tag danach hätten vielleicht auch Sie schon des Öfteren einfach aus dem Kalender streichen mögen. Die Nachwehen eines feuchtfröhlichen Abends, angesichts derer man sich am liebsten die Bettdecke über den Kopf ziehen möchte ... Wie überstehe ich den Tag?

Was Ihnen das Hämmern im Kopf, die Übelkeit und Schwindelgefühle beschert, heißt Acetaldehyd. Es kreist in großen Mengen durch Ihr Blutsystem und wirkt wie Gift. Können Sie nur bestätigen. Was für so viel Ungemach sorgt, entsteht im Bemühen unseres Körpers, der Promille Herr zu werden. Zum Abbau des Alkohols stehen Enzyme zur Verfügung wie unter anderem die Alkoholdehydrogenase. Ist deren Kapazität – je nachdem, wie viele Gläschen über den Durst – erschöpft, bleibt Acetaldehyd über. Je mehr, desto schlimmer der Kater. Besonders schwer haben es Asiaten, denn bei ihnen läuft die Alkoholentsorgung deutlich langsamer ab. Grund: Sie haben, genetisch bedingt, weniger Aufräumtruppen, sprich Abbauenzyme.

Was mit für den Brummschädel verantwortlich ist, sind Formaldehyd und Ameisensäure – Stoffe, die ebenfalls beim Alkoholabbau in unserem Stoffwechsel übrig bleiben und unangenehm zu Kopfe steigen.

Soweit zu den Ursachen – was aber können Sie nun gegen den Kater tun? Einiges; bekennende Kampftrinker haben da auch so manchen mitunter kuriosen Rat auf Lager ...

So können Sie vorbeugen

- Oberstes Gebot: Alkohol nicht auf leeren Magen trinken. Vorher unbedingt etwas essen, was ruhig einmal deftiger und fettreicher ausfallen darf. Eine gute Grundlage eben.
- Dass auf dem Tresen an der Bar Erdnüsse und andere fetthaltige Knabbereien stehen, hat seinen Grund: Fettreiches lässt Alkohol langsamer ins Blut übertreten. Schließlich will der Gastronom lange was von seinen Gästen haben.
- Bei warmen, zuckerreichen oder kohlensäurereichen Getränken ist besonders Vorsicht geboten: Aus ihnen geht der Alkohol schneller ins Blut über. Weshalb Glühwein, Grog und süße Cocktails so fatale Wirkungen zeitigen. Und weshalb Sie die Kohlensäure mit einem Löffel aus damit versetzten Getränken rühren – aus Cola und Wasser ebenso wie aus Sekt.

- Alte Regel Nr. 1: Trinken Sie möglichst nicht verschiedene alkoholische Getränke durcheinander. Weine, rot, weiß und rosé, lassen sich noch kombinieren. Was sich aber nur schlecht verträgt, ist Hochprozentiges im Wechsel mit Bier oder Wein. Ganz zu schweigen vom Cocktail als Absacker. Die Finger lassen sollten Sie auch vom kultivierten Gläschen Champagner zum Abschluss. Ihr Kopf wird Ihnen Ihre Zurückhaltung danken.
- Alte Regel Nr. 2: Zwischendurch etwas Alkoholfreies trinken. Am besten reichlich Wasser dazu – das verdünnt und verhindert, dass Sie Alkoholisches gegen den Durst trinken.
- Wenn es nicht eben wenig war: Sorgen Sie nachts vor dem Schlafengehen noch vor. Nehmen Sie Magnesium, Acetylsäure und trinken Sie ein großes Glas Fruchtsaft – Apfel oder Orange. Der Fruchtzucker hilft dem Enzym Alkoholdehydrogenase bei seinen Abbauarbeiten.

»Rehabilitation«

Am Morgen danach sparen Sie sich erst mal den Gang zur Kaffeemaschine und gönnen sich stattdessen reichlich Mineralwasser oder Fruchtsaftschorlen. Denn Alkohol entzieht dem Körper Wasser – tun Sie also alles, um den Flüssigkeitsverlust auszugleichen.

Katerfrühstück: Dass Ihnen der Sinn nach Saurem und Pikantem steht, hat einen guten Grund. Rollmöpse, Bratheringe, saure Gurken & Co. helfen, den Mineralhaushalt wieder ins Lot zu bringen. Sie enthalten Salz, das dem Körper mit den reichlichen Promille entzogen wurde.

Was Ihr Körper neben Salz jetzt noch braucht, ist Kalium. Davon ging ihm gestern abend auch so einiges verloren. Deshalb: Apfelsaft oder eine Fleischbrühe. Die liefert Salz und Kalium im Doppelpack.

Und ganz wichtig: Nehmen Sie Magnesium – am besten als Pulver, das geht schneller ins System.

Ideales Katerelixier ist Tomatensaft, den Sie mit Salz und Pfeffer, wer möchte, auch mit einem Spritzer Tabasco- oder Worcestersauce, würzen.

Dann ab unter die Dusche: Warm und kalt im Wechsel, zum Abschluss kalt und danach Trockenbürsten. Der Kreislauf braucht seinen Kick – den geben Sie ihm damit. Wer sich aufraffen kann, betreibt Körperertüchtigung am offenen Fenster.

Wenn das alles noch nicht ausreichend wirksam war, öffnen Sie Ihr Arzneikästchen. Und suchen darin nach Alka-Seltzer, ASS oder Aspirin – alles möglichst in Gestalt von Brausetabletten. Denn das hilft Ihnen schneller und schont Ihren Magen.

Kopfschmerzen

Volkskrankheit Kopfschmerz: 54 Millionen Bundesbürger haben regelmäßig darunter zu leiden. Keinesfalls immer unter dem gleichen: Kopfschmerz ist nicht gleich Kopfschmerz. Die International Headache Society (IHS) unterscheidet inzwischen 180 verschiedene Kopfschmerzformen – dabei zunächst primäre von sekundären. Letztere sind meist Symptome anderer Erkrankungen. So werden beispielsweise Erkältungen oft von Kopfschmerzen begleitet. Zu den sekundären gehören auch Kopfschmerzen, die durch Missbrauch oder Entzug von Drogen, Alkohol und Medikamenten entstehen. Sind Kopfschmerzen jedoch selbst eine Erkrankung und haben keine organische Ursache, nennt der Mediziner sie primäre Kopfschmerzen.
Experten wie auch die Deutsche Migräne- und Kopfschmerzgesellschaft raten, bei Kopfschmerzen nicht sofort zu Tabletten zu greifen. Versuchen Sie lieber erst, die Beschwerden mit anderen Mitteln in den Griff zu bekommen. Mit welchen, lesen Sie im Anschluss. Eine organische Grunderkrankung sollten Sie vor der Selbstbehandlung jedoch vom Arzt ausschließen lassen.

Spannungskopfschmerzen sind am häufigsten: Nahezu jeder kennt die dumpfen Schmerzen, die aus einer Richtung auf den Kopf drücken und sich zuweilen auch wie ein Band um den Kopf legen. Auslöser sind unter anderem Verspannungen der Nackenmuskulatur, Stress, Zugluft, Sauerstoffmangel und Wetterwechsel.

Magnesium

Das »Anti-Stress-Mineral« spielt auch bei Kopfschmerzen und Migräne eine Schlüsselrolle. Denn Magnesium schützt vor den Schmerzattacken. Unter anderem, weil es Verspannungen der Nackenmuskulatur löst. Nehmen Sie täglich 300 Milligramm Magnesium, zur Behandlung wie zur Vorbeugung – am besten abends. Denn nachts ist die Aufnahme in den Körper besser, und Sie schlafen entspannter. Zudem reagieren einige Menschen auf Magnesium mit Stuhlerweichung bis hin zu leichtem Durchfall. Morgens oder tagsüber genommen macht sich das entsprechend nicht so gut.

Probieren Sie aus, ob Ihnen kalte oder warme Kneipp-Anwendungen besser bekommen – bei Kopfschmerzen ist das individuell sehr verschieden.

Was Ihnen jetzt noch gut tut

- Oft hilft es schon, sich einfach mal zu entspannen: in der warmen Wanne, bei einem Spaziergang an der frischen Luft, oder indem Sie sich einfach für eine Weile in Ihr Bett legen. Werden die Schmerzen dabei wieder stärker, stehen Sie auf und bewegen sich lieber ein wenig.
- Gut wirksam sind Massagen: Bei Schmerzen hinter der Stirn massie-

ren Sie die Schläfen einen Fingerbreit neben den Augenbrauen mit kreisenden Bewegungen.

- Hinter Kopfschmerzen kann sich auch eine Sehstörung verbergen. Lassen Sie also einmal beim Augenarzt oder Optiker Ihre Sehfähigkeit testen – vielleicht brauchen Sie gegen Ihre Beschwerden schlichtweg eine Brille. Oder möglicherweise eine neue Sehhilfe. Falsche beziehungsweise schlecht angepasste Brillen und Kontaktlinsen sind nicht selten Ursache hartnäckiger Kopfschmerzen.

Koffein erweitert die verengten Blutgefäße im Gehirn und fördert die Durchblutung. Zitrone aktiviert die körpereigene Schmerzlinderung.

- Führen Sie Tagebuch über Ihre Kopfschmerzen. Das hilft, mögliche Auslöser wie bestimmte Nahrungsmittel oder Tätigkeiten – so genannte Trigger – für die akuten Attacken ausfindig zu machen und künftig zu vermeiden. Vordrucke für ein Kopfschmerztagebuch, Anleitungen für Entspannungsübungen und einen Kopfschmerztest finden Sie im Internet unter www.forum-schmerz.de.
- Autogenes Training, um sich zu entspannen.
- Versuchen Sie, wo es geht, Stress abzubauen.
- Strukturieren Sie Ihren Tagesablauf geregelter. Das betrifft vor allem regelmäßige Essenszeiten. Versuchen Sie auch möglichst zur gleichen Uhrzeit ins Bett zu gehen und aufzustehen. Das ist keineswegs so banal, wie es scheinen mag, sondern für so manchen Kopfschmerzpatienten eine wirksame Hilfe.
- Trinken Sie ausreichend: Flüssigkeitsmangel erhöht die Anfälligkeit für die schmerzlichen Attacken.

Die Schattenseiten der schnellen Helfer

Medikamente gegen Kopfschmerzen bergen die Gefahr der Abhängigkeit – darüber müssen Sie sich im Klaren sein. Besonders hoch ist das Risiko bei Kombinationspräparaten aus Acetylsalicylsäure (ASS), Paracetamol und Koffein. Da sie schnell und zuverlässig wirksam sind, liegt der schmerzgeplagte Griff danach verständlicherweise nahe.

Angesichts der Suchtgefahr raten Neurologen und die Deutsche Migräne- und Kopfschmerzgesellschaft von solchen Kombi-Packungen ab. Stattdessen empfehlen sie Monopräparate mit nur einem Wirkstoff. Dabei gilt die Regel: Aspirin & Co. an höchstens zehn Tagen im Monat, nur drei Tage hintereinander und das maximal drei Monate lang. Wenn Sie eine höhere Dosierung benötigen, sollten Sie einen Arzt zu Rate ziehen.

Abgesehen vom Suchtpotenzial besteht bei Schmerzmitteln die Gefahr, dass sie bei längerem Gebrauch ihrerseits Kopfschmerzen auslösen können – so gerät man schnell in einen Teufelskreis. Er trägt den Namen

SCHULMEDIZIN	Acetylsalicylsäure	*z. B. Alka-Seltzer • Aspirin • ASS ratiopharm*
	Ibuprofen	*z. B. Aktren • dolo sanol • Hexal*
	Paracetamol	*z. B. Octadon P • Paracetamol 500 von ct • Paracetamol Stada*
NATURMEDIZIN	Pfefferminzöl	*z. B. China-Öl, Euminz, Roedler-Öl*
	Magnesium	*z. B. Magnesium Verla • Pluramin Magnesium Plus*
	Vitamine aus der B-Gruppe – besonders B_1, B_6 und B_{12}	*z. B. Neuro Ratiopharm • Neuro Stada • Vicotrat*
	Akupressur	
	Autogenes Training	
	Progressive Muskelrelaxation	
	Yoga	
HAUSMITTEL	Pfefferminzöl	*Stirn und Schläfen einreiben*
	Schwarzer Kaffee mit einem Schuss Zitrone	*Saft von 1 Zitrone in 1 Tasse heißen Kaffee, zügig austrinken*
	Franzbranntwein	*auf Schläfen und Nacken verreiben*
	Kalte Kompressen oder Eisbeutel	*auf die Stirn und in den Nacken legen*
	Heiße Kompressen oder Wärmflasche	*bei Kopfschmerzen durch Verspannungen in den Nacken legen*
	Wechselwarme Fußbäder	*als Badezusätze ätherische Öle aus Rosmarin und Fichtennadeln verwenden, da sie die Durchblutung fördern. Arnika und Heublumen wirken schmerzstillend*
	Kalte Wadenwickel	

Nehmen Sie Kopfschmerztabletten immer mit reichlich Wasser und im Stehen ein. Andernfalls besteht die Gefahr, dass die Tablette zu lange in der Speiseröhre verweilt und sie mit ihrem Säuregehalt schädigt.

»medikamenteninduzierter Kopfschmerz«. Zudem können Schmerzmittel auf Dauer den Magen-Darm-Trakt und die Nieren schädigen.
Wenn Sie also häufig unter Kopfschmerzen leiden und Schmerzmittel einnehmen, sollten Sie mit Ihrem Arzt über alternative Behandlungsmöglichkeiten sprechen. So haben sich etwa Antidepressiva in niedriger Dosis als langfristig wirksamer als Schmerzmittel erwiesen.

»Schatz, ich hab´ Migräne...«

Aus der angeblich so beliebten Ausrede der Frauen kann schmerzlicher Ernst werden – und zwar besonders für Männer. So mancher stürzt vom Gipfel der Lust jäh in den Abgrund: Mit heftigsten Kopfschmerzen, die ihn während des Orgasmus aus heiterem Himmel ereilen. Ein Fall von Sex-Kopfschmerz, der den Spaß an der Freud nicht nur im Moment gründlich verdirbt, sondern manchmal tagelang anhält. Und von dem Männer drei- bis viermal häufiger betroffen sind als Frauen.
Als Auslöser der Pein vermuten Experten einen plötzlichen Blutdruckanstieg bei sexueller Erregung. Soweit zur Ursache, bei der Behandlung wird es heikel. Hinfort Askese? Das kann es nicht sein, finden auch Schmerzforscher. Alternativ zur Enthaltsamkeit raten sie zur Vorbeugung: mit Acetylsalicylsäure (z.B. Aspirin), 1000 Milligramm davon, eine Stunde vor dem Liebesspiel geschluckt. Was allerdings nur dann Sinn macht, wenn die erotische Begegnung absehbar ist. Wirksamer erscheint daher die Empfehlung, sich dem Höhepunkt mit Zeit und Muße zu nähern. Das hält den Blutdruck in Schach und kommt meist auch den Partnerinnen entgegen.

Die Deutsche Migräne- und Kopfschmerzgesellschaft finden Sie im Internet unter www.dmkg.de.

Zum Arzt, wenn ...

- die Kopfschmerzen plötzlich auftreten, ungewöhnlich stark, heftig und stechend sind,
- die Kopfschmerzen häufig wiederkehren,
- zusätzlich Symptome wie Übelkeit, Erbrechen, Fieber, Schwindel, Seh- und Bewusstseinsstörungen oder Blutdruckschwankungen auftreten,
- plötzliche Augenveränderungen (an den Pupillen oder der Farbe) auftreten (dann müssen Sie schnellstmöglich zum Arzt, denn dahinter kann sich ein grüner Star – Glaukom – verbergen),
- Gesichtskopfschmerzen bestehen. Dies kann auf eine Nebenhöhlenentzündung oder schlimmer, eine Trigeminusneuralgie hinweisen.

Magenschleimhautentzündung

Gastritis geht mit Völlegefühl, Sodbrennen, Aufstoßen und Schmerzen im Oberbauch einher. Ursache kann falsche Ernährung sein: zu schnelles und zu heißes Essen, aber auch Stress und der Genuss von zu viel Kaffee, Alkohol und Zigaretten. Auch bakterielle Infektionen, beispielsweise mit Helicobacter-pylori-Bakterien, können zu Gastritis führen.

Eine Magenschleimhautentzündung sollte vom Arzt zunächst abgeklärt werden. Die nachstehenden Empfehlungen können die ärztlichen Maßnahmen jedoch gut ergänzen und unterstützen.

Was Ihnen jetzt noch gut tut

- Alkohol, vor allem Hochprozentiges, und Kaffee meiden.
- Probieren Sie mal eine andere Kaffeesorte. Espresso beispielsweise ist allgemein bekömmlicher als Filterkaffee.
- Nehmen Sie sich Zeit für Ihre Mahlzeiten und essen Sie langsam.
- Entspannungstechniken sind ebenfalls hilfreich, besonders wenn der Gastritis eine hektische Lebensweise und Stress zugrunde liegen.

SCHULMEDIZIN	**Aluminiumhydroxid**	*z. B. almag • Kompensan • Maaloxan*
NATURMEDIZIN	**Pflanzliche Kombinationspräparate**	*z. B. Iberogast • Pascoventral*
	Extrakt aus Kamillenblüten	*z. B. Kamillin Robugen Konzentrat • Markalakt Pulver • Matmille*
	Teezubereitungen	*z. B. Bad Heilbrunner Magen- und Darmtee N Heumann Magentee Solu-Vetan*
HAUSMITTEL	**Kamillentee**	*mehrmals täglich 1 Tasse*

Zum Arzt, wenn ...

- die Beschwerden sehr stark sind und/oder länger als eine Woche anhalten,
- sich Fieber, Schüttelfrost, Erbrechen, starke Blähungen und rasender Puls einstellen: Sofort einen Arzt verständigen.

Mandelentzündung

Eine durch Viren ausgelöste Mandelentzündung – die »banale« Angina – klingt meist nach 2 bis 3 Tagen ohne Behandlung wieder ab. Bei bakteriell bedingter Entzündung wird der Arzt aber in jedem Fall Antibiotika verschreiben.

Eine Entzündung der Gaumenmandeln, Angina genannt, geht meist mit Halsschmerzen, Fieber, Kopfschmerzen, Schüttelfrost und schwerem Krankheitsgefühl einher. Mandelentzündungen werden durch Tröpfcheninfektion übertragen – Auslöser können neben Bakterien, in der Regel Streptokokken, auch Viren sein.

Was Ihnen jetzt noch gut tut

- Zur Kühlung gibt es einmal süße Medizin: Speiseeis, das Sie langsam den Rachen hinunterlaufen lassen.
- Viel trinken – mindestens 2,5 Liter am Tag.

SCHULMEDIZIN	**Zur Schmerzlinderung Benzocain, Lidocain**	*z. B. Anaesthesin Pastillen • Benzocain Menthol frubilurgyl • Frubizin forte*
	Ibuprofen	*z. B. Aktren • dolo sanol • Hexal*
NATURMEDIZIN	**Pflanzliche Kombinationspräparate**	*z. B. Kamillosan Mundspray • Salviathymol • Tonsilgon*
HAUSMITTEL	**Essigwickel**	*im akuten Stadium stündlich, haben sich die Beschwerden gebessert, 2-mal täglich*
	Gurgeln mit Kamillentee	*stündlich, bis sich die Beschwerden gebessert haben*

Zum Arzt, wenn ...

- die Mandeln stark angeschwollen sind,
- die Halsschmerzen sehr stark werden,
- sich Fieber über 39° C einstellt und Rachen oder Mandeln sich gelblich-weiß oder grünlich-weiß (»weiße Stäbchen«) verfärben.

Menstruationsbeschwerden

Probleme mit der Periode haben mannigfache Ausprägungen: Von Schmerzen vor und während der Tage reicht die Palette über das berüchtigte prämenstruelle Syndrom weiter bis zu den Zyklusstörungen – zu seltenen, zu häufigen, zu schwachen oder zu starken Regelblutungen. Körperliche Ursachen können Erkrankungen der Geschlechtsorgane, Über- oder Unterfunktion der Schilddrüse, Diabetes, aber auch Leber- und Nierenerkrankungen sein. Klimaumstellungen, Über- oder Mangelernährung sowie Leistungssport können ebenfalls in den Hormonhaushalt eingreifen und sich so auf die Menstruation auswirken. Häufig sind die Auslöser für Menstruationsstörungen jedoch in der Psyche zu suchen: Im Zyklusgeschehen spiegelt sich vielfach das seelische Befinden wider. Stress, Konflikte in der Partnerschaft und im Sexualleben oder auch ein unerfüllter Kinderwunsch – all das kann zum Tragen kommen.

Klären Sie vor der Selbstbehandlung durch einen Besuch bei Ihrem Frauenarzt ab, ob eine körperliche Erkrankung oder hormonelle Störung für die Beschwerden verantwortlich ist.

Zyklusstörungen haben viele Gesichter – und viele Bezeichnungen

Ist der Abstand zwischen zwei Blutungen kürzer als 25 Tage, spricht man von Polymenorrhö.
Beträgt der Abstand zwischen zwei Blutungen mehr als 35, aber weniger als 45 Tage, liegt eine Oligomenorrhö vor.
Bleiben die Blutungen öfter als dreimal hintereinander aus, ohne dass eine Schwangerschaft vorliegt, handelt es sich um eine Amenorrhö.
Wenn die Blutung länger als sieben Tage dauert, spricht man von einer Menorrhagie.
Ist sie so stark, dass mehr als fünf Binden oder Tampons am Tag nötig sind, liegt eine Hypermenorrhö vor.
Ziehende Rücken- und Bauchschmerzen, mitunter auch Bauchkrämpfe treten bei einer Dysmenorrhoe auf.

Was Ihnen jetzt noch gut tut

- Versuchen Sie – besonders vor und während der Periode – möglichst alles zu meiden, was Ihnen Stress verursacht.
- Sowohl Entspannungsmethoden wie autogenes Training, Yoga, Muskelrelaxation nach Jacobson als auch körperliche Bewegung helfen Ihnen, Stresshormone abzubauen.

- Beckenbodengymnastik hat sich als wirksame Hilfe erwiesen.
- Schränken Sie den Konsum von Alkohol und Nikotin ein. Wenn Sie öfters mit Menstruationsbeschwerden zu tun haben, empfiehlt sich dies nicht nur an den Tagen um die Tage, sondern generell.
- Nehmen Sie vorbeugend einige Tage vor Beginn Ihrer Periode Vitamin-B_6-Präparate ein.

SCHULMEDIZIN	**Acetylsalicylsäure**	*z. B. Aspirin • ASS ratiopharm*
	Ibuprofen	*z. B. Eudorlin extra Ibuprofen- Schmerztabletten • Ibubeta akut • Ibudolor 200/400*
	Butylscopolamin mit Paracetamol	*z. B. Buscopan plus*
	Diclofenac	*z. B. Voltaren Dolo*
	Naproxen	*z. B. Dolormin für Frauen*
NATURMEDIZIN	**Extrakt aus Keuschlammfrüchten**	*z. B. Agnolyt • Agnucaston • Femicur Femisana mens*
	Magnesium	*vor allem bei krampfartigen Beschwerden, z. B. Magnesium Verla • Pluramin Magnesium Plus*
	Akupressur	
	Autogenes Training	
	Muskelrelaxation	
	Yoga	

HAUSMITTEL

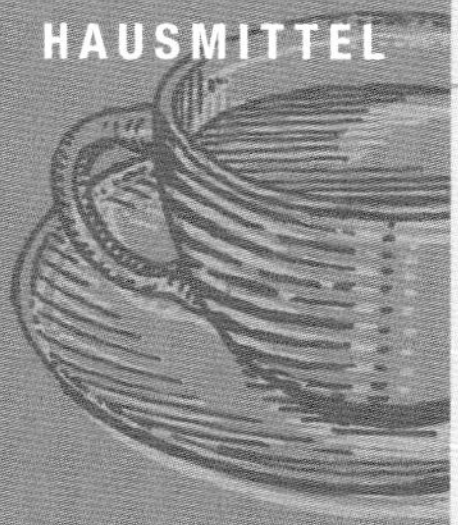

Bei ausbleibender und zu schwacher Periode:	
Entspannende, durchblutungsfördernde Vollbäder mit Zusätzen aus Moor	*abends vor dem Schlafengehen*
Solebäder	
Sauna	
Ansteigendes Fußbad	*abends vor dem Schlafengehen*
Bei Periodenschmerzen:	
Wärmflasche auf den Bauch	*mehrmals wiederholen*
Warmer Leibwickel	*1-mal täglich*
Frauenmanteltee	*mehrmals täglich 1 Tasse*
Schafgarbentee	*mehrmals täglich 1 Tasse*
Voll- oder Sitzbäder mit Schafgarbe	*2 Handvoll zerschnittenes Schafgarbenkraut mit 3 l kochendem Wasser übergießen, ziehen lassen, abseihen und dem Badewasser zufügen*
Warmer Heublumensack	*täglich 1-mal auf den Unterleib auflegen*
Warme Fußbäder	*mehrmals täglich, je nach Bedarf*
Bei zu starker Periode:	
Kalte Wadenwickel	*1-mal täglich*
Kalte Beingüsse	*1-mal täglich*

Zum Arzt, wenn ...

- die Beschwerden heftig sind, neu und plötzlich auftreten,
- die Blutungen sehr stark oder so schmerzhaft sind, dass sie das Alltagsleben einschränken,
- Zwischenblutungen auftreten,
- sich die Art der Schmerzen verändert hat,
- sich Stärke und Länge der Blutung verändern,
- Verdacht auf eine Infektionskrankheit besteht.

Migräne

▮ Migräne wird sehr häufig fehldiagnostiziert. Bevor Sie mit der Selbstbehandlung beginnen, sollten Sie deshalb einen Facharzt zu Rate ziehen – der Ihre Beschwerden auch ernst nimmt. Nach wie vor erleben so manche Migränepatienten, dass ihr Problem als Bagatelle abgetan wird. ▮

Diese einseitig lokalisierten, periodisch auftretenden und starken Kopfschmerzen werden meist von Übelkeit, Erbrechen, Licht- und Lärmempfindlichkeit begleitet.

Bei 15 Prozent der Patienten kündigt sich die Migräne durch eine so genannte »Aura« im Vorfeld an: Neurologische Ausfälle, meist mit visuellen Symptomen, wie Flimmern vor den Augen oder Ausfälle des Sehens. Es kann aber auch zu Sprach- oder Gefühlsstörungen bis zu Lähmungen in einer Körperhälfte kommen. Eine einzelne Migräneepisode kann zwischen vier Stunden und drei Tagen anhalten. Dabei sind die Schmerzen mitunter so stark, dass sich der Betroffene völlig zurückzieht, oft in abgedunkelte Räume, weil er weder Licht noch Geräusche noch die Anwesenheit anderer erträgt. Die Ursachen für die schmerzhaften Attacken sind sehr vielfältig und noch nicht völlig geklärt.

Migräne ist bislang nicht heilbar, Zahl und Häufigkeit der Anfälle können jedoch durch eine adäquate Behandlung reduziert werden.

Spurensuche

Es gibt eine ganze Reihe von Migräneauslösern, die individuell sehr verschieden sind. Häufig treten Migräneattacken auf bei

- unregelmäßigem Schlaf,
- hormonellen Schwankungen,
- Wetterumschwung,
- Konsum bestimmter Genuss- und Nahrungsmittel wie Alkohol, vor allem Rotwein, Käse, Schokolade und Nüsse,
- Änderungen im Wach-Schlaf-Rhythmus: so genannte Wochenend-Migräne, bedingt durch längeres Schlafen als während der Woche,
- Stress.

Um herauszufinden, was bei Ihnen einen Anfall auslöst – den so genannten Trigger – ist es sehr hilfreich, ein Schmerztagebuch zu führen. Darin tragen Sie ein, wann die Migräneattacken eintreten, wie lange sie andauern und vor allem auch, was Sie an den Tagen zuvor gegessen und unternommen haben. Diese Spurensuche erfordert einiges an detektivischem Spürsinn, ist aber eine wirksame Unterstützung im Kampf gegen die Schmerzen.

SCHULMEDIZIN	**Acetylsalicylsäure**	*z. B. Aspirin Migräne*
	Ibuprofen•	*z. B. Aktren • Dolormin Migräne Filmtabletten • Eudorlin Extra Ibuprofen-Schmerztabletten • Ibudolor 200/400 • Migränin 400 mg Ibuprofen Dragees*
NATURMEDIZIN	**Magnesium**	*z. B. Pluramin Magnesium plus • Magnesium Verla*
	Autogenes Training	
	Akupressur	
	Muskelrelaxation	
	Yoga	
HAUSMITTEL	**Ansteigendes Fußbad**	*abends vor dem Schlafengehen*
	Ätherisches Pfefferminzöl	*auf Stirn und Schläfen einreiben, öfters am Tag an Pfefferminzöl riechen*
	Druckmassage – in Anlehnung an die chinesische Akupressur	*drücken Sie mit den Daumen auf beide Schläfen; oft genügen bereits 15 Sekunden*
	Eisbeutel auf die Stirn	*bei Bedarf*
	Zitronenschale	*reiben Sie die Schläfen damit ein*
	Kalte Kompressen	*jeweils für 10 bis 15 Minuten auf die Stirn und in den Nacken legen und mehrmals wiederholen*

Was Ihnen jetzt noch gut tut

- Kennen Sie den Auslöser Ihrer Migräne-Kopfschmerzen, sollten Sie selbstverständlich versuchen, diesem nach Möglichkeit aus dem Weg zu gehen.
- Bewegung in frischer Luft.
- Rotlichtbestrahlung von Schulter oder Nackenbereich, sofern Ihre Migräne auf Muskelverspannungen zurückgeht.
- Bettruhe in einem dunklen, ruhigen Raum.

So können Sie vorbeugen

- Mit Sport können Sie Migräneattacken vorbeugen, das ist heute wissenschaftlich belegt: zwei- bis dreimal die Woche aeroben Ausdauersport treiben, wie Fahrradfahren, Walking oder Jogging.
- Versuchen Sie, morgens möglichst immer zur gleichen Zeit aufzustehen – auch wenn Sie länger ausschlafen könnten. Lieber legen Sie sich tagsüber zum Nickerchen hin, wenn Sie müde sind. Doch Änderungen der gewohnten Wach- und Schlafzeiten können einen Migräneanfall begünstigen.
- Entspannungsübungen wirken ebenfalls vorbeugend, besonders die progressive Muskelentspannung nach Jacobson.
- Tritt Migräne häufig und besonders stark auf, raten Experten heute zu einer medikamentösen Vorbeugung mit Beta-Blockern. Die Blutdrucksenker haben sich auch bei Migräne bewährt, ebenso wie Arzneimittel gegen Epilepsie und Depressionen. Sie heben die Auslöseschwelle an, wodurch die Attacken seltener auftreten – sind jedoch verschreibungspflichtig und nicht ohne Rezept erhältlich.
- Magnesium hat sich ebenfalls als wirksames Mittel zur Vorbeugung erwiesen. Nehmen Sie täglich 300 mg davon.
- Übrigens: Wenn Migränemittel nicht richtig wirken, kann das an einer zu langsamen Magen-Darm-Passage liegen. Dann sollten Sie versuchen, die Darmperistaltik anzuregen – sprich Ihren Darm mobilisieren (siehe Verstopfung).

Zum Arzt, wenn ...

- starke Kopfschmerzen erstmalig und in kurzen Abständen auftreten,
- sich die Schmerzintensität plötzlich ändert,
- weitere Symptome in anderen Körperregionen dazukommen,
- wiederholt Erbrechen auftritt.

Mundgeruch

Schlechter Atem kann ein Zeichen dafür sein, dass das Verdauungssystem gestört ist und die Speisen nicht vollständig verarbeitet werden. Oft liegt dem Übel auch ein defekter Zahn zugrunde.
Hartnäckiger Mundgeruch kann eine Begleiterscheinung ernster Erkrankungen sein – deshalb sollten Sie einen Arzt zu Rate ziehen, wenn das Übel partout nicht weichen will.

Den eigenen Mundgeruch nimmt man kaum wahr. Scheuen Sie sich nicht, einen Ihnen nahe stehenden Menschen darauf hinzuweisen …

SCHULMEDIZIN	**Antiseptika wie Chlorhexidin oder Chlorhexamal**	*z. B. Hexoral Spülung oder Spray • Lysoform • Nur 1 Tropfen*
	Povidon-Iod	*z. B. Betaisodona*
NATURMEDIZIN	**Salzlösungen zum Mundspülen**	*z. B. Sylter Sole*
	Präparate mit Pfefferminzöl	*z. B. Vomenthol*
HAUSMITTEL	**Ölziehen**	*morgens und abends vor dem Zähneputzen für 2 bis 3 Minuten 1 EL Sesamöl im Mundraum hin und her bewegen, zwischen den Zähnen durchziehen. Dann nicht hinunterschlucken, sondern ausspucken*
	Reiner Aloe-vera-Saft	*regelmäßig den Mund damit spülen*
	Apfel	*Bissen für Bissen gut zerkauen*
	Dill, Anis und Fenchel	*vor dem Essen kauen und hinunterschlucken*
	Zitronensaft	*mit dem Saft einer Zitrone in 1 Glas Wasser gurgeln*

Zum Arzt, wenn …

- Mundgeruch sehr stark ist und über Wochen besteht,
- sich der Mundgeruch auch bei Selbstbehandlung nicht bessert.

Muskelkater

Wenn der Muskelkater schnurrt, ist nicht die Milchsäure schuld. Bislang ging man davon aus, dass der Muskel durch Laktat, ein Salz der Milchsäure, übersäuert wäre. Diese These ist jedoch inzwischen widerlegt. Heute geht man davon aus, dass die Ursache kleine Risse im Muskelgewebe sind, die durch Überbelastung beim Training auftreten. Die Entzündungen, die durch die Risse entstehen, führen durch Eindringen von Gewebswasser zum Anschwellen des Muskels. Und dies letztlich zu dem für Muskelkater typischen Dehnungsschmerz.

Was Ihnen jetzt noch gut tut

- Bewährt hat sich leichtes Training nach einer etwa eintägigen Schonungsphase, denn dadurch wird die betroffene Muskulatur besser durchblutet und der Heilungsprozess beschleunigt.
- Solange der Muskelkater noch schmerzt, ist von Massagen abzuraten. Danach sind jedoch Lockerungsmassagen sinnvoll.

SCHULMEDIZIN	**Ibuprofen**	*z. B. Dolgit Gel • Ibutop Gel oder Creme • Voltaren Dolo*
	Diclofenac	*z. B. Diclo Gel*
NATURMEDIZIN	**Extrakt aus Latschenkiefer**	*z. B. Latschenkiefer Fluid*
HAUSMITTEL	**Franzbranntwein**	*die betroffenen Partien mehrmals täglich einreiben*

Zum Arzt, wenn ...

- die Beschwerden nach einem Tag nicht verschwunden sind,
- der Verdacht auf Verletzungen wie Muskelfaser- oder Sehnenriss besteht.

Muskelkrampf

Muskelkrämpfe treten nach Überanstrengungen auf, beispielsweise beim Sport, aber auch nachts im Bett. Dabei ziehen sich die Muskeln krampfartig zusammen, schmerzen und lassen sich nicht mehr wie sonst bewegen. Betroffen sind meist die Wadenmuskeln sowie die Zehenbeuger – jene kleinen Muskeln, mit denen Sie Ihre Zehen bewegen.

Ein Mangel an Magnesium lässt sich nur selten im Blut nachweisen – der Befund kann unauffällig sein, obwohl Ihren Muskelzellen das Mineral fehlt.

Was Ihnen jetzt noch gut tut

- Bei einem Wadenkrampf können Sie durch Hochziehen der Zehen die Wadenmuskeln entkrampfen.
- Hinter Krämpfen kann ein Mangel an Mineralien stehen: meist an Magnesium, seltener auch an Calcium. Bei häufigen Muskelkrämpfen sollten Sie also Ihre Magnesiumbilanz aufstocken.

SCHULMEDIZIN	**Chininsulfat**	*z. B. Limptar N*
NATURMEDIZIN	**Arnikatinktur**	
	Franzbranntwein	
	Melissengeist	*z. B. Klosterfrau Melissengeist*
	Magnesium	*z. B. Magnesium Verla • Pluramin Magnesium Plus*
HAUSMITTEL	**Heißer Wadenwickel**	*als erste Maßnahme*
	Wechselgüsse	*an den Unterschenkeln*
	Olivenöl	*kräftig in die Waden einmassieren, bis die Beschwerden nachlassen*
	Senfwickel	*auf die betroffene Region*

Zum Arzt, wenn ...

- Muskelkrämpfe gehäuft auftreten und sehr heftig sind.

Nagelwachstumsstörungen

Zink- und Biotinpräparate müssen Sie mindestens sechs Monate einnehmen. Denn so lange brauchen die Nägel, um einmal vom Nagelwall bis zur Fingerkuppe herauszuwachsen.

Brüchige Fingernägel, schichtweises Abblättern der oberen Nagelschichten, weiße Flecken auf den Nägeln – wer keinen Nagelfrust kennt, darf sich glücklich schätzen. Möglicherweise wirkt sich das dauernde Arbeiten mit Wasser und Waschsubstanzen ungünstig auf die Festigkeit der Nägel aus. Der feste Bestandteil des Nagels, das Keratin, quillt auf, und die Nagelstruktur verliert ihre Stabilität.
Häufig kommt es auch durch falsche Maniküre, Bakterien oder Pilze zu Entzündungen des Nagelfalzes. Verletzungen des Nagelwalls, beispielsweise durch unsanftes Zurückschieben der Nagelhaut, führen zu verzögertem Wachstum. Als sichtbares Zeichen für eine solche Störung zeigen sich Querrillen am Nagel. Bei kleinen weißen Flecken auf den Nägeln handelt es sich um Lufteinlagerungen, die auf Verletzungen zurückzuführen sind.

So können Sie vorbeugen

- Tragen Sie bei der Hausarbeit Handschuhe.
- Schieben Sie die Nagelhaut nach Möglichkeit immer vorsichtig mit einem Stäbchen zurück. Sie darf niemals beschnitten werden.

NATURMEDIZIN	**Biotin**	*z. B. Biotin H forte 10 mg • Biovit • Deacura*
	Kieselerde	*z. B. Hochaktive Kieselerde Pulver oder Tabletten Kieselerde forte • Kieselerde Kapseln Tvardy*
	Zink	*z. B. Unizink • Zink 24 Plus • Zinkorotat*
HAUSMITTEL	**Mandel- oder Olivenöl**	*Nägel regelmäßig mit dem Öl einfetten*
	Zitrone	*Reiben Sie die Nägel hin und wieder mit einer Zitronenscheibe an – das nimmt Verfärbungen und macht die Nagelhaut schön geschmeidig*

Zum Arzt, wenn ...

- schmerzende Nagelbettentzündungen auftreten.

Nasenbluten

Zu Nasenbluten kann es durch heftiges Schnäuzen oder Niesen und auch von ganz allein kommen.

Acetylsalicylsäure (der Wirkstoff von Aspirin) senkt die Gerinnungsfähigkeit des Blutes. Wenn Sie zu Nasenbluten neigen, sollten Sie deshalb auf ein anderes Schmerzmittel umsteigen.

Was Ihnen jetzt noch gut tut

- Bewährt ist der »Papiertrick«. Legen Sie ein briefmarkengroßes, saugfähiges Papierchen unter die Zunge. Das löst einen Reiz aus, auf den hin sich die kleinen Blutgefäße in der Nasenschleimhaut zusammenziehen und das Nasenbluten gestoppt wird.
- Nachdem die Blutung zum Stillstand gekommen ist, binnen der nächsten Stunden möglichst nicht die Nase putzen.

HAUSMITTEL

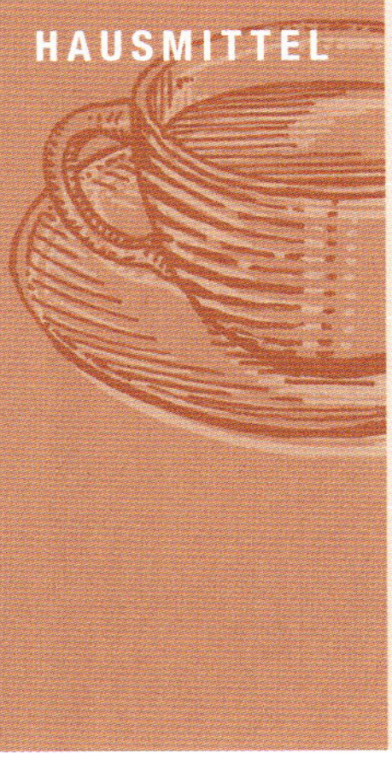

Eisbeutel in den Nacken	*Eiswürfel in einen Waschlappen oder eine Plastiktüte geben, Tuch auf die Haut und den Eisbeutel darauf legen*
Kalte Nackenkompresse	*Tuch mit kaltem Wasser tränken, auswringen und in den Nacken legen*
Kaltes Fußbad	*maximal 60 Sekunden. Dann die Füße nicht abtrocknen, sondern durch Bewegung wieder erwärmen*
Kompresse aus Papiertaschentuch	*einen etwa 2 Zentimeter langen Schnipsel formen und in das Nasenloch stecken*

Zum Arzt wenn ...

- die Blutung nicht zum Stillstand kommt,
- sich die Blutungen wiederholen,
- das Nasenbluten noch stärker wird.

Nasennebenhöhlenentzündung

▮ Seien Sie vorsichtig beim Autofahren. Die Konzentrationsfähigkeit kann so leiden, dass Sie unter Umständen nur noch eingeschränkt verkehrstüchtig sind. ▮

Eine Entzündung der Nasennebenhöhlen tritt häufig im Verbund mit einer Erkältung auf. Charakteristisch sind Kopfschmerzen, die sich beim Bücken, Husten oder Schnäuzen verstärken, und ein Gefühl, gleichsam als säße man »unter einer Glasglocke« – so ein gewisses »Taubheitsgefühl« im Kopf. Darüber hinaus ist die Nasenatmung eingeschränkt und die Druckempfindlichkeit über der Nase, an den Wangen und Schläfen erhöht. Meist kommen Abgeschlagenheit und Fieber hinzu.

Sind die Ausführungsgänge der Nebenhöhlen infolge eines anhaltenden Schnupfens, grippalen Infekts oder auch anatomischer Besonderheiten verengt, können Schleim und Flüssigkeit nicht mehr abfließen. Dass führt häufig zu einer Entzündung der betroffenen Nebenhöhle, die unbedingt auskuriert werden muss.

Was Ihnen jetzt noch gut tut

Versuchen Sie, Temperaturschwankungen zu vermeiden, da sie die Beschwerden verstärken können.

Nehmen Sie viel Flüssigkeit zu sich, um den Schleim zu verflüssigen und sein Abfließen zu erleichtern.

Sorgen Sie für genügend Luftfeuchtigkeit in Ihren Räumen.

So können Sie vorbeugen

▮ Kurieren Sie einen Schnupfen und grippale Infekte immer vollständig aus – aus verschleppten Erkältungen entwickelt sich rasch eine Nasennebenhöhlenentzündung.

▮ Halten Sie sich warm und sorgen Sie vor allem dafür, dass Sie stets warme Hände und Füße haben.

▮ Regelmäßige Nasenspülungen (S. 320) und Kopfdampfbäder unterstützen die Abwehr und halten die Nasenschleimhaut feucht.

Zum Arzt, wenn …

▮ die Beschwerden sehr stark sind,

▮ Ohrenschmerzen, Kopfschmerzen, starkes Fieber (über 39 °C) und starker Husten mit Auswurf hinzukommen,

▮ sich die Beschwerden nicht nach 2 Tagen gebessert haben.

SCHULMEDIZIN	**Zum Abschwellen Nasensprays oder -tropfen mit Tetryzolin, Xylometazolin oder Oxymetazolin**	*z. B. Ellatun Nasenspray • Nasivin • Olynth Rhinospray Plus • Xylo von ct*
	Sekretlöser mit Fluimuzil	*z. B. ACC*
	Paracetamol	*z. B. Paracetamol Plus Nasentropfen*
	Ibuprofen	*z. B. Aktren • Dolo sanol*
	Acetylsalicylsäure	*z. B. Aspirin • ASS ratiopharm*
NATURMEDIZIN	**Pflanzliche Kombinationspräparate**	*z. B. Gelomyrtol • Sinuforton • Sinupret*
	Isotonische Kochsalzlösung	*z. B. Nasenspray pur • Nisita • Rhinodoron (mit Aloe-vera-Gel)*
	Emser Salz	*z. B. Minerasol Nasenspray*
	Meerwasser	*z. B. Rhino Meer*
	Eukalyptusöl	*z. B. Pinimenthol Nasensalbe • Risin N Schnupfensalbe*
	Akupressur	
HAUSMITTEL	**Nasenspülung mit Salzwasser**	*2 TL Salz auf 1 Glas warmes Wasser, mehrmals täglich*
	Zitronensaft	*1 TL in beide Nasenlöcher hochziehen, danach gut schnäuzen*
	Kopfdampfbad mit Kamillenextrakt oder -tee	*2-mal täglich für 10 Minuten. Alternativ geben Sie einige Tropfen Lavendel-, Thymian- oder Eukalyptus-Öl in das Wasser*
	Kamillen- oder Lindenblütentee	*3 Tassen täglich*
	Ansteigendes Fußbad	*1-mal täglich*

Nervosität

Die Anzeichen sind zweifelsohne jedem gut bekannt. Stress, das Zeichen unserer Zeit, fordert seinen Tribut. Über nervös bedingte Gesundheitsstörungen, übermäßige Gereiztheit, nachlassende Libido und schnelle geistige Ermüdbarkeit klagen mehr und mehr Menschen.
Neben Überarbeitung können auch bevorstehende wichtige Termine oder freudige Ereignisse nervös machen. Konkrete Ursachen also, die dazu führen können, dass das vegetative Nervensystem, das unsere unbewussten Körperfunktionen steuert, mit starken Schwankungen reagiert. Bei immer mehr Menschen sind diese Störungen schließlich nicht mehr auf konkrete Auslöser zurückzuführen. Sie können ganz allgemein nicht mehr abschalten und zur Ruhe zu kommen. Wer rund um die Uhr »unter Strom« steht, dessen vegetative Funktionen können auch nicht gleichmäßig wie eine Maschine takten.

Was Ihnen jetzt noch gut tut

- Nehmen Sie das Warnsignal Ihres Körpers ernst: Er bittet Sie damit dringend um eine Änderung Ihrer Lebensweise. Deshalb sollten Sie, statt Medikamente zu nehmen, das entgleiste Vegetativum besser auf andere Weise wieder in die Gleise bringen.
- Gönnen Sie sich stets Ruhepausen im Tagesablauf – kein gesunder Mensch kann von morgens bis abends hoch konzentriert und leistungsfähig sein. Hirnforscher raten bereits nach 90 Minuten zu einer Pause.
- Erlernen Sie Entspannungstechniken wie autogenes Training, progressive Muskelrelaxation nach Jacobson sowie Yoga. Auch Akupressur und Fußreflexzonenmassage bieten eine wirksame Hilfe.
- Beim Sport lassen sich Stress und Nervosität wunderbar weglaufen.
- Gehen Sie Aufputschern wie Kaffee, Nikotin und Alkohol aus dem Weg.

Zum Arzt, wenn ...

- die Symptome trotz Selbstmedikation länger als 2 Wochen bestehen,
- körperliche Beschwerden wie Kopf- oder Rückenschmerzen oder Funktionsstörungen einzelner Organe, zum Beispiel Verdauungsstörungen, auftreten.

SCHULMEDIZIN	**Antihistaminika wie Diphenhydramin oder Doxylamin**	*z. B. Beta-Dorm • Dolostan Hevert-Dorm • Vivinox*
NATURMEDIZIN	**Extrakt aus Baldrianwurzeln**	*z. B. Baldrian-Dispert • Euvegal • Pascosedon Sedacur Beruhigungsdragées • Sedonium 300 mg*
	Extrakt aus Hopfenzapfen	*z. B. Galactopharm Hopfen-Kapseln*
	Extrakt aus Melissenblättern	*z. B. Melisse Stress Perlen*
	Pflanzliche Kombinationspräparate	*z. B. Baldriparan N Stark • Klosterfrau Baldrian Hopfen Dragées • Klosterfrau Melissengeist Sedariston Tropfen plus*
	Magnesium	*z. B. Pluramin Magnesium Plus • Magnesium Verla*
	Akupressur	
	Autogenes Training	
	Muskelrelaxation	
	Yoga	
HAUSMITTEL	**Baldriantinktur**	*2- bis 5-mal täglich 20 Tropfen in 1 Glas warmem Wasser gelöst*
	Lavendeltee und -bad	*abends vor dem Schlafengehen*
	Vollbad mit Hopfen oder Heublumen	*abends vor dem Schlafengehen*
	Buttermilch	*wegen des hohen Gehalts an Lecithin und Calcium, 1 l über den Tag verteilt trinken*
	Wassertreten	*abends vor dem Schlafengehen*

Neurodermitis

Nach einer Studie der WHO hat sich seit 1960 die Zahl der Neurodermitiker weltweit verfünffacht. Allein in Deutschland sind bis zu 10 Prozent der Erwachsenen und jedes zweite bis dritte Kind betroffen.

Neurodermitis ist ein durch innere Auslöser hervorgerufenes, dauerhaftes und juckendes Ekzem. Dabei wechseln beschwerdefreie Zeiträume mit akuten Krankheitsschüben ab.
Die Ursachen sind noch nicht geklärt. Eine erbliche Veranlagung ist häufig vorhanden, aber nicht ausschlaggebend. Bestimmte Faktoren wie seelische Einflüsse oder Nahrungsmittel können eine Neurodermitis verstärken, sind aber nicht auslösend. Viele der Patienten leiden zugleich an Asthma oder Allergien.

Was Ihnen jetzt noch gut tut

Viele der hier genannten Medikamente kommen auch bei Allergien zur Anwendung. Auch die Maßnahmen zur Vorbeugung und zur Unterstützung der Selbstbehandlung decken sich weitgehend.

- Meiden Sie bei der Körperpflege alles, was Ihre Haut zusätzlich reizen und austrocknen kann. Dazu gehören ausgedehnte Wannenbäder oder die Verwendung ungeeigneter Seife. Am besten geeignet sind Produkte, die weder allergiefördernde Duftstoffe noch Konservierungsmittel enthalten.
- Oft kann ein Aufenthalt an der See das Leiden lindern, da sich Reizklima, allergiearme Luft und hohe UV-Strahlung positiv auf die Neurodermitis auswirken.
- Häufig hat auch Kälte einen günstigen Einfluss, da sie zur Ausschüttung des entzündungshemmenden Hormons Kortisol führt.
- Wer stark schwitzt, sollte möglichst weite und bequeme Kleidung tragen, damit der Stoff so wenig wie möglich mit der Haut in Berührung kommt, da der Juckreiz sonst noch verstärkt wird.
- Wenn sich die Neurodermitis durch Stress und emotionale Belastung verschlimmert, können auch Entspannungsmethoden hilfreich sein.

Zum Arzt, wenn ...

- die Beschwerden zum ersten Mal auftreten, um gleich die Diagnose zu sichern,
- das Ekzem Flüssigkeit absondert,
- sich Bläschen bilden.

SCHULMEDIZIN	**Nicht müde machende Antihistamine wie Cetirizin oder Loratadin**	*z. B. Cetallerg • Cetiderm • Cetirizin von diversen Herstellern • Loratadin von diversen Herstellern*
	Synthetischer Gerbstoff	*z. B. Tannosynt*
	Bufexamac	*z. B. Bufederm Creme • Duradermal Salbe, Creme, Lotion • Parfenac*
	Hydrocortison	*z. B. Ebenol 0,25 • Hydrocutan*
NATURMEDIZIN	**Öl aus Nachtkerzensamen**	*z. B. Efamol 500 • Epogam*
	Extrakt aus Kamillenblüten	*z. B. Kamille Spitzner N Lösung • Kamillin-Extern-Robugen*
	Autogenes Training	
	Yoga	
HAUSMITTEL	**Kamillenkompressen, vor allem im akuten Neurodermitisschub**	*Leinentuch mit Kamillentee tränken und auf die juckenden Hautstellen auflegen, mehrmals täglich*
	Eisbeutel	*Eiswürfel in Plastiktüte, Tuch darüber wickeln und auf die juckenden Bereiche auflegen*
	Molkepackung	*Baumwolltuch mit Molke tränken, auf die betroffenen Stellen legen und mit einem trockenen Tuch abdecken, mehrmals täglich*
	Heilerdeumschlag	*5 bis 6 EL Heilerde für den äußerlichen Gebrauch in 2 bis 3 l kaltem Wasser verrühren, ein Leinentuch damit tränken und auf die erkrankten Stellen auflegen*
	Rückfettende Ölbäder für die trockene und gereizte Neurodermitishaut	*1 EL Olivenöl mit 1/4 l Milch verrühren und dem Wasser (nicht über 32° C) zugeben, in dem Sie die betroffenen Stellen baden*

Ohrenschmerzen

Erkrankungen im Bereich des Ohres gehören in die Hand des Arztes. Eine Selbstmedikation sollte in jedem Fall unterbleiben, bis die Diagnose gestellt ist.
Um die Zeit bis zum Arztbesuch zu überbrücken, können Sie die nachstehend empfohlenen Maßnahmen durchführen.

Mittelohrentzündung

Das Mittelohr steht über die Ohrtrompete in Verbindung mit dem Nasen-Rachen-Raum und wird darüber »belüftet«. Damit besteht jedoch die Möglichkeit, dass bei Erkältungskrankheiten Bakterien oder Viren aus dem Nasen-Rachen-Raum zum Mittelohr vordringen können. Vor allem bei Schnupfen ist diese Gefahr hoch, denn dabei schwellen sämtliche Schleimhäute im Nasen-Rachen-Raum an. So kann ein abgeschlossener Raum entstehen, indem sich die Krankheitserreger besonders gut vermehren können – infolgedessen kann es zu einer Mittelohrentzündung kommen. Sie gehört in jedem Fall in ärztliche Behandlung und kündigt sich durch typische Beschwerden an:
Das Ohr fühlt sich »voll« an. Hinzu kommt ein pulsierender, oftmals außerordentlich starker Schmerz. Der Druckausgleich über die Ohrtrompete lässt sich nicht mehr durchführen, wodurch die Hörfähigkeit leiden kann. Häufig besteht auch Fieber.
Um einer Mittelohrentzündung vorzubeugen, sollten Sie darauf achten, dass bei Erkältungskrankheiten die Schleimhäute nicht so stark anschwellen, dass die Ohrtrompete verstopft ist. Dabei helfen abschwellende Nasentropfen oder Sprays, die Sie jedoch nur über einen kurzen Zeitraum – höchstens eine Woche – anwenden dürfen.
Treten starke Schmerzen neben den Ohren auf, kann es sich um eine Entzündung im Knochen handeln. Dann müssen Sie auf schnellstem Weg zum Arzt.

So können Sie vorbeugen

- Viele Beschwerden im Bereich des äußeren Gehörgangs sind die Folge von Verletzungen beim Reinigen der Ohren. Denn die Haut im äußeren Gehörgang ist sehr empfindlich und kann rasch verletzt werden. Deshalb dürfen Sie nur den sichtbaren Bereich der Ohrmuschel reinigen.

SCHULMEDIZIN	**Ibuprofen**	*z. B. Aktren • dolo sanol • Hexal*
	Paracetamol	*z. B. Octadon P • Paracetamol 500 von ct • Paracetamol Stada*
NATURMEDIZIN	**Enzympräparate**	*z. B. Phlogenzym • Wobenzym*
HAUSMITTEL	**Eisbeutel**	*auf das Ohr legen, darunter ein Tuch. Sobald das Eis geschmolzen ist, nach einer kurzen Pause wiederholen*

Versuchen Sie keinesfalls, den Gehörgang zu reinigen. Das erledigt der nämlich selbst.

- Verwenden Sie ausschließlich Wattestäbchen, die Sie am besten mit Körper- oder Baby-Öl tränken. Alles andere ist zum Reinigen tabu.
- Sollte der innere Bereich des Gehörgangs durch verhärtetes Ohrenschmalz verstopft sein, helfen oftmals Watte- oder Mullstreifen, die Sie mit Olivenöl tränken und vorsichtig in das Ohr einführen – das Öl weicht die Verhärtungen auf.
- Ein Tropfen Olivenöl verhindert, dass beim Schwimmen oder Duschen Wasser ins Ohr gerät.

Zum Arzt, wenn ...

- die Beschwerden sehr stark sind,
- Sie auf einem oder beiden Ohren nicht mehr richtig hören können (machen Sie dazu unter Umständen einen Test mit einer Stimmgabel),
- Eiter aus dem Ohr läuft und der Verdacht auf eine Mittelohrentzündung besteht,
- sich eine Entzündung am äußeren Ohr ausbreitet,
- der Verdacht besteht, dass ein Fremdkörper im Gehörgang steckt,
- der Verdacht auf Tinnitus oder eine Trommelfellverletzung besteht – dann ist sofortige ärztliche Hilfe notwendig.

Prellungen

Zu einer Prellung kann es infolge von Schlägen oder Stößen kommen: Dabei wirkt ein hoher Druck auf das Gewebe ein, der es quetscht und die kleinen Blutgefäße verletzt. Dadurch bildet sich ein unterschiedlich stark ausgeprägter Bluterguss – erkennbar als blauer Fleck –, und die betroffene Stelle schwillt an. Prellungen können oftmals sehr schmerzhaft sein.

Was Ihnen jetzt noch gut tut

- Das Erste, was Sie zu tun haben: Den verletzten Bereich mit Eisbeutel oder -packung kühlen, und zwar so schnell wie möglich. Geben Sie Eis jedoch nie direkt auf die Haut, sondern legen Sie stets ein Tuch unter. Wenn Sie keine Eiswürfel zur Hand haben, behelfen Sie sich mit kaltem Wasser. Mit diesem tränken Sie ein Baumwolltuch oder eine Mullbinde und legen sie auf die geprellte Region auf. Zur Not können Sie zum Kühlen auch ein Handtuch nehmen.
- Falls Sie unterwegs, z. B. bei einer Wanderung, eine Prellung erleiden, tut es auch ein T-Shirt, das Sie in kaltes Wasser tauchen und als provisorischen Wickel anlegen.
- Kühlen Sie den verletzten Bereich den ganzen Tag über weiter. Durch die Kühlung halten Sie Schwellung und Schmerzen besser in Schach.
- Eine elastische Binde kann den Bluterguss begrenzen und schneller zum Verschwinden bringen.
- Legen Sie die betroffenen Gliedmaßen hoch.
- Geprellte Gelenke stellen Sie mit einer Bandage ruhig: Dazu eine elastische Binde um das Gelenk wickeln und mit Klammern fixieren. Allerdings nicht zu fest, der Verband darf nicht abschnüren und die Durchblutung beeinträchtigen. Gut sind selbsthaftende Binden wie Haftelast oder Gazofix.
- Sobald die Schmerzen abgeklungen sind, können Sie das betroffene Gelenk mit leichten Bewegungsübungen wieder aktivieren – aber nicht überstrapazieren.
- Übrigens: Sollte die Prellung an Ihrem Arbeitsplatz oder auf dem Weg dorthin oder zurück aufgetreten sein, gehen Sie in jedem Fall zum Arzt. Er schickt eine Schadensmeldung an die Berufsgenossenschaft. Das ist deshalb sehr wichtig für Sie, weil andernfalls die Folgekosten nicht abgesichert sind.

SCHULMEDIZIN	**Diclofenac**	*z. B. Diclo Gel • Voltaren Schmerzgel*
	Ibuprofen	*z. B. Dolormin • Ibuprofen Gel • Ibutop Creme oder Gel*
	Indometacin	*z. B. Elmetacin Spray*
	Piroxicam	*z. B. Mobilat aktiv Salbe • Mobilat akut*
NATURMEDIZIN	**Arnika-Zubereitungen**	*z. B. Arnikatinktur »Hetterich« • Kneipp Arnika KühlGel*
	Extrakt aus Rosskastanien	*z. B. Reparil-Dragées • Reparil-Gel N*
HAUSMITTEL	**Eisbeutel oder Kühlelement**	*beim Auflegen stets einen Lappen auf die Haut. Bei kleineren Gelenken (an den Fingern oder Zehen) nicht länger als 5, sonst nicht länger als 20 Minuten kühlen; mehrmals wiederholen*
	Einreibungen mit Franzbranntwein	*mehrmals täglich*
	Umschlag mit essigsaurer Tonerde	*mehrmals täglich*

Zum Arzt, wenn ...

- starke Schmerzen bestehen,
- sich ein großer Bluterguss bildet,
- Gelenke an den Händen betroffen sind,
- ein Gelenk stark geschwollen ist, kaum bewegt oder belastet werden kann,
- der Verdacht auf Verrenkung, Knochenbruch, Bänder- oder Muskelriss besteht.

Prostatabeschwerden

Nehmen Sie keine entwässernden Mittel, da sonst die Gefahr der akuten Harnverhaltung besteht.

Bei den meisten Männern beginnt die Prostata ab dem vierzigsten Lebensjahr zu wachsen. Wird die Harnröhre dadurch eingeengt, bleibt das nicht ohne Folgen.
Ihr Arzt kann eine vergrößerte Prostata schon im Frühstadium feststellen. Die Check-ups sind auch sehr wichtig, um bösartige Vergrößerungen der Prostata frühzeitig zu erkennen.

Anzeichen einer gutartigen Vergrößerung der Prostata

Lassen Sie Beschwerden beim Wasserlassen stets ärztlich abklären. Verschweigen Sie Ihre Probleme keinesfalls.

- Um die Blase zu leeren, sind mehrere Versuche nötig,
- sehr schwacher Harnstrahl,
- Anfangsschwierigkeiten mit dem Wasserlassen, obwohl Harndrang besteht,
- Bildung von Restharn; die Blase wird nie vollständig entleert (was meist nicht bemerkt wird),
- häufiges Wasserlassen, sowohl tagsüber als auch nachts,
- Nachtropfen von Harn nach dem Wasserlassen,
- plötzlicher starker Harndrang, bei dem der Urin auch unkontrolliert abgeht.

NATURMEDIZIN	**Extrakte aus Sägepalmenfrüchten**	*z. B. Prostagutt uno • Prosta Urgenin Uno • Remiprostan uno Kapseln*
	Pflanzliche Kombinationspräparate	*z. B. Prostagutt forte Kapseln oder Lösung • tetesept Sabal-Kürbis-Kapseln*
	Beta-Sitosterin	*z. B. Hazol • Phytosterol*
HAUSMITTEL	**Kürbiskerne knabbern**	*regelmäßig*

Zum Arzt, wenn ...

- die Beschwerden erstmalig auftreten,
- Blut im Urin ist,
- sich zunehmender Druck im Unterbauch einstellt.

Rachenentzündungen

Zu schmerzhaften Entzündungen im Rachen und Beschwerden beim Schlucken kommt es häufig im Rahmen einer Erkältung. Auslöser können Bakterien sein, wesentlich häufiger sind jedoch Viren die Ursache.

Oberstes Gebot ist bei Schluckbeschwerden, das natürliche Gleichgewicht der Mundflora wiederherzustellen, also die Zahl der Krankheitserreger zu vermindern und die Schleimhaut zu regenerieren.

Was Ihnen jetzt noch gut tut

- Sorgen Sie für eine hohe Luftfeuchtigkeit in Ihren Räumen.
- Speichel bekämpft Krankheitserreger und bringt die gestörte Schleimhautfunktion wieder ins Lot. Bonbonlutschen oder Kaugummikauen kurbelt den Speichelfluss an.
- Trinken Sie viel.

SCHULMEDIZIN	**Lidocain oder Benzocain**	*z. B. Anaesthesin Pastillen • Benzocain Menthol • Frubizin forte • Werozin Halstabletten*
NATURMEDIZIN	**Pflanzliche Kombinationspräparate**	*z. B. Salviathymol N • Tonsilgon*
	Extrakt aus Kamille	*z. B. Kamillosan Konzentrat*
	Lutschtabletten	*z. B. Dallmann Salbeipastillen • Emser Pastillen • Ipalat Halspastillen • Isla-Moos*
HAUSMITTEL	**Gurgeln mit Salzwasser**	*1 TL Salz auf 1 Glas lauwarmes Wasser, mehrmals täglich*
	Gurgeln mit Kamillen- oder Salbeitee	*mehrmals täglich*
	Halswickel mit Quark	*2-mal täglich*

Zum Arzt, wenn …

- das Fieber über 38,5° C steigt und bei starkem Krankheitsgefühl,
- die Lymphknoten am Hals stark anschwellen,
- sich auf den Mandeln eitrige Stippen oder ein schmieriger, gelblicher Belag zeigen.

Rheumatische Beschwerden

Ist umgangssprachlich von »Rheuma« die Rede, handelt es sich um eine ganze Reihe von Erkrankungen und Symptomen – zusammengefasst unter dem Begriff Erkrankungen des rheumatischen Formenkreises. Entsprechend den vielen verschiedenen Krankheiten sind auch die Symptome sehr unterschiedlich: Entzündete Gelenke sind warm, gerötet und geschwollen. Sie schmerzen meist unabhängig davon, ob sie bewegt werden oder nicht. Erkrankte, aber nicht entzündete Gelenke erscheinen zu Beginn einer Bewegung »steif« und tun stärker weh, wenn sie länger belastet werden.

Bei rheumatischen Beschwerden können aber auch innere Organe, vor allem das Herz mit betroffen sein, ebenso wie die Augen, Blutgefäße oder die Haut.

Als Ursache für die meisten rheumatischen Beschwerden wird heute eine Fehlreaktion des Körpers angesehen, eine so genannte Autoimmunkrankheit. Durch noch unbekannte Auslöser kommt es in verschiedenen Bereichen des Körpers – nicht nur an den Gelenken – zu starken Entzündungsreaktionen.

Angesichts der vielen verschiedenen Formen kann es logischerweise keine einheitliche Behandlung für rheumatische Beschwerden geben. Grundsätzlich muss der Arzt zunächst die Art der rheumatischen Erkrankung diagnostizieren. Denn rheumatische Beschwerden werden leicht falsch eingeordnet und entpuppen sich dann als etwas vollkommen anderes. So können Nervenschmerzen beispielsweise Gelenkbeschwerden vortäuschen.

Rheumatische Beschwerden treten oft in Schüben auf – häufig ausgelöst durch Infektionen. Die schmerzhaften Prozesse klingen vielfach auch ohne Behandlung wieder ab.

Sofern es sich um eine schwerwiegende Erkrankung handelt, wie beispielsweise eine chronische Gelenkentzündung, ist die Selbstbehandlung ausgeschlossen.

Leichte Beschwerden, kurzfristig auftretende Verspannungen und Schmerzzustände bei nicht entzündeten Gelenken können Sie jedoch auch selbst behandeln. Leiden Sie unter einer bereits diagnostizierten Arthrose und kennen Sie die Beschwerden, ist eine Selbstbehandlung auch bei entzündeten Gelenken erlaubt – allerdings sicherheitshalber nur für einige Tage.

Grundsätzlich gilt: Kälte wirkt sich meist besser aus als Wärmebehandlungen. Letztere sind bei entzündlichen Gelenkbeschwerden nicht angezeigt.

Was Ihnen jetzt noch gut tut

- Neben Medikamenten ist bei fast allen Gelenkerkrankungen gezielte tägliche Bewegungstherapie angesagt: Sie soll die Gelenke belasten, aber nicht überlasten, und so dafür sorgen, dass sie möglichst lange beweglich bleiben.
- Auch Verspannungen können Sie durch gezielte Bewegungsübungen entgegenwirken.
- Halten Sie schmerzende Muskel- und Gelenkpartien stets warm und schützen Sie sie vor Kälte und Zugluft.
- Bewährte Hilfen sind Entspannungsübungen wie autogenes Training, Yoga oder progressive Muskelrelaxation nach Jacobson. Auch Maßnahmen zum Stressabbau sind angezeigt – viele rheumatische Beschwerden haben ihre eigentliche Ursache in stressbedingten Verspannungen der Muskeln.
- Heißes Bad mit speziellen Rheumazusätzen: Das erwärmt verhärtete Muskeln und kurbelt die Durchblutung an. Verschlimmern sich damit jedoch bei Ihnen die Schmerzen, sollten Sie keine Bäder mehr nehmen – ob Wärme oder Kälte besser vertragen wird, ist von Mensch zu Mensch sehr unterschiedlich.
- Gut sind auch Einreibungen mit durchblutungsfördernden Mitteln sowie solchen, die Verspannungen lösen.
- Im akuten Stadium helfen Ihnen kühlende Präparate, die Schmerzen zu lindern. Sie wirken zudem entzündungshemmend und lassen Schwellungen abklingen.

Zum Arzt, wenn ...

- die Schmerzen als sehr stark empfunden werden,
- über einen längeren Zeitraum anhalten,
- während einer Gelenkerkrankung Fieber hinzukommt,
- Gelenkbeschwerden nach einer eitrigen Mandelentzündung oder anderen Infektionskrankheiten auftreten.

- Achtung: Ischiasschmerzen zum Beispiel werden häufig fehlgedeutet. Entsprechend sind diese Beschwerden zur Selbstdiagnose wie -behandlung nicht geeignet.

SCHULMEDIZIN	**Ibuprofen**	*z. B. Dolomin extra • Dolosanol • ibutop Creme*
	Diclofenac	*z. B. Voltaren Dolo • Voltaren Schmerzgel*
NATURMEDIZIN	**Extrakt aus Brennnesselblättern**	*z. B. Flexal Brennessel • Rheuma-Hek*
	Extrakt aus Weidenrinde	*z. B. Assalix • Assplant • Rheumaplant • Salix Bürger*
	Extrakt aus Teufelskralle	*z. B. Ajuta • Sogoon • tetesept Teufelskralle Kapseln N • Teufelskralle-Kapseln N*
	Muskelrelaxation	
	Yoga	
HAUSMITTEL	**Kalte Wickel bei entzündlichen Gelenkbeschwerden**	*alle 15 Minuten erneuern*
	Moorpackung bei nichtentzündlichen Beschwerden	*2- bis 3-mal täglich. Zusätzlich empfehlen sich Moorbäder*
	Heublumensack bei nichtentzündlichen Beschwerden	*1-mal täglich*
	Ledumtinktur	*mehrmals täglich die schmerzenden Gelenke einreiben*
	Quarkumschlag bei entzündlichen Schwellungen	*1-mal täglich für 30 bis 40 Minuten*
	Gelatine-Pulver	*täglich 1 TL, in Joghurt oder Milch eingerührt, einnehmen*
	Heublumen- oder Salzbad	*bei nichtentzündlichen Beschwerden: Vollbad mit 2 kg Salz oder Heublumenextrakt, abends vor dem Schlafengehen*

Rückenschmerzen

Vierundzwanzig Wirbel und dazwischen jeweils eine Bandscheibe – macht zusammen genommen die Wirbelsäule, die Stütze unseres Körpers. Sie muss Enormes leisten. Was sie kann, solange sie stabil und stark ist. So einige weit verbreitete Lebens- und Arbeitsgewohnheiten, wie stundenlanges Sitzen am Schreibtisch, Arbeiten in gebückter Haltung und mangelnde Bewegung, können der Wirbelsäule jedoch schwer zu schaffen machen. Und uns einigen Kummer mit Rückenschmerzen bereiten. Darüber hinaus können auch Haltungsschäden und zu schweres Heben ein Auslöser für Beschwerden sein.

Bei Rückenschmerzen, die bis in die Beine ausstrahlen, müssen Sie so schnell wie möglich zum Arzt! Denn dann besteht der Verdacht auf einen akuten Bandscheibenvorfall.

»Ein starker Rücken kennt keine Schmerzen«

An diesem bekannten Slogan ist viel dran: Bewegungsmangel ist in 80 Prozent der Fälle die Ursache für Rückenschmerzen. Werden Bauch- und Rückenmuskeln nicht regelmäßig beansprucht, können sie der Wirbelsäule nicht mehr genügend Halt verleihen. Wie sich Schonhaltung auswirkt, kennen wir von bettlägrigen Patienten: Bereits drei Wochen Bettruhe lässt die Muskelkraft um 30 Prozent erlahmen. Den Rat, sich beim Volksleiden Nr. 1 zu schonen oder gar ins Bett zu legen, können Sie also getrost zu den Akten legen. Ganz im Gegenteil sollten Sie Rückenschmerzen aktiv entgegengehen – unter anderem mit Walken, Wandern und anderen Ausdauersportarten wie Radfahren, Rückenschwimmen in warmem Wasser und Skilanglauf.

Was Ihnen jetzt noch gut tut

- Wärme tut meist gut – in Form eines Heizkissens, einer Wärmflasche oder eines Vollbades. Oder Sie gehen mal wieder in die Sauna.
- Probieren Sie auch die Stufenlagerung zur Entlastung der Bandscheiben: Sie liegen dazu flach auf dem Boden oder einer anderen Unterlage. Die Unterschenkel lagern Sie auf einem Hocker oder Stuhl, der ungefähr so hoch ist wie Ihre Oberschenkel lang. Der untere Rücken und die Oberschenkel sollten dabei in der Leistenbeuge, die Ober- und Unterschenkel im Knie in etwa einen rechten Winkel bilden.

So stärken Sie Ihren Rücken

Einige Tipps, die Ihnen helfen können, Schmerzen und chronische Schäden zu verhindern.

- Richtig sitzen

Wichtig ist, dass die Wirbelsäule beim Sitzen immer gerade ist – so kann sie ihre natürliche S-Form am besten beibehalten. Wer dagegen vornüber gebeugt mit rundem Rücken sitzt, überdehnt die Wirbelsäule. Die Sitzfläche sollte so hoch sein, dass Oberschenkel und Unterschenkel rechtwinklig zueinander stehen und beide Fußsohlen ganz den Boden berühren. Kippen Sie außerdem Ihr Becken etwas nach vorne und stellen Sie die Beine hüftbreit auseinander.

- Dynamisches Sitzen zur Entlastung der Bandscheiben

Verändern Sie Ihre Sitzposition so oft wie möglich, sitzen Sie also mal auf der einen, mal auf der anderen Gesäßhälfte, mal ganz nach hinten gelehnt. Telefonieren Sie darüber hinaus möglichst immer im Stehen.
Sitzbälle ermöglichen die Be- und Entlastung der Bandscheiben. Wichtig bei allen Sitzgelegenheiten ist stets, dass sie richtig auf die jeweilige Größe eingestellt sind.

- Gesund schlafen

Am besten flach auf dem Rücken und auf einer nicht zu weichen Matratze – das schont den Rücken. Alternativ gehen Sie in Embryonalhaltung: mit angewinkelten Beinen und dem Kopf auf einem flachen Kissen. Ein weiteres Kissen zwischen den Knien verhindert, dass sich das Becken verdreht. Schlafen auf dem Bauch sollten Sie sich abgewöhnen, denn das verstärkt ein Hohlkreuz. Wer nicht anders schlafen kann oder will, steckt sich ein Kissen unter den Bauch, um das Hohlkreuz zu strecken.

- Richtig tragen und heben

Zusätzlich zum eigenen Körpergewicht machen den Bandscheiben schwere Lasten zu schaffen. Wenn Sie Schweres heben, sollten Sie mit beiden Beinen, sprich beiden Fußsohlen, auf dem Boden stehen und den Körper gerade halten. Versuchen Sie, den Oberkörper weiterhin zu strecken, während Sie beim Anheben des Gegenstands in die Knie gehen. Spannen Sie außerdem beim Tragen und Heben Po- und Oberschenkelmuskeln an, sie leisten dabei die Hauptarbeit.

- Schnüren der Schuhe

Dazu gehen Sie ebenfalls in die Hocke oder auf ein Knie, damit Sie mit geradem Rücken den Boden erreichen.

- Stehen Sie viel?

Wer viel stehen muss, sollte öfter mal die Haltung ändern, sich zwischendurch an der Wand abstützen oder den Fuß auf einer Fußleiste aufstützen. Drücken Sie zudem nicht die Knie durch und stehen Sie so, dass der gesamte Fuß belastet ist, nicht nur Fersen oder Ballen.

So können Sie vorbeugen

- Im Rahmen einer »Rückenschule«, wie sie unter anderem Volkshochschulen anbieten, können Sie Ihre Rücken- und Bauchmuskeln gezielt trainieren. Denn nicht nur die Muskulatur des Rückens, sondern vor allem die des Bauches wird bei vorwiegend sitzender Tätigkeit zu wenig gefordert – kräftige Bauchmuskeln sind aber wichtig für eine schmerzfreie Haltung.
- Achten Sie auf Ihr Gewicht: Jedes Kilo zu viel ist eine schädliche Last für den Rücken. Denn Übergewicht hat die Evolution für die menschliche Wirbelsäule nicht einkalkuliert.
- Tragen Sie überwiegend Schuhe mit flachem Absatz. Gehen auf hohen Absätzen schadet der Statik der Wirbelsäule: Auf dem Vorfuß lastet zu viel Gewicht, das Hohlkreuz verstärkt sich, und die Bandscheiben werden überlastet.
- Viele Menschen haben Senk- oder Spreizfüße, und die stören die Statik der Wirbelsäule enorm. Sie sollten Einlagen tragen und auf ein gutes Fußbett achten, um das Fuß-Bein-System auszurichten.
- Wie Sie sich betten: Die Gesundheit Ihres Rückens sollte Ihnen die Investition in eine gute Matratze wert sein. Schließlich verbringen Sie viele Stunden im Bett und in dieser Zeit entspannt sich die Rückenmuskulatur – sofern Sie sie lassen.
- Sitzen Sie nicht stundenlang ununterbrochen am Schreibtisch – machen Sie immer wieder eine Pause, in der Sie umhergehen.
- Stellen Sie die Sitzhöhe perfekt auf Sie passend ein.

Zum Arzt, wenn ...

- sich die Schmerzen bei Wärme verstärken,
- die Schmerzen zunehmen, wenn Sie sitzen, sich bewegen oder vorbeugen,
- sich Teile des Rückens oder der Beine taub anfühlen, kribbeln oder stechen,
- Sie Schwierigkeiten haben, die Blase zu entleeren,
- die Schmerzen schubweise auftreten und Sie besonders morgens steif und unbeweglich sind. Dann besteht Verdacht auf Bechterew-Krankheit.

SCHULMEDIZIN	**Ibuprofen**	*z. B. Aktren Forte • Aktren Spezial • Dolomin extra • Dolosanol • Ibu 200 • ibutop Creme*
	Diclofenac	*z. B. Voltaren Dolo • Voltaren Schmerzgel*
	Paracetamol	*z. B. Paracetamol 500 Stada*
NATURMEDIZIN	**Extrakt aus Teufelskralle**	*z. B. Ajuta • Matai • Sogoon Filmtabletten • Teufelskralle-Kapseln N*
	Akupressur	
	Muskelrelaxation	
	Yoga	
HAUSMITTEL	**Heublumensack**	*abends vor dem Schlafengehen auflegen*
	Arnikatinktur	*mehrmals täglich einreiben*
	Vollbad	
	Wärmflasche	

Scheidenpilz

In einer gesunden Scheidenflora tummeln sich diverse Bakterien, gelegentlich auch Hefepilze, Candida albicans genannt. Kein Problem, solange das biologische Gleichgewicht stimmt. Ist es allerdings beispielsweise durch ein geschwächtes Immunsystem gestört, können die Pilze zu einer Entzündung der Schleimhaut in der Scheide führen. Die bekommt frau durch starken Juckreiz, weißlichen Ausfluss, Brennen und Schmerzen beim Wasserlassen sowie Schwellung der äußeren Schamlippen unangenehm zu spüren.

Außer bei einer schwachen Abwehrkraft haben die Hefepilze auch durch die Einnahme der Antibabypille und von Antibiotika sowie bei bestimmten Erkrankungen wie unter anderem Diabetes ein leichtes Spiel.

Wie es zu wiederkehrenden Infektionen kommt, ist noch nicht geklärt. Frauen, bei denen die Erkrankung immer wieder aufflammt, besitzen vermutlich bestimmte Zellen in der Scheidenhaut, an die sich die Candida-Pilze bevorzugt binden. Zudem vermutet man unterschiedliche Pilzstämme mit nichtidentischen krank machenden Eigenschaften.

Grundsätzlich sollten Sie beim erstmaligen Auftreten der Beschwerden zum Arzt gehen, damit dieser die Ursache abklären kann. Zur Selbstmedikation können Sie dann Antimykotika anwenden, allerdings nicht länger als drei Tage. Sind die Beschwerden innerhalb dieser Zeit nicht abgeklungen, sollten Sie die Behandlung in ärztliche Hände übergeben.

Manche Frauen experimentieren bei Scheideninfektionen mit Joghurt. Von dieser »Behandlung« sollten Sie jedoch absehen. Denn durch die Milchsäure werden auch anaerobe Bakterien gehemmt. Diese setzen Stoffe frei, die dem Pilzwachstum entgegenwirken. Was Sie sicher nicht unterdrücken wollen.

Kein »bisschen Jucken...«

Eine Scheidenpilzinfektion ist keine Bagatelle, sondern zieht weite Kreise. Nicht nur aufgrund ihrer körperlichen Symptome. Denn die Seele leidet enorm: Die Infektion führt zu einer deutlichen Verschlechterung der Lebensqualität. Schmerzen beim Sex nehmen jede Lust und haben schon so manche Partnerschaft in echte Krisen gebracht. Die betroffenen Frauen schotten sich oftmals regelrecht ab, um Erotik aus dem Weg zu gehen. Zu groß die Angst, über die Infektion zu reden. Zu groß die berechtigte Angst, sich beim Mann wieder anzustecken. Der Partner sollte deshalb immer mitbehandelt werden, auch wenn er keine Symptome hat.

Dazu fürchten viele Frauen, die immer wieder an Scheidenpilz erkranken, langfristige Schäden. Nun hat chronischer Scheidenpilz selbst keine Folgen für die Gesundheit. Doch die dauernden Infektionen können an-

Weitere Informationen zum Thema Scheidenpilz finden Sie im Internet unter www.scheidenpilz.com.

deren Bakterienerkrankungen den Weg ebnen: Solche »Superinfektionen« gesellen sich zur ursprünglichen Infektion und sind nur schwer zu behandeln. Häufig treten beispielsweise Blasenentzündungen infolge von Scheidenpilzinfektionen auf. Die Angst, Scheidenpilz mache unfruchtbar, ist unbegründet. Allerdings können, wenn im Rahmen einer Scheidenpilzinfektion Bakterien aufsteigen, sich die Eileiter entzünden und verkleben – was das Risiko von Unfruchtbarkeit in sich birgt.

Dranbleiben

Auch wenn Sie durch die Behandlung mit pilztötenden Präparaten meist schon nach einem Tag wieder beschwerdefrei sind: Führen Sie die Therapie dennoch über drei bis sechs Tage weiter durch. Sonst kommt es sehr schnell zu Rückfällen.
Wenn möglich, sollten Sie die Anti-Pilz-Behandlung nicht während Ihrer Menstruation beginnen. Denn in dieser Zeit wirkt sie schlechter.

So können Sie vorbeugen

- Meiden Sie öffentliche Whirlpools – hier tummelt sich so einiges, was nichts in Ihrem Körper zu suchen hat.
- Wenden Sie möglichst eine östrogenfreie Verhütungsmethode an. Hormonell wirksame Maßnahmen begünstigen Pilzinfektionen der Scheide.
- Verzichten Sie auch auf mechanische Verhütungsmittel mit spermientötenden Chemikalien, da diese die Scheidenflora verändern.
- Mobilisieren Sie Ihre Abwehrtruppen (siehe Abwehrschwäche).

SCHULMEDIZIN		
	Pilztötende Wirkstoffe, Antimykotika, wie Clotrimazol oder Nystatin	*z. B. Candazol 200 Vaginaltabletten oder Vaginalcreme 2% • Canesten Creme, Vaginaltabletten oder Zäpfchen • Canifug • Kade Fungin • Uromykol*
	Präparate mit Milchsäurebakterien	*z. B. Lactisan Liquidum • Vagi-C • Vagiflor*

Zum Arzt, wenn ...

- die Beschwerden nach drei Tagen der Selbstbehandlung nicht verschwunden sind,
- es trotz Behandlung immer wieder zu Infektionen kommt.

Schlafstörungen

Um 15 Prozent der Bundesbürger macht Sandmännchen einen Bogen: Sie leiden regelmäßig unter Ein- und Durchschlafstörungen, primäre Insomnie genannt.

Schlafstörungen können mit einer großen Anzahl von körperlichen Erkrankungen einhergehen, aber auch Symptome psychischer Leiden sein: Bei depressiven Verstimmungen sind sie oft das erste und wichtigste Anzeichen.

Wer nachts keine Ruhe finden kann, ist tagsüber logischerweise müde, kann sich schwer konzentrieren und sein Aufgabenpensum kaum erfüllen. Auf Dauer mündet das in Erschöpfung, denn der Körper gerät in einen ständigen Stress- und erhöhten Erregungszustand.

Es ist sehr wichtig, nach den Ursachen der Schlafstörungen zu suchen. Schließlich dient die Behandlung einer Grunderkrankung nicht nur dem Schlaf.

Schlaf kennt keine Zeit

Probleme mit der Nachtruhe werden subjektiv sehr unterschiedlich empfunden.

Ergebnisse der experimentellen Schlafforschung zeigen, dass die Schlafdauer auch bei gesunden Schläfern höchst variabel ist – die Palette reicht im Durchschnitt von fünf bis zehn Stunden. Eine verkürzte Schlafzeit ist per se also noch nicht als krankhaft einzustufen. Gibt sie doch eventuell nur wieder, dass es sich bei dem Betreffenden um einen »natürlichen« Kurzschläfer handelt.

Um dieser Variabilität zu entsprechen, verzichtet man zur Diagnose von Schlafstörungen auf bestimmte Zeitkriterien, sondern ordnet sie wie folgt ein:

- **Einschlafstörungen:** Man geht zu geeigneten Schlafzeiten (nicht zu früh) ins Bett und bleibt regelmäßig oder gehäuft eine halbe Stunde wach, obwohl man müde ist.
- **Durchschlafstörungen:** Man wacht gehäuft drei- bis viermal pro Nacht auf und kann dabei meistens nicht einmal innerhalb von dreißig Minuten wieder einschlafen.
- **Vorzeitiges Erwachen:** Man schläft normal ein und durch, wacht aber zu früh auf und kann nicht wieder einschlafen.
- **Schlafapnoe:** Unregelmäßigkeit der Atemfunktion während des Schlafens, die mit lautem Schnarchen und kurzen Aussetzern der Atmung einhergeht. Man schläft ausreichend lange und tief, ist aber dennoch morgens kaputt.

Was Ihnen jetzt noch gut tut

Besser als gleich zu Schlafmitteln zu greifen ist es, auf die richtige Schlafhygiene zu achten.
Sie haben richtig gelesen – so heißt bei Schlafforschern, was Ihnen wieder zu ungestörten Träumen verhelfen kann.

- Verzichten Sie möglichst konsequent auf Alkohol, Nikotin, Cola oder Tee vor dem Zubettgehen.
- Für das Abendessen gilt: nicht zu viel, zu schwer und eiweißreich. Auch Rohkost sollten Sie meiden, da sie ebenfalls schwer im Magen liegen kann. Gut sind Pastagerichte, Suppen sowie Fisch und Gemüse.
- Bereiten Sie sich mit beruhigenden, entspannenden Tätigkeiten auf die Nacht vor. Ideal ist ein abendlicher Spaziergang.
- Sorgen Sie für frische Luft und ausreichende Abdunkelung im Schlafzimmer. Halten Sie dieses zudem kühl – 14 bis 18° C –, aber vermeiden Sie Zugluft.
- Halten Sie möglichst regelmäßige Bettgehzeiten ein. Das stellt den Körper auf einen geregelten Schlaf-Wach-Rhythmus ein.
- Liegen Sie wach im Bett, sollten Sie sich nicht hin- und herwälzen, Schafe zählen und sich ärgern. Sondern lieber aufstehen. Und Liegengebliebenes erledigen – manch einer bügelt nachts oder macht die Steuer. Oder Sie kochen sich einen schönen Tee, trinken ein Glas Milch. Werden Sie dann müde, starten Sie einen neuen Versuch.

Zum Arzt, wenn ...

- Schlafstörungen länger als zwei Wochen anhalten,
- Sie während der Schwangerschaft oder Stillzeit Probleme mit dem Schlaf haben,
- die Schlafstörungen auf die Einnahme von Arzneimitteln zurückzuführen sind,
- die Schlafstörungen als Entzugserscheinung, z. B. von Nikotin, auftreten,
- die Schlafstörungen mit anderen Beschwerden, z. B. am Herzen oder im Verdauungssystem, einhergehen,
- Sie nachts aufwachen und Sodbrennen haben oder Magensäure aufstoßen. Das kann ein Hinweis auf die Refluxkrankheit sein.

SCHULMEDIZIN	**Antihistaminika wie Diphenhydramin oder Doxylamin**	*z. B. Dolostan • Halbmond-Tabletten • Hevert-Dorm • Huggar N • Schlafsterne • Sleepia*
NATURMEDIZIN	**Extrakt aus Baldrianwurzel**	*z. B. Euvegal Balance • Luvased • Sedonium*
	Pflanzliche Kombinationsmittel	*z. B. Euvegal Dragées • Pascosedon Tabletten • Sedacur forte • Sedariston Konzentrat*
	Magnesium	*Pluramin Magnesium plus • Magnesium Verla*
	Akupressur	
	Autogenes Training	
	Muskelrelaxation	
	Yoga	
HAUSMITTEL	**Schlaftee**	*100 g Orangenblätter, 20 g Baldrian und 20 g Melisse mischen, 1 TL mit 1 Tasse kochendem Wasser übergießen, vor dem Schlafengehen trinken*
	Fencheltee	*1 bis 2 Tassen vor dem Schlafengehen*
	Baldriantinktur	*unmittelbar vor dem Schlafengehen 20 bis 30 Tropfen mit etwas Wasser*
	Baldrianbad	*2 EL Baldriantinktur ins Badewasser, vor dem Schlafengehen baden*
	Kalter Wadenwickel	*vor dem Schlafengehen angelegt*
	Nasse Socken	*Baumwollsocken in kaltes Wasser tauchen, auswringen, nass anziehen; darüber zwei Paar trockene Wollsocken*
	Trockenbürsten	*vor dem Schlafengehen*
	Wassertreten	*vor dem Schlafengehen*

Schnupfen

»Drei Tage kommt er, drei Tage bleibt er, drei Tage geht er« – so weiß es der Volksmund und liegt damit auch ganz richtig. Ein Schnupfen kündigt sich in der Tat einige Tage vorher mit Brennen und Kitzeln in Nase und Rachen an. Dann schwillt die Nasenschleimhaut langsam an und sondert während der folgenden 12 bis 36 Stunden zunehmend Sekret ab: die Nase läuft und läuft.

Zu diesen klassischen Symptomen gesellen sich häufig Kopfschmerzen, allgemeines Krankheitsgefühl, Gliederschmerzen und Frösteln. Daran ändert sich für ein paar Tage auch nicht viel, erst danach lässt der Schnupfen langsam nach; vorausgesetzt, es kommt zu keiner Zweitinfektion. Hinter dieser harmlosen, jedoch unangenehmen Erkältung stecken in den meisten Fällen Rhinoviren, Krankheitserreger, die sich bevorzugt an der Nasenschleimhaut festsetzen und diese reizen.

Ein Schnupfen kann Vorbote einer schweren fieberhaften Virusgrippe sein. Er sollte deshalb nicht auf die leichte Schulter genommen, sondern gut ausgeheilt werden. Zumal ein Schnupfen häufig in eine Nasennebenhöhlen- oder Mittelohrentzündung übergeht.

Was Ihnen jetzt noch gut tut

- Trinken Sie unbedingt viel – mindestens 2,5 l pro Tag, um den Flüssigkeitsverlust auszugleichen und das Sekret dünnflüssig zu halten.
- Auf ausreichende Luftfeuchtigkeit achten: Hängen Sie feuchte Tücher über die Heizungen oder stellen Sie mit Wasser gefüllte Schalen darauf.
- Vermeiden Sie Zugluft.
- Halten Sie Ihren Körper möglichst warm.
- Körperliche Anstrengungen sollten Sie weitgehend vermeiden – schonen Sie sich, um den Körper zu entlasten und seine Selbstheilungskräfte zu unterstützen.

Wohl dosierte Hilfe

Wenden Sie schleimhautabschwellende Nasentropfen und -sprays nur 3- bis 4-mal täglich und insgesamt nicht länger als eine Woche an. Bei längerem Gebrauch besteht die Gefahr, dass die Nasenschleimhaut geschädigt wird. Bei sehr trockener Nasenschleimhaut sollten Sie generell keine abschwellenden Nasentropfen oder -sprays verwenden.

SCHULMEDIZIN	Schleimhautabschwellende Nasentropfen oder -sprays mit Oxymetazolin, Tetryzolin	*z. B. Ellatun Nasenspray und Nasentropfen • Nasivin • Olynth*
	Sekretlösende Mittel wie Acetylcystein, N-Acetylcystein	*z. B. ACC • Mucosolvan*
	Dexpanthenol•	*z. B. Bepanthen*
NATURMEDIZIN	Nasentropfen mit isotonischer Kochsalzlösung	*z. B. Nasenspray pur • Nisita • Olynth salin • Rhinodoron • Sole Rhin*
	Emser Salz	*z. B. Minerasol Mineralische Nasensalbe oder Nasenspray*
	Pflanzliche Kombinationspräparate	*z. B. GeloSitin Nasenpflege • Pinimenthol Nasensalbe • Sinupret*
	Ätherische Öle wie Eukalyptus- oder Pfefferminzöl	*z. B. China-Öl • Risin N Schnupfensalbe • Tiger Balsam*
	Vitamin C	*als Pulver von diversen Herstellern*
	Zink	*z. B. Unizink • Zink 24 plus*

So können Sie vorbeugen

- Mit allen Maßnahmen, die Ihnen unter Abwehrschwäche empfohlen werden. Ferner sollten Sie alle Empfehlungen beherzigen, die wir zum Thema Erkältungen gegeben haben, vor allem
- sich ausgewogen und vitaminreich ernähren,
- den Körper warm halten; den Raum, in dem Sie sich aufhalten, aber nicht überheizen,
- täglich 500 bis 1000 mg Vitamin C und 20 bis 25 mg Zink zuführen.

HAUSMITTEL

Inhalieren mit Salz oder Kräuterzusätzen (Latschenkiefer, Eukalyptus, Menthol)	*mehrmals täglich*
Nasenspülung mit Salzwasser (S. 320)	*mehrmals täglich*
Kamillenkopfdampfbad	*1-mal täglich*
Zwiebelkopfdampfbad	*1 Zwiebel klein schneiden, in Wasser kochen und aufsteigenden Dampf 10 Minuten lang inhalieren*
Ansteigendes Fußbad	*danach sofort ins Bett gehen*
Salzfußbad	*1 Handvoll Kochsalz in eine Schüssel mit heißem Wasser geben*
Apfelessig	*als Inhalation: dazu 1 Tasse Apfelessig erhitzen und die Dämpfe einatmen. Alternativ oder zusätzlich 3-mal täglich 1 TL auf 1/2 Glas warmes Wasser trinken*
Zitronensaft	*Saft von 1 Zitrone in die Nase hochziehen, einwirken lassen und ausschnäuzen*
Eukalyptusöl	*einige Tropfen auf ein Taschentuch geben und wiederholt daran schnüffeln. Nachts neben das Kopfkissen legen*
Meerrettich	*frisch gerieben, mit etwas Honig mischen, 1- bis 3-mal täglich einnehmen*
Lindenblütentee	*3 bis 4 Tassen täglich*
Efeutee	*2 bis 3 Tassen täglich*

Zum Arzt, wenn ...

- sich der Schnupfen trotz Selbstbehandlung über mehr als 10 Tage hält,
- zugleich Kopfschmerzen beim Nach-vorne-Beugen und Fieber auftreten. Denn dann besteht der Verdacht auf eine eitrige Nasennebenhöhlenentzündung,
- Ohrenschmerzen hinzukommen.

Schuppenflechte

Bei Schuppenflechte handelt es sich um eine chronische, in Schüben auftretende und nichtansteckende Hauterkrankung.
Im Anfangsstadium zeigen sich scharf begrenzte kleine rote Flecken, vor allem an Ellenbogen, Handtellern und Fußsohlen, im Gesicht und in den Leisten. Häufig betroffen sind auch Arme und Beine, Kopfhaut, Finger- und Fußnägel. Die geröteten Flächen wachsen schrittweise und beginnen zu schuppen. Während sich oberflächliche Schuppen leicht ablösen, sitzen die tiefer liegenden sehr fest. Entfernt man diese durch Kratzen, kommt es zu kleinen Hautblutungen.
Die Ursachen für Schuppenflechte sind nicht bekannt. Die Veranlagung dazu, so viel ist klar, kann jedoch vererbt werden. Das Risiko ist entsprechend wesentlich höher, wenn bereits ein Familienangehöriger an der Krankheit leidet. Stress, falsche Ernährung, Alkoholgenuss, lokale Hautschäden oder Infektionen können dann bei entsprechender genetischer Veranlagung zum Ausbruch der Psoriasis führen.

Schuppenflechte kann in leichten bis sehr starken Ausprägungen auftreten.

Was Ihnen jetzt noch gut tut

- Besonders wichtig: Gründliche Körperpflege, um die Schutzfunktion der Haut wiederherzustellen und zu unterstützen. Dazu verwenden Sie rückfettende Lotionen oder Cremes. Darüber hinaus helfen Ölbäder, die Haut geschmeidig zu erhalten.
- In manchen Fällen erweist sich eine Umstellung der Ernährung als günstig – dazu sollten Sie sich von Ihrem Arzt beraten lassen.
- Machen Sie in warmen, sonnenreichen Gebieten, an der See oder im Hochgebirge Urlaub – Sonne und Reizklima tun der Haut wohl und lindern die Beschwerden.
- Weithin bekannt, um nicht zu sagen berühmt: Badekuren am Toten Meer, die sich gut bewährt haben, um die Schuppenflechte zu lindern.

Zum Arzt, wenn ...

- sich die Hautveränderungen zum ersten Mal zeigen,
- ein besonders starker Krankheitsschub auftritt.

Riskante Duschgels

Wellness schon morgens unter der Dusche, verpackt in ausgefallene Duftkreationen und in entsprechender Aufmachung. Die Inhaltsstoffe vieler Duschgels sind jedoch alles andere als prickelnd: Experten warnen vor deren schädlichen Effekten für die Haut, allen voran durch die Duftstoffe. Besonders »Luxusmarken« schneiden hier schlecht ab. Was den Tag wohlriechend beginnen lässt, kann Allergien auslösen oder sich im Fettgewebe anreichern. Aber auch die Konservierungsmittel sind gesundheitlich bedenklich. Obendrein enthalten vor allem teure Duschgels Hilfsstoffe, welche die Haut durchlässiger für Schadstoffe machen.

SCHULMEDIZIN	**Hydrocortison (nur zur kurzfristigen Anwendung)**	*z. B. Fenistil Gel • Soventol Gel • Systral Gel*
	Syndets zum Reinigen	
NATURMEDIZIN	**UV-Lichttherapie**	
	Teerbäder	
	Medizinisches Badesalz aus dem Toten Meer	
	Autogenes Training	
	Yoga	
HAUSMITTEL	**Meersalzbad**	*1 bis 2 kg Meersalz ins Badewasser, 1-mal täglich Danach ruhen, da der Kreislauf belastet wird*
	Heublumenbad	*im akuten Stadium 1-mal täglich*

Sodbrennen

Bei einem überlasteten Verdauungssystem durch zu vieles, schnelles oder fettes Essen kann es passieren, dass Magensäure aus dem Magen in den unteren Teil der Speiseröhre aufsteigt. Das brennende Gefühl, das damit einhergeht, nennt man treffend Sodbrennen.

Keine Bagatelle

Sodbrennen ist nicht nur einfach eine Befindlichkeitsstörung. Besonders wenn es öfters auftritt, können sich dahinter auch ernste Erkrankungen verbergen. So ist Sodbrennen das Hauptsymptom der Refluxkrankheit. Bei dieser sehr häufigen Erkrankung fließt ein Teil des Speisebreis aus dem Magen in die Speiseröhre zurück – was nicht ohne Folgen bleibt. In jüngster Zeit sind eine ganze Reihe von Erkrankungen mit dem Reflux in Zusammenhang gebracht worden. So können unter anderem Beschwerden in Hals, Nase und Ohren ihre tieferen Ursachen im Wortsinn im Magen haben: Wer morgens mit Halsschmerzen aufwacht, dem ist nicht selten während der Nacht Magensaft in die Speise- und Atemwege gestiegen. Auch asthmaartige Beschwerden, Reizhusten und Nasennebenhöhlenentzündungen haben ihre wahre Ursache mitunter im gestörten Verdauungssystem. Denn die Magensäure kann in den Atemwegen einigen Schaden anrichten.

Was Ihnen jetzt noch gut tut

- Wenn Sie unter Sodbrennen leiden, sollten Sie weniger fettreich essen. Gut sind auch mehrere kleine Mahlzeiten statt zweier großer.
- Essen Sie langsam und kauen Sie gründlich.
- Bei akutem Sodbrennen sollten Sie auf schwarzen Tee, Kaffee, Alkohol und möglichst auch auf Zigaretten verzichten. Das Gleiche gilt für scharf gewürzte Speisen.
- Auch zuckerhaltige Süßigkeiten und Säurehaltiges wie Fruchtsäfte, Zitrusfrüchte oder auch Weißwein sollten Sie vorübergehend meiden. Denn sie reizen die ohnehin irritierte Schleimhaut der Speiseröhre noch zusätzlich.
- Legen Sie sich nicht nach dem Essen mit vollem Magen hin: Im Liegen fließt der Mageninhalt leichter in die Speiseröhre zurück als im Stehen oder Sitzen.

SCHULMEDIZIN	**Antazida: Magnesium-Aluminium-Salze**	*z. B. Gelusil • Maalox • Maaloxan • Rennie • Riopan • Simagel • Solugastril • Talcid*
	H2-Blocker: Ranitidin und Famotidin	*z. B. Pepcid • Ranitidin 75 • Zantic 75 mg Magentabletten*
NATURMEDIZIN	**Extrakt aus Kamillenblüten**	*z. B. Matmille*
	Pflanzliche Kombinationsmittel	*z. B. Pascoventral • Nervogastrol N*
HAUSMITTEL	**Teemischung**	*jeweils 1/2 TL Pfefferminzblätter, Kamillenblüten und Wermut mit 1 Tasse kochendem Wasser übergießen, mehrmals täglich 1 Tasse*
	Kamillentee	*mehrere Tassen täglich*
	Stilles Mineralwasser	*nach Auftreten der Beschwerden 1 Glas trinken*
	Heilerde	*1 EL mit Wasser verdünnen, in kleinen Schlucken trinken*
	Rohe Kartoffel	*in Scheiben schneiden, langsam zerkauen*

Zum Arzt, wenn ...

- plötzlich Schmerzen in der Speiseröhre oder im Magenbereich auftreten,
- Sodbrennen immer wieder auftritt,
- Sodbrennen den Schlaf stört,
- das Schlucken schwer fällt oder schmerzt,
- Sie Blutspuren im Stuhl entdecken oder der Stuhl schwarz gefärbt ist (Teerstuhl),
- Sie regelmäßig morgens husten müssen, ohne Erkältungssymptome zu haben.

Sonnenbrand

Knackiges Braun lässt fit und attraktiv aussehen und ist durch kein Make-up zu ersetzen. Abgesehen davon schenken Sonnenstrahlen Lebensfreude und kurbeln die Liebeslust, Durchblutung und Vitamin-D-Produktion an.
Intensiver Sonnengenuss hat aber auch unangenehme Erscheinungen zur Folge – leider bei weitem nicht nur die sichtbaren.

Risikofaktor UV-Strahlung

Was die Sonne auf unsere Haut schickt, birgt eine große Gefahr für deren Gesundheit und Schönheit. Vorzeitige Hautalterung geht zu einem großen Teil auf das Konto der UV-Strahlen. Sie treten in unserem Körper eine Lawine freier Radikale los. Dabei handelt es sich um aggressive Sauerstoffmoleküle, die sich explosionsartig vermehren. Sie verteilen sich in allen Hautschichten. Die Hautzellen werden oxidiert, die Hautfunktionen empfindlich gestört und auch das Bindegewebe geschädigt. Die Haut verliert ihre Elastizität, und es kommt zur vorzeitigen Faltenbildung.
Das Gefährliche dabei ist, dass die Hautzellen bereits geschädigt sind, lange bevor Sie die Folgen der »Besonnung« bemerken. Ist die Rötung da, ist es für die Haut schon viel zu spät; ganz zu schweigen davon, wenn der Sonnenbrand erst perfekt ist. Zudem lassen UV-Strahlen das Risiko für Hautkrebs markant in die Höhe schnellen. Als besonders gefährlich haben sich Sonnenbrände in der Kindheit und Jugend erwiesen. Weitere durch UV-Licht verursachte Schäden der Haut sind Pigmentflecken, so genannte »Altersflecken«.

Sonnenregeln

- Nur geschützt in die Sonne gehen; tragen Sie den Sonnenschutz etwa 15 Minuten, bevor Sie das Haus verlassen, auf. So lange dauert es, bis sich die Wirkung in der Haut voll entwickelt hat.
- Verwenden Sie Sonnenschutzmittel mit einem Breitbandfilter, der Sie vor UVA- und vor UVB-Strahlen schützt.
- Beginnen Sie mit hohem Lichtschutzfaktor; im Gesicht behalten Sie ihn auch später bei, am Körper können Sie ihn nach der ersten Woche langsam reduzieren.

- Achten Sie beim Kauf auf Wasserfestigkeit und natürlich auf einen ausreichend hohen Lichtschutzfaktor (LSF). Produkte mit einem höheren Faktor als 30 können Sie sich allerdings schenken, denn das bewirkt entgegen manchen hochgesteckten Erwartungen keine Steigerung des schon sehr hohen Lichtschutzes mehr.
- Grobe Faustregel für den LSF: Hellhäutige mit blonden und rötlichen Haaren brauchen 15 bis 20, Hellhäutige mit dunkelblonden und braunen Haaren 12 bis 15 und Menschen mit von Natur aus leicht getöntem Teint und dunklen Augen 8 bis 10. Diese Werte sind allerdings nur für normale Bestrahlung in den Sommermonaten gültig; im Hochgebirge und am Meer müssen Sie einen höheren LSF verwenden, wenn Sie einem Sonnenbrand vorbeugen wollen.
- Reizen Sie die durch den LSF »erlaubte« Bräunungszeit nie ganz aus, sondern gehen Sie früher aus der Sonne. Nachcremen erhöht übrigens den Lichtschutz nicht.
- Gewöhnen Sie sich langsam an die Sonne: Legen Sie sich zu Beginn erst in den Schatten, denn auch hier bekommen Sie noch gut 50 Prozent der bräunenden Strahlen ab.
- Unverzichtbar sind auch Sonnenbrillen zum Schutz der Augen und Sonnenschirme im Strandgepäck.
- Während der strahlungsintensivsten Zeit von 12 bis 15 Uhr sollten Sie komplett aus der Sonne gehen.
- Verwenden Sie zur Tagespflege der Gesichtshaut in den Sommermonaten Produkte mit Lichtschutzfaktor.
- Bräune aus dem Solarium ist mitnichten risikoärmer. Und sie macht einen ausreichenden Sonnenschutz nicht unentbehrlich. Also ebenfalls eincremen.
- Bestimmte Medikamente machen die Haut empfindlicher für UV-Strahlen. Dazu gehören unter anderem Antibiotika wie vor allem Tetrazykline, Rheumamittel (Oxicame, Cox-2-Hemmer), Johanniskrautpräparate sowie das Schmerzmittel Ketoprofen. Solange Sie diese Mittel einnehmen, sollten Sie direkte Sonneneinstrahlung vermeiden. Die Hautbereiche, die nicht von Kleidung bedeckt sind, schützen Sie mit einem Sunblocker.

SCHULMEDIZIN	**Zinksalbe, Zinkoxid**	*z. B. Labiosan N*
	Lokalanästhetika: Benzocain	*z. B. Anaesthesin Creme oder Gel*
	Hydrocortison (nur zur kurzfristigen Anwendung)	*z. B. Ebenol • Systral Hydrocort*
	Antihistaminika (äußerlich): Bamipin, Chlorphenoxamin	*z. B. Fenistil • Soventol Gel • Systral Gel*
NATURMEDIZIN	**Extrakt aus Kamillenblüten**	*z. B. Azulon*
HAUSMITTEL	**Quark**	*in fingerdicken Schichten auf die betroffenen Hautpartien auftragen, mit trockenem Frotteehandtuch abdecken. Sobald sich der Quark erwärmt hat, die Kompresse erneuern*
	Feuchtkalte Umschläge	*mehrmals auf die betroffenen Hautregionen*
	Aloe-vera-Gel	*wiederholt auf die verbrannten Hautpartien auftragen*

Zum Arzt, wenn ...

- Verdacht auf Hitzschlag besteht; bei Fieber, Schüttelfrost und Übelkeit umgehend einen Arzt rufen,
- sich auf der Haut Blasen bilden.

- Achtung: Mit Hitzschlag und Sonnenstich ist nicht zu spaßen: Wenn Sonnenstrahlen und Hitze zu sehr zu Kopfe steigen und zu Übelkeit, Erbrechen und Benommenheit führen, müssen Sie auf jeden Fall einen Arzt rufen.

Trockenes Auge

Störungen im Tränenfluss stellt der Augenarzt fest, indem er einen Streifen Filterpapier an die Unterlidkante legt. Aus der Länge der »Tränenspur« auf dem Papier lassen sich Rückschlüsse auf die Tränenmenge ziehen. Aufschluss über die Stabilität der Tränen gibt die »break-up time«, die Zeitspanne zwischen Lidschlag und Aufreißen des Tränenfilms.

Hinter dauerhaft geröteten, brennenden Augen und wiederkehrenden Bindehautentzündungen kann sich eine Augenerkrankung verbergen, die immer häufiger wird: Das trockene Auge, vom Mediziner Keratoconjunctivitis sicca genannt. Dabei vermindert sich die Bildung der Tränenflüssigkeit.

Wenn die Tränen versiegen, kann das verschiedenste Ursachen haben: Medikamente wie Beta-Blocker, rheumatische Erkrankungen, Rauchen sowie nicht oder unzureichend korrigierte Sehschwächen. Auch Schwankungen im Hormonhaushalt kommen in Betracht. So kann der sinkende Östrogenspiegel in den Wechseljahren und kurz vor der Periode ein trockenes Auge verschlimmern. Ebenso wie Antibabypillen, insbesondere niedrig dosierte. Ursache können weiterhin innere Krankheiten, wie unter anderem Sklerodermie, rheumatoide Arthritis und Parkinson-Krankheit sein, bei denen sich die Produktion von Tränenflüssigkeit verringert.

Auch Kontaktlinsen betätigen sich als »Tränendiebe«, vor allem die weichen Sehhilfen. Optiker und Augenärzte raten deshalb bei einem trockenen Auge zu harten Kontaktlinsen.

Was die Zahl der Sicca-Patienten ebenfalls ansteigen lässt, ist die fortschreitende Belastung unserer Umwelt. Industrie- und Dieselabgase, Trockenstäube, Schwefel- und Nitratdämpfe sind es vor allem, die die Augen krankhaft reagieren lassen und die Tränen häufig zum Versiegen bringen.

Dazu addieren sich die heutigen Arbeitsbedingungen: In geschlossenen Räumen, durch Klimaanlagen, Zentralheizung und infolgedessen geringe Luftfeuchtigkeit trocknen die Augen leichter aus. Mal ganz abgesehen vom stundenlangen Arbeiten am Computer.

Unerlässliche »Scheibenwaschanlage«

Ohne Tränenfilm, der den Augapfel ständig benetzt, mit jedem Lidschlag feucht hält und »poliert«, kann die Sehleistung nicht optimal aufrechterhalten werden.

Darüber hinaus schützt der Tränenfilm unsere Augen vor Infektionen. Er enthält keimtötende Substanzen und spült Verunreinigungen sowie infektiöse Keime im Handumdrehen, oder, besser gesagt, im Lidschlag einfach weg.

Ist die Tränenflüssigkeit jedoch reduziert, erhöht sich die Anfälligkeit der Augen für bakterielle Infektionen. Häufige Bindehaut- und andere Augenentzündungen können die Folge sein. Und nicht nur das: Die Augen sind gerötet und brennen, Konzentrationsfähigkeit und Leistungskraft gehen zurück, stechende Schmerzen hinter den Augen nagen zusätzlich an den Nerven. In schweren Fällen müssen Sicca-Patienten stündlich ein Tränenersatzmittel in die Augen tropfen, um ihren Arbeitstag zu bewältigen.

Die Diagnose eines trockenen Auges sollte immer durch den Arzt bestätigt sein, damit ernsthafte Schäden am Auge oder ursächliche körperliche Krankheiten erkannt werden. Sobald dies abgeklärt ist, können Sie zur Selbstbehandlung übergehen.

So können Sie vorbeugen

- Tragen Sie an sonnigen Tagen stets eine Sonnenbrille mit Lichtschutzfaktor.
- Beim Schwimmen und Cabriofahren ist eine Schutzbrille (am besten seitlich geschlossen, um Wind und Staub abzuhalten) Pflicht.
- Lassen Sie Ihre Sehleistung regelmäßig prüfen.
- Machen Sie bei einseitigen Belastungen der Augen, besonders beim Arbeiten am Computer, regelmäßig Pausen – am besten jede Stunde fünf Minuten.
- Wenn Sie als Brillenträger stundenlange Bildschirmarbeit verrichten, sollten Sie die Brillenstärke so bemessen lassen, dass Sie in einem Abstand von 50 bis 75 Zentimeter gut sehen können. Wichtig ist auch, dass Ihr Arbeitsplatz gut ausgeleuchtet ist.
- Achten Sie darauf, dass die Luft in den Arbeits- und Lebensräumen ausreichend befeuchtet ist.
- Meiden Sie Zugluft.
- Stellen Sie, wenn Sie es beeinflussen können, die Klimaanlage in Räumen aus, in denen Sie sich aufhalten. Auch im Auto sollten Sie darauf verzichten.
- Tragen Sie Kontaktlinsen, produzieren Ihre Augen aber nicht genügend Tränenflüssigkeit, um die Linsen ständig ausreichend zu benetzen, müssen Sie gegebenenfalls auf Brille umsteigen.
- Wenn Sie Augentropfen anwenden, sollten Sie jene ohne Konservierungsmittel vorziehen. Einige der gängigen Mittel, darunter besonders Benzalkoniumchlorid, können nämlich selbst ein trockenes Auge verursachen.

SCHULMEDIZIN	**»Künstliche Tränen«: Dextrane, Polyvinylalkohol, Dexpanthenol**	*z. B. Lacrisic • Liposic Augengel • Vidisept Augentropfen • Vidisic EDO Augentropfen und Tränenfilmsubstitution*
	Tetryzolin	*z. B. Yxin Augentropfen • Yxin Tears*
NATURMEDIZIN	**Euphrasia-(Augentrost-)Präparate**	*z. B. Schneller Augentrost*

Zum Arzt, wenn ...

- plötzlich starke, dumpfe Schmerzen in den Augen eintreten,
- sich die Pupillen ungleich verengen und die Augen tränen,
- außer den Augenschmerzen auch starke Kopfschmerzen einsetzen.

Pflege trockener Haut

Empfindliche und trockene Haut, die zu allergischen Reaktionen neigt, bedarf besonderer Pflege. Allen voran sollten Sie es mit dem Baden und Duschen nicht übertreiben – zu häufiger Kontakt mit Wasser reizt die Haut zusätzlich.

Verwenden Sie zum Waschen Mittel, welche die Haut rückfetten. Nach dem Duschen und Baden sollten Sie es sich zur Gewohnheit machen, die Haut immer einzucremen oder zu -ölen.

Nachfolgend einige Präparate, die zur Pflege trockener Haut besonders gut geeignet sind:

- Alphasan Basiscreme,
- Asche Basiscreme,
- Basis Lotio,
- Bepanthen,
- Canea Cutan,
- Eucerin,
- Hermal Basissalbe.

Übelkeit

Ein flaues Gefühl im Magen, kalter Schweiß, Schwindelgefühl, Blutdruckabfall und auffallende Blässe im Gesicht – wohl jeder kennt diese typischen Anzeichen von Übelkeit. Hinzu gesellen sich oft auch plötzliche Müdigkeit, Kopfschmerzen und Angstgefühle. Erbrechen verschafft dann häufig Erleichterung, besonders wenn die Übelkeit auf verdorbene oder auch zu üppige Nahrung zurückgeht.

Übelkeit kann auch Vorbote eines Herzinfarkts sein. Treten gleichzeitig Schmerzen im Oberkörper und/oder in den Armen auf, müssen Sie sofort den Notarzt rufen.

Was Ihnen jetzt noch gut tut

- Meist hat man ohnehin keinen Appetit. Stellt er sich langsam wieder ein, essen Sie verdauliche und bekömmliche Sachen wie beispielsweise Kartoffelbrei, Gemüsesuppen und fettarme Brühe.
- Kaffee und Alkohol vorübergehend meiden.

NATURMEDIZIN	**Pflanzliches Kombinationspräparat**	*z. B. Iberogast*
	Artischocken-Extrakt	*z. B. Cholagogum Nattermann Artischocke Kapsel oder Liquidum • Hepar-SL forte • Lipei Hartkapseln*
	Präparate aus Ingwerwurzel	*z. B. Stomacol • Zintona*
HAUSMITTEL	**Kamillen-, Ingwer- oder Wermuttee**	*mehrere Tassen*
	Cola	*Kohlensäure herausrühren, mehrmals 2 bis 3 EL*
	Knabbergebäck wie Salzstangen und -brezeln oder Knäckebrot	*langsam essen*

Zum Arzt, wenn ...

- die Übelkeit sich über mehr als zwei bis drei Tage hinzieht,
- sich die Übelkeit durch Erbrechen nicht bessert,
- Sie unter heftigem Schwangerschaftserbrechen leiden.

Übergewicht

Stimmt Ihr Gewicht? Bei über der Hälfte der Bundesbürger jedenfalls tut es das nicht: Jeder Zweite zwischen Garmisch und Rostock ist übergewichtig und jeder Fünfte hat Adipositas, zu Deutsch Fettsucht. Das zieht sich durch alle Gewichtsklassen: Jeder zweite Schüler hierzulande leidet an Übergewicht oder Adipositas.
Die beleibte Nation sieht sich schwerwiegenden Konsequenzen ausgesetzt. Das üppige Leben schadet nicht nur der Optik, sondern viel mehr noch der Gesundheit: Übergewicht gilt heute als eigenständiger Risikofaktor für zahlreiche Erkrankungen.

BMI – der Body Mass Index

Doch nun zu Ihnen. Um die Gretchenfrage »ob das Gewicht stimmt« zu beantworten, ist heute der BMI angesagt – Ideal- und Normalgewicht waren gestern. Dividieren Sie deshalb Ihr Körpergewicht in Kilogramm durch das Quadrat Ihrer Körpergröße in Metern – also kg/m². Was dabei rauskommt, ist Ihr Body Mass Index, kurz BMI – das Kriterium der Weltgesundheitsorganisation (WHO) für die Leibesfülle.

Die Gewichtsklassen	
unter 18,4	Untergewicht
18,5 – 24,9	Normalgewicht
25,0 – 29,9	leichtes Übergewicht
über 30,0	starkes Übergewicht (Fettsucht, Adipositas)

Zur Bewertung des BMI wird inzwischen auch das Alter mit einbezogen. Pro 10 Jahre Lebenszeit steigert sich damit der Index um 2 bis 4 Punkte:

Altersgruppe	wünschenswerter BMI
19 – 24 Jahre	19 – 24
25 – 34 Jahre	20 – 25
35 – 44 Jahre	21 – 26
45 – 54 Jahre	22 – 27
55 – 64 Jahre	23 – 28
über 64 Jahre	24 – 29

Apfel- oder Birnentyp?

Was in die Gesundheitsbilanz eingeht, sind nicht nur überflüssige Pfunde, sondern auch, wie diese verteilt sind. Sitzen die Rettungsringe vor allem in Bauchhöhe, handelt es sich um den klassischen »Apfel-Typus«. Er ist hauptsächlich bei Männern zu finden und mit einem höheren gesundheitlichen Risiko belastet: Bauchbetonte Fettverteilung, so hat die Wissenschaft herausgefunden, bedroht die Gesundheit stärker als eine hüftbetonte. Der überwiegend unter Frauen anzutreffende »Birnen-Typ« bietet also wenigsten einen Vorteil. Ein schwacher Trost, immerhin.

Was sich – optisch sowieso – gesundheitlich weiterhin gut macht, ist eine schlanke Taille. Aus Untersuchungen über viele Jahre hinweg weiß man heute, dass der Taillenumfang mit der Gefahr zu erkranken einhergeht. Bei Männern besteht bei einem Bauchmaß über 102 Zentimetern, bei Frauen bereits ab 88 Zentimetern, ein erhöhtes Risiko – allen voran für Typ-2-Diabetes.

Und, stimmt alles?

Oder haben Sie einigen Ballast loszuwerden? Wie Ihnen das gelingt, darüber lässt sich ein eigenes Buch schreiben. Gibt es aber bereits mehr als genug. Ebenso wie sich Zeitschriften und Magazine mit Meldungen überschlagen über die Diät, die nun endlich dauerhaft greift. Von A wie Atkins über Glyx und low carb bis ...

Wie auch die Zahlen zeigen: Der »Schlankheitsmarkt« ist ein Milliardengeschäft. Rund 90 % aller Frauen wollen abnehmen, 75 % aller Frauen und 50 % aller Jugendlichen unter 18 Jahren haben Erfahrung mit einer Diät. Trotzdem nimmt der Durchschnittsbürger zu und nicht ab. Und wird es wohl auch künftig nicht. Jedenfalls nicht mit der nächsten neuen Diät. Auch nicht mit Xenical oder jenen Mitteln, die den Hunger mit Pflanzenfasern und Ähnlichem dämpfen. Zellulose futtern und Kalorien zählen ist der falsche Weg.

Ins leichte Leben gehen Sie anders. Mit einer langfristigen Umstellung Ihrer Ernährung. Und mehr Aktivität im Alltag: Treppensteigen, eine Haltestelle früher aus dem Bus aussteigen und das letzte Stück zu Fuß gehen oder kurze Strecken mit dem Fahrrad anstatt dem Auto fahren.

Das geht nicht von heute auf morgen, sondern das setzen Sie langsam um. Weswegen Sie auch nicht flugs zwei Kilo in einer Woche verlieren, sondern ganz allmählich schlanker werden. Dafür aber dauerhaft – ohne »Jojo-Effekt«, Verzicht und schlaffe Haut. Sondern mit Genuss, Vitalität und straffen Muskeln.

Schon mal was vom »Obelix-Phänomen« gehört? Oder: »Wer ist hier dick?« Dabei geht es darum, dass viele Übergewichtige ihre ausufernden Dimensionen verkennen. Auch viel zu viele Eltern sehen großzügig über die Fettpolster ihrer Kinder hinweg: »Das wächst sich aus.« Leider nicht, denn jedes zweite Kind hierzulande ist übergewichtig.

Venenbeschwerden

In den Extremitäten, vorwiegend in den Beinen, muss das Blut gegen die Schwerkraft zum Herzen zurückgepumpt werden. Darauf ist unser Körper eingerichtet: mit so genannten Venenklappen, die das Blut in den Venen nur in Richtung Herz durchfließen lassen. Darüber hinaus verlaufen die Venen nahe der Beinmuskulatur. Damit wird das Blut zum Herzen durch Kontraktion der Muskeln beim Bewegen aus den Venen herausgepresst – die so genannte Muskelpumpe.

Leider haben diese Konzepte ihre Schwachstellen. Denn im Unterschied zu den Arterien sind die Wände der Venen recht dünn. Das führt dazu, dass sie beispielsweise durch langes Stehen regelrecht ausbeulen. In diesen ausgeweiteten Venen finden die Klappen dann keinen Halt mehr, sie können sich nicht mehr richtig schließen, und somit staut sich das Blut. Die Beine fühlen sich dementsprechend müde und schwer an. Die deutlich sichtbaren Folgen sind Krampfadern – erweiterte Beinvenen, die wegen ihres schlängelnden Verlaufs auch »Krummvenen« genannt werden.

Hat dieser Prozess erst einmal begonnen, schreitet er immer weiter fort. Venenleiden können Durchblutungsstörungen bis hin zu massiven Gewebsschäden verursachen. Lebensbedrohlich wird es, wenn Blutgerinnsel entstehen.

Krampfadern können durch eine genetische Veranlagung zu Bindegewebsschwäche, die durch jahrelange Fehlhaltungen und zu wenig Bewegung verstärkt wird, verursacht sein. Auch die Einnahme der Antibabypille kann ihre Bildung fördern.

Wie meist, gilt auch bei Venenbeschwerden: Vorbeugen und rechtzeitig aktiv werden. Nehmen Sie bereits die ersten Anzeichen einer beginnenden Venenschwäche ernst. Wer oft schwere und müde, geschwollene und dicke Beine hat, die spannen, jucken und kribbeln, und zudem häufiger Wadenkrämpfe bekommt, muss handeln.

Fetten Sie die Haut an den Unterschenkeln regelmäßig ein, damit sie elastischer bleibt. Gerade bei Venenschwäche ist die Haut gefährdet – so kann sich schon aus kleinen Verletzungen ein Unterschenkelgeschwür entwickeln.

Wärmebehandlungen wie beispielsweise warme Voll- oder Fußbäder, aber auch Sauna und Dampfbad sollten Sie bei Venenleiden jedoch lieber unterlassen.

Über den Wolken kann's gefährlich werden

Das lange Sitzen auf Langstreckenflügen bedeutet einen enormen Stress, nicht nur für die Venen. Nicht zuletzt auch durch den höheren Druck im Flugzeug. Wer mit Venenbeschwerden zu tun hat, sollte vor Flugbeginn noch mehr als sonst trinken und darüber hinaus reichlich Magnesium zu sich nehmen.
Praktisch für unterwegs sind solche Präparate, die Ihnen das Mineral als Granulat oder Pulver servieren, z.B. Fit-o-Flite. Stehen Sie öfters auf und gehen die Gänge auf und ab, wippen Sie zwischendurch auf den Fußballen, um die Wadenmuskeln zu beanspruchen.
Achten Sie zudem darauf, keine blähenden Speisen über den Wolken zu sich zu nehmen. Generell sollten Sie sich mit dem Essen an Bord zurückhalten – auch wenn die Zeit schneller vergeht mit dem, was die Stewardessen alle paar Stunden gratis anbieten.

Was Ihnen jetzt noch gut tut

Was Sie bei bestehenden Venenleiden noch unternehmen können, ist eine so genannte Kompressionsbehandlung. Die verordnet Ihnen auch Ihr Arzt, um die Muskelpumpe zu unterstützen und dadurch den Abfluss des venösen Blutes zu fördern. Dabei bekommen Sie speziell auf Ihre Maße angepasste Stützstrümpfe – als Kniestrümpfe oder Strumpfhosen – oder Kompressionsverbände, die Sie dann allerdings auch täglich tragen müssen.

So können Sie vorbeugen

- Regelmäßige Bewegung: Treiben Sie Ausdauersportarten wie Walken, Joggen, Radfahren oder Schwimmen.
- Treppen steigen ist ein gutes Venentraining – Lift und Rolltreppe also links liegen lassen.
- Fußgymnastik für die Venen: Wippen Sie mit den Füßen und gehen Sie auf den Zehenspitzen. Machen Sie das mehrmals täglich – wann immer Sie daran denken und Zeit finden.
- Legen Sie die Beine hoch – ebenfalls so oft es geht. Denn das Hochlagern erleichtert den Rückfluss des Blutes aus den Beinen.
- Helfen Sie der »Muskelpumpe« in den Beinen: Indem Sie beim Sitzen nicht die Beine übereinander schlagen und bei längeren Autofahrten oder Flugreisen auf genügend Beinfreiheit achten.

- Gehen Sie öfter auf High Heels: Entgegen weitläufiger Meinung sind hochhackige Schuhe gerade bei Neigung oder bereits bestehenden Venenbeschwerden angezeigt. Denn das Gehen auf hohen Absätzen trainiert die Wadenmuskeln und erhöht deren Pumpleistung.
- Jedes Kilo zu viel lastet auf Ihren Venen: Achten Sie daher auf Ihr Gewicht und reduzieren Sie es, falls Sie zu viel auf die Waage bringen. Das danken Ihnen nicht nur Ihre Venen.
- Trinken Sie ausreichend, denn bei zu wenig Flüssigkeit verdickt das Blut – was, wie man sich leicht vorstellen kann, seinem Rückfluss zum Herzen nicht eben förderlich ist.
- Kurbeln Sie Ihre Durchblutung an: Außer durch regelmäßige Bewegung auch durch Wasseranwendungen, mit kalten Güssen auf die Beine und Wassertreten.
- Wenn Ihnen durch langes Stehen oder Sitzen, beispielsweise auf langen Flügen, das Blut in den Beinen »versackt«, probieren Sie mal den »Unterdruck-Trick«: Atmen Sie tief aus und halten Sie sich dann mit beiden Daumen für eine Weile die Nase zu. Dann tun Sie so, als wollten Sie einatmen – dadurch entsteht eine Art Unterdruck, der dabei hilft, das Blut wieder aus den Beinen in Richtung Herz zu befördern.

Zum Arzt, wenn ...

- eine Krampfader verletzt ist und blutet,
- sich eine Vene heiß anfühlt und stark schmerzt,
- das Bein plötzlich schmerzt,
- sich im Bein ein »Fremdkörpergefühl« einstellt,
- sich am Bein nässende, brennende und juckende Stellen bilden,
- sich die Beschwerden verschlimmern oder neue Symptome wie schmerzhafte Rötungen auftreten,
- Sie plötzlich Husten und Atembeschwerden bekommen. Dies kann ein Hinweis auf einen Gefäßverschluss sein und erfordert eine sofortige Einweisung in die Klinik, da die Gefahr einer Lungenembolie besteht.

SCHULMEDIZIN	**Troxerutin**	*z. B. Troxeven*
	Salbe mit Heparin	*z. B. Essaven Creme 60.000 • Heparin Stada • heparin von ct • Hepathromb 30.000 oder 60.000*
	Oxerutin	*z. B. Venoruton Intens*
NATURMEDIZIN	**Extrakt aus Rosskastaniensamen**	*z. B. Essaven Kapsel • Venalot novo Depot • Venen-Fluid • Venoplant retard S • Venostatin Creme oder Gel*
	Extrakt aus Rotem Weinlaub	*z. B. Antistax Venentropfen oder -kapseln*
	Lösung aus Blutegel-Extrakt	*z. B. Exhirud Gel oder Salbe*
	Pflanzliches Kombinationspräparat	*z. B. Venen Gel*
	Yoga	
HAUSMITTEL	**Kalte Güsse am Unterschenkel**	*2-mal täglich morgens und abends*
	Wechselgüsse an den Beinen	*1-mal täglich*
	Wassertreten	*1-mal täglich*
	Trockenbürsten	*2-mal täglich, morgens und abends*
	Kalte Wadenwickel	*mehrmals die Woche, je 10 Minuten*
	Kalter Lehmwickel	*mehrmals die Woche, 10 bis 20 Minuten*
	Rosmarin-Essenz oder -Tinktur	*2-mal täglich morgens und abends sanft die Unterschenkel einreiben*
	Ringelblumensalbe	*täglich morgens und abends sanft die Unterschenkel einreiben*

Verbrennungen

▮ Bei Verbrennungen und Verbrühungen dürfen Sie niemals Puder, Öl oder ölhaltige Mittel anwenden. ▮

Rein medizinisch betrachtet, führen Verbrennungen zu Hautentzündungen – hervorgerufen durch offene Flammen, heißes Wasser oder UV-Strahlung.
Diese Entzündungen verursachen Rötung und Schwellung des betroffenen Hautgebietes. Oft entwickeln sich an der verbrannten Hautstelle auch Brandblasen, aus denen nach und nach helle Gewebsflüssigkeit austritt.

Anzeichen für die Schwere der Verbrennungen

- 1. Grad: Haut rot und geschwollen, Berührung und Wärme verursachen Schmerzen.
- 2. Grad: Brandblasen, nässende Wunden, sehr schmerzhaft.
- 3. Grad: Haut weiß, Schäden bis in die Unterhaut, trockene, harte Veränderungen und tiefe Verschorfungen der umliegenden Gewebe. Sie sterben zum Teil ab, was kaum Schmerzen verursacht, da die Nerven zerstört sind.

Zur Selbstbehandlung eignen sich ausschließlich leichte Verbrennungen – also jene ersten und zweiten Grades. Bei Verbrennungen dritten Grades, besonders wenn sie größere Hautflächen bedecken – bei Erwachsenen mehr als zehn und bei Kindern mehr als fünf Prozent der Körperoberfläche – müssen Sie sofort einen Arzt rufen. Durch Entgleisung des Flüssigkeitshaushalts und bei der Verbrennung freigesetzte Eiweißverbindungen drohen unter anderem schwerste Nierenschäden. Auch offene Verbrennungen gehören umgehend in ärztliche Behandlung.

Erste Hilfe

Sofortmaßnahmen bei Verbrennungen

- Ruhe bewahren und die Betroffenen, vor allem Kinder, zu beruhigen versuchen.
- Soweit möglich, die Kleidung von den betroffenen Körperstellen entfernen. Dann mit kaltem Wasser kühlen – etwa zehn Minuten lang.
- Den Verletzten in Decken einhüllen.
- Keine Getränke oder Speisen geben.
- Nach Wohnungsbränden können durch eingeatmetes Rauchgas Verwirrungszustände auftreten. Betroffene deshalb nicht allein lassen.

SCHULMEDIZIN	**Lokale Schmerzmittel mit Benzocain, Lidocain**	*z. B. Anaesthesin N Gel • Nista Gel • Xylocain Gel*
	Povidon-Iod	*z. B. Betaisodona Salbe • Braunovidon Salbe*
	Zinkoxid	*z. B. Desitin Salbe • Multilind*
	Kombinationspräparate	*z. B. Brand- und Wundgel Medice N • Funke Euro S*
NATURMEDIZIN	**100% reines Aloe-vera-Gel**	*in kurzen Abständen wiederholt auf die verbrannten Hautpartien auftragen*
	Extrakt aus Kamillenblüten	*z. B. Chamo S Bürger • Kamillosan Creme*
	Extrakt aus Ringelblumenblüten	*Dr. Teiss Ringelblumen Salbe oder Gel*
HAUSMITTEL	**Halbkaltes Wasser**	*Den verbrannten Körperteil sofort unter nicht zu kaltes (25–30° C) Wasser halten, so lange, bis die Schmerzen nachgelassen haben*

Zum Arzt, wenn ...

- die Verbrennungen größere Hautflächen bedecken (bei Erwachsenen mehr als zehn und bei Kindern mehr als fünf Prozent der Körperoberfläche),
- Sie offene Wunden nach Verbrennungen haben,
- eine Brandwunde nicht heilt oder sich entzündet.

Verdauungsstörungen

Verstopfung, Übelkeit, Blähungen, Appetitlosigkeit, Durchfall oder krampfartige Schmerzen: Die Palette an Symptomen, in denen sich Verdauungsstörungen bemerkbar machen, ist breit. Hinter den so genannten dyspeptischen Beschwerden stecken vielfach harmlose Ursachen. Sie haben zu reichhaltig, zu fett, zu süß oder zu hastig gegessen. Auch stark blähende Lebensmittel wie Hülsenfrüchte, Zwiebeln, frisches Brot, Kohlgemüse oder kohlensäurehaltige Getränke können Probleme bereiten.

Wie Sie die verschiedenen Symptome von Blähungen bis Verstopfung selbst behandeln, lesen Sie in diesem Buch bitte unter dem jeweiligen Stichwort nach.

Bei einer generell schwachen Verdauung können Ihnen die nachstehend genannten Maßnahmen wirksam helfen.

So können Sie vorbeugen

- Planen Sie genug Zeit für Ihre Mahlzeiten ein und essen Sie langsam und vor allem im Sitzen.
- Essen Sie mehrere kleine Mahlzeiten am Tag. Das erleichtert Ihrem Verdauungssystem die Arbeit.
- »Nach dem Essen sollst du ruh'n oder tausend Schritte tun.« Entscheiden Sie sich für Letzteres, denn ein Spaziergang nach dem Essen regt die Darmtätigkeit an und erleichtert die Verdauung.
- Beim Auftreten krampfartiger Beschwerden hilft Ihnen auch eine leichte Massage des Bauches mit kreisförmigen Bewegungen entgegen dem Uhrzeigersinn.

Zum Arzt, wenn ...

- die Beschwerden sehr stark sind und trotz Selbstbehandlung nach drei Tagen nicht verschwinden,
- die Bauchdecke sehr hart und angespannt ist,
- Koliken auftreten,
- der rechte Unterbauch stark druckempfindlich ist,
- die Verdauungsschwäche trotz allgemeiner Maßnahmen und Medikamente länger als zwei Wochen bestehen bleibt.

SCHULMEDIZIN	**Entschäumer mit Dimethicon oder Simethicon**	*z. B. Espumisan Kautabletten • Lefax extra Kautabletten oder Tropfen • sab simplex Suspension oder Kautabletten*
NATURMEDIZIN	**Pflanzliche Kombinationsmittel**	*z. B. Amol Heilkräutergeist N • Carmol Tropfen • Heumann Verdauungstee Solu-Lipar • Iberogast • Pascoventral • tetesept Magentropfen*
	Extrakt aus Artischockenblättern	*z. B. Cholagogum Nattermann Artischocke Kapsel • Hepar-SL Forte oder flüssig • Hewechol Artischockendragées • Lipei*
	Präparate mit Kamillenblüten	*z. B. Caelo Kamille (Tee) • Kamillin Robugen Konzentrat • Markalakt Pulver • Sidroga Kamille (Tee)*
	Fenchel	*z. B. Caelo Bitterer Fenchel (Tee) • Sidroga Fenchel (Tee)*
	Autogenes Training	
	Akupressur	
	Muskelrelaxation	
HAUSMITTEL	**Pfefferminz- und/ oder Fencheltee**	*3 bis 4 Tassen täglich*
	Bauchmassage	*mehrmals wöchentlich*
	Melissengeist	*1 EL Melissengeist mit 1 Tasse heißem Wasser verdünnen, 2- bis 3- mal täglich trinken*
	Heublumensack	*unmittelbar nach den Mahlzeiten in Bauchmitte auflegen*
	Löwenzahnsaft	*vor jeder Mahlzeit 1/2 Schnapsglas verdünnt mit etwas Wasser*
	Heilerde	*1 bis 2 EL in Wasser verrührt, nach den Mahlzeiten oder wenn Beschwerden bestehen*
	Dr. Demuth Pepsinwein	*1 EL vor den Mahlzeiten*

Verstopfung

Treten Schmerzen am Darmausgang, kolikartige Bauchschmerzen sowie heftiges Erbrechen und Kreislaufbeschwerden auf, kann ein akuter Darmverschluss vorliegen. In diesem Fall müssen Sie sofort einen Notarzt rufen.

Verstopfung ist zunächst definiert als »erschwerter, schmerzhafter, harter oder zu seltener Stuhlgang, zum Teil mit dem Gefühl unvollständiger Entleerung verbunden«. Ob tatsächlich eine Verstopfung vorliegt, wird allerdings unterschiedlich und vielfach fehlinterpretiert. Denn ebenso wie die Schlafdauer variiert auch die Dauer der Darmpassage von Mensch zu Mensch – die Bandbreite der Stuhlgangsfrequenz reicht von dreimal täglich und bis zu dreimal pro Woche. Entsprechend sind auch keine allgemein gültigen Aussagen darüber zu treffen, ab wann Stuhlentleerungen zu selten erfolgen.

Kann der Darm nicht entleert werden, geht das logischerweise mit Völlegefühl, Blähungen und mitunter auch Übelkeit einher.

Wer häufig Probleme mit dem Stuhlgang hat, sollte als Erstes seine Ernährungsgewohnheiten unter die Lupe nehmen: Essen Sie ausreichend frisches Obst und Gemüse und nehmen damit die für die Darmfunktionen so wichtigen Ballaststoffe zu sich? Trinken Sie genügend? In der Mehrzahl der Fälle sind Mangel an Ballaststoffen und zu wenig Flüssigkeit die Ursachen erfolgloser Sitzungen. Erschwerend addieren sich häufig auch noch zu viele Süßigkeiten wie vor allem Schokolade und Produkte aus weißem Mehl hinzu.

Auch die Psyche lastet vielfach auf dem Darm, ebenso wie ihm eine ungewohnte Umgebung – soll heißen fremde Toiletten – zu schaffen machen kann. Mitunter können auch die Einnahme von Psychopharmaka oder Abführmitteln sowie chronische Leber- und Gallenerkrankungen für den trägen Darm verantwortlich sein.

So können Sie vorbeugen

- Achten Sie bei der Ernährung sorgfältig darauf, sich mit ausreichend Ballaststoffen zu versorgen. Das bedeutet täglich frisches Obst und Gemüse, Salate, Gemüsesäfte, Kartoffeln, Vollkornprodukte und ungeschälten Reis auf dem Teller. Naschen Sie zudem öfters Trockenobst wie Feigen, Dörrpflaumen oder Datteln – eine ideale Alternative zu Süßigkeiten oder Knabbergebäck und eine wirksame Hilfe bei einem trägen Darm.
- Viel trinken – mindestens zwei Liter am Tag. Denn nur dann können die unverdaulichen Ballaststoffe im Darm aufquellen, damit den Darminhalt weich halten und sein Volumen vergrößern. Dies regt wiederum die Darmmuskulatur an, fördert den Verdauungsprozess und wirkt so

letztlich einer Verstopfung entgegen. Besonders bei älteren Menschen ist das Durstgefühl häufig sehr gering, so dass besonders diese Altersgruppe auf ausreichende Flüssigkeitszufuhr achten muss.

- Gewöhnen Sie Ihren Darm an einen regelmäßigen Rhythmus. Gehen Sie täglich zur gleichen Zeit zur Toilette – am besten morgens nach dem Aufstehen. Nehmen Sie sich ausreichend Zeit dafür. Hektik legt den sensiblen Verdauungsapparat vollends lahm ... Vermeiden Sie unbedingt starkes Pressen beim Stuhlgang, da dies zu Hämorrhoiden führen kann (siehe Hämorrhoiden).
- Machen Sie Ihren Darm mobil – mit regelmäßiger Bewegung. Sind Sie träge, ist es Ihr Darm nämlich auch.

Abführmittel sind keine Lösung

Abführmittel sollten Sie grundsätzlich nur kurzfristig anwenden. Die Gefahr, dass sich Ihr Verdauungssystem an diese »Gehhilfe« gewöhnt und seine eigenen Aktivitäten noch weiter herunterschraubt, ist hoch. Zudem entgehen dem Körper durch Abführmittel – je länger genommen, desto ausgeprägter – wichtige Mineralien und Spurenelemente.

Um den Darm wieder auf Trab zu bringen, sollten Sie als wichtigste »Arznei« Ihre Ernährungs- und Lebensgewohnheiten ändern. Der Gang in die Apotheke bietet keine dauerhafte Lösung, sondern nur vorübergehende Hilfe.

Einläufe schaffen prompt Abhilfe, wenn der Darm in einem Dauerschlaf versunken ist: Der Reflex, der durch das warme Wasser oder Glycerin im Darm ausgelöst wird, sorgt für umgehende Entleerung. Allerdings sollten Sie dies nur als Notmaßnahme in petto haben, wenn alles andere nichts mehr bringt. Ebenso wie Abführmittel sind auch Einläufe keine sinnvolle Lösung für Ihr Problem.

SCHULMEDIZIN		
	Bisacodyl	*z. B. Bekunis • Bisacodyl Lichtenstein • Dulcolax Laxagetten Abführtabletten • Laxysat Bürger*
	Glycerinhaltige Zäpfchen	*z. B. Glycilax • Mini Klist*
	Lactulose	*z. B. Bifiteral Pulver oder Sirup • Devilac • Lac Medice • Lactuflor • Lactulose Neda • Lactulose Stada Sirup oder Granulat*

NATURMEDIZIN	**Extrakt mit Schöllkraut**	*z. B. Aristochol Konzentrat*
	Präparate mit Sennesfrüchten	*z. B. Grünwalder Sennesfrüchte-Tabletten • Midro Tee, Abführtabletten, Abführtropfen Pico*
	Präparate mit Flohsamen	*z. B. Agiolax • Metamucil • Mucofalk pur, Orange oder Apfel • Sidroga Abführtee N*
	Pflanzliche Kombinationspräparate	*z. B. Iberogast • Neda Früchtewürfel • Pascoventral*
	Autogenes Training	
HAUSMITTEL	**Wasser**	*morgens auf nüchternen Magen 1 Glas zimmerwarmes Wasser, zügig getrunken*
	Salzwasser	*morgens auf nüchternen Magen 1 Glas zimmerwarmes Wasser mit 1 TL Kochsalz*
	Trockenobst	*getrocknete Feigen oder Pflaumen über Nacht in Wasser einweichen, am nächsten Morgen essen und das Einweichwasser auf leeren Magen trinken*
	Sauerkraut	*1-mal täglich vor dem Essen 2 EL roh oder 1 Gläschen Sauerkrautsaft*
	Leinsamen oder Weizenkleie	*3 bis 4 EL täglich pur oder in Joghurt, Salaten oder Milch eingerührt. Wichtig ist, viel dazu zu trinken*
	Sauermilcherzeugnisse	*abends vor dem Schlafengehen einige EL Joghurt, Kefir oder Buttermilch*

Zum Arzt, wenn …

- die Verstopfung mit starken Bauchschmerzen einhergeht, die sich anders anfühlen als gewohnt,
- gleichzeitig Fieber, Übelkeit und Erbrechen auftreten,
- Blut oder Schleimauflagerungen im Stuhl sind,
- der Stuhl dünn geformt ist – einem Bleistift vergleichbar,
- der Stuhlgang trotz Selbstbehandlung länger als vier Tage ausbleibt,
- Sie den Darm trotz eines Abführmittels länger als zwei Tage nicht entleeren können.

Wadenkrämpfe

Sie kommen plötzlich und verursachen oft heftige Schmerzen: Wadenkrämpfe, bei denen sich ein Muskel oder eine ganze Muskelgruppe schmerzhaft zusammenzieht, ohne sich anschließend wieder zu entspannen. Dies betrifft meist die Wadenmuskeln, kann sich aber auch auf jene Muskeln ausdehnen, die für die Beugung der Zehen verantwortlich sind.
Warum sich plötzlich einzelne Muskelgruppen zusammenziehen und dann nicht mehr entspannen, ist bisher nicht genau geklärt. Fakt ist, dass dieses Phänomen teilweise lebensgefährlich werden kann. Falls es beispielsweise beim Schwimmen auftritt oder beim Tauchen – nicht umsonst ist das richtige Verhalten beim Wadenkrampf fester Bestandteil der Ausbildung von Flaschentauchern. Skifahrer wiederum haben sich durch Krämpfe schon schwere Stürze eingehandelt, bei Autofahrern oder Motorradfahrern kann es zu Unfällen kommen.
Wie die Folgen sind auch die möglichen Ursachen keineswegs so harmlos, wie es viele bei dieser Bagatellbeschwerde vermuten würden. Neben dem per definitionem »gelegentlich« genannten Wadenkrampf, der ohne weiteren Grund und unversehens auftritt, gibt es Wadenkrämpfe, die Warnsignale senden: Alarmsymptome für Gefäßleiden wie Krampfadern oder für Nerven- und Stoffwechselerkrankungen wie Diabetes.
Wadenkrämpfe können auch ein Indiz dafür sein, dass der Flüssigkeits- und Mineralstoffhaushalt aus dem Gleichgewicht gekommen ist. Dazu kann es durch Erbrechen, Durchfall oder vermehrtes Schwitzen kommen. Auch Medikamente gegen Bluthochdruck und Venenmittel können Mineralien ausschwemmen. Fehlen dem Körper Elektrolyte – allen voran Magnesium – ist das Muskelgewebe leichter erregbar und hat eine erhöhte Krampfbereitschaft.

So können Sie vorbeugen

Hier hat jeder so seine Methoden: dem einen hilft regelmäßige Fußgymnastik, dem anderen Massage. Wieder andere schwören dagegen auf die Nackenrolle, die sie sich beim Schlafen unter das Knie schieben.

- Wichtig ist in jedem Fall darauf zu achten, dass Ihnen die tägliche Ernährung viel Magnesium liefert.
- Wen häufig ein Wadenkrampf ereilt, der sollte auf Abführmittel verzichten, da diese dem Körper Wasser und Mineralstoffe entziehen (S. 183).

Erste Hilfe bei Wadenkrämpfen

- Wer von einem Wadenkrampf geplagt wird, versucht am besten, die Zehen zu umfassen und sie in Richtung des Schienbeins zu ziehen. Das entspannt die Wadenmuskulatur.
- Eine andere Möglichkeit besteht darin, umherzulaufen und dabei fest auf den Boden aufzutreten.
- Vielen Menschen hilft es auch, wenn sie sich die Wadenmuskeln massieren.
- Oder Sie nutzen die entspannende Wirkung einer warmen Dusche.
- Hinter Wadenkrämpfen kann auch ein Magnesiummangel stehen. Den können Sie im Rahmen der Selbstmedikation mit Hilfe entsprechender Präparate leicht ausgleichen.

Magnesiummangelsyndrom

Sind die Magnesiumtanks im Körper schlecht gefüllt, hat das weitreichende Folgen für den gesamten Organismus – deshalb spricht man auch vom Syndrom des Magnesiummangels.

Er wird leider meist zu spät erkannt, da Defizite in der Magnesiumbilanz schwer nachweisbar sind. Ihr Arzt konstatiert Ihnen einen normalen Blutwert, und dennoch leidet eine Ihre Muskelgruppen oder ein Organ darunter, dass zu wenig des Minerals zur Verfügung steht. Denn latente geringfügige Mängel geben sich im Blutbild nicht zu erkennen – dafür sorgt unser Körper schon. Warnsignale sendet er erst, wenn es bereits (fast) zu spät ist. Eines der aussagekräftigsten sind Verspannungen und Krämpfe der Muskeln.

Was an den Magnesiumvorräten zehrt, sind regelmäßiger Alkoholkonsum, Rauchen und Stress, vermehrtes Schwitzen und chronische Erkrankungen wie unter anderem Diabetes. Daher sollten auch regelmäßige Saunagänger auf eine ausreichende Magnesiumzufuhr achten. Vor allem Schwangere und Menschen, die sich gerade von einer Krankheit erholen, haben einen höheren Bedarf an Magnesium.

Um die Speicher immer gut bestückt zu halten, wenn die genannten Bedingungen bei Ihnen zutreffen, sollten Sie Ihre Ernährung mit Magnesiumpräparaten ergänzen. Die empfohlene tägliche Dosis liegt bei 300 bis 400 mg täglich.

SCHULMEDIZIN	**Chininsulfat**	*z. B. Limptar N*
NATURMEDIZIN	**Magnesium**	*z. B. Bioelectra Magnesium 240 forte • magno sanol Kapseln • Pluramin Magnesium Plus*
	Extrakt aus Rosskastaniensamen	*z. B. Essaven Kapsel • Venalot novo Depot • Venoplant retard S*
HAUSMITTEL	**Vorbeugend Wassertreten**	*1-mal täglich*
	Wechselwarme Unterschenkelgüsse	*im akuten Fall sowie ansonsten 1-mal täglich*

Zum Arzt, wenn ...

- Wadenkrämpfe regelmäßig auftreten,
- sich ein plötzlicher heftiger Schmerz in der Wade einstellt und länger bestehen bleibt. Denn dahinter kann sich eine Thrombose oder ein Muskelfaserriss – unter Umständen sogar durch den Wadenkrampf selbst verursacht – verbergen.

Warzen

Die Behandlung von Feig- und Dellwarzen gehört in jedem Fall in die Hände des Arztes.

Die Familie der Warzen hat zahlreiche Mitglieder, die je nach Erscheinungsbild und Erreger unterschieden werden. Eines ist jedoch allen gemeinsam: Es handelt sich in der Regel immer um gutartige Hautwucherungen, die durch Krankheitserreger hervorgerufen werden. Verantwortlich sind hauptsächlich Viren, so genannte Papilloma-Viren, HPV (von Human Papilloma Virus).

Vulgäre Warzen

Vulgäre, gewöhnliche Warzen sind die häufigsten Warzen. Sie kommen meist nicht einzeln vor, sondern gruppieren sich um eine so genannte »Mutterwarze« und treten bevorzugt an schlecht durchbluteten Körperteilen wie Füßen und Händen auf. Auch Menschen, die leicht und viel schwitzen oder an Durchblutungsstörungen leiden, sind anfällig für diese Warzenart.
Vulgäre Warzen prägen das bekannte »klassische« Warzenbild: Sie sind stecknadelkopfgroß und graubraun mit zerklüfteter Oberfläche.

Flache, jugendliche Warzen

Wie ihr Name schon sagt, kommen diese flachen Warzen überwiegend bei Kindern und Jugendlichen vor. Meist treten sie im Gesicht und am Hals in großer Zahl auf. Die kleinen, gelb-bräunlichen, oft auch juckenden Hauterhebungen werden durch Hautkontakt übertragen.

Dornwarzen

Dieser Warzentyp entwickelt sich vorwiegend an den Fußsohlen. Das ganze Körpergewicht lastet auf ihnen, weshalb sie dornartig in die Tiefe wachsen. Was diese Warzenart sehr schmerzhaft macht, weil sie beim Gehen und Stehen in die Fußsohlen gedrückt werden und dabei wie ein Dorn stechen. Typisch für Dornwarzen sind braunschwarze Pünktchen, die durch winzige Blutungen zwischen Ober- und Lederhaut entstehen. Dornwarzen sind leicht übertragbar, am schnellsten fängt man sie sich in öffentlichen Schwimmbädern, Saunen oder in Hotelbadezimmern ein.

Was Ihnen jetzt noch gut tut

- Laufen Sie in öffentlichen Schwimmbädern oder Saunen nie ohne Badeschlappen.
- Trocknen Sie die Zehenzwischenräume stets gründlich ab.
- Sparen Sie bei der Körperpflege – beim Eincremen oder Einölen – die warzenbefallene Region aus, damit Sie die Viren nicht auf andere Hautstellen übertragen.
- Wenn Sie das Warzenmittel auftragen, waschen Sie sich anschließend gründlich die Hände.

SCHULMEDIZIN	Salicylsäure	*z. B. Collomack Topical • Eidechse Fuss-Schälkur • Gehwohl Schälpaste • Guttaplast • Verrucid • Wurzeltod*
	Kombinationspräparate aus Salicylsäure und anderen Substanzen	*z. B. Collomack • Gehwohl extra stark • Warz-ab N*
HAUSMITTEL	Rizinusöl	*mehrmals täglich einreiben*
	Salz-Essig-Mischung	*1 EL Salz und 1 EL Essig in einem Fläschchen mischen, 3-mal täglich die Warzen damit bestreichen*
	Frische Zwiebel	*Zwiebelscheiben über Nacht mit einer Mullbinde auf den Warzen festbinden*
	Knoblauch	*Warzen mit frisch aufgeschnittenen Knoblauchzehen einreiben*

Zum Arzt, wenn ...

- die Warzen im Genitalbereich angesiedelt sind,
- die Selbstbehandlung ohne Erfolg bleibt.

Wechseljahrsbeschwerden

Führen Sie die Selbstbehandlung erst nach Abklärung Ihrer Beschwerden durch den Arzt durch.

Zwischen dem 40. und 50. Lebensjahr geht die Produktion der weiblichen Geschlechtshormone, von Östrogen und Progesteron, zurück. In den Eierstöcken reifen keine befruchtungsfähigen Eizellen mehr heran, und die Fähigkeit, schwanger zu werden, geht sukzessive zurück. Massive Veränderungen im Hormonhaushalt, auf die sich der Körper nicht so rasch einstellen kann und die einiges durcheinander bringen. Neben den unregelmäßigeren und dann ausbleibenden Monatsblutungen zeigen sich die hormonellen Veränderungen in einer Vielzahl typischer Beschwerden. Sie sind von Frau zu Frau sehr verschieden in Bezug auf ihre Ausprägung und Intensität: Hitzewallungen, Schlafstörungen, Reizbarkeit und Erschöpfung bis hin zu depressiven Verstimmungen treffen nicht alle in gleichem Maße.

Eine große Rolle spielt dabei die innere Einstellung: Viele Frauen sehen dem neuen Lebensabschnitt positiv entgegen. Für andere hingegen bedeutet er den »Verlust ihrer Weiblichkeit« und stellt eine entsprechend große seelische Belastung dar.

Über Phasen depressiver Verstimmungen helfen Ihnen in aller Regel pflanzliche Präparate mit Johanniskraut wirksam hinweg. Generell empfiehlt es sich, auf pflanzliche Arzneimittel zurückzugreifen. Besonders wirkungsvoll sind die Inhaltstoffe der Traubensilberkerze und des Mönchspfeffers.

Auch Präparate mit Sojaextrakt bewähren sich bei einigen Frauen zur Unterstützung der Behandlung von Wechseljahrsbeschwerden. Mineralstoffpräparate mit Calcium wirken dem Abbau der Knochensubstanz entgegen.

Was die viel diskutierten Hormonbehandlungen angeht: Sie werden längst nicht mehr als die »ideale Lösung« gesehen. Denn die Risiken und der Nutzen dieser Therapien heben sich gegenseitig auf, wie sich mehr und mehr herausstellt. Dazu kommt, dass eine Hormonbehandlung die mit der Hormonumstellung einhergehenden Beschwerden nur auf spätere Jahre vertagt. Die unangenehmen Erscheinungen der Wechseljahre hören schließlich wieder auf, sobald sich der Körper auf die neue Situation eingestellt hat – externe Hormonzufuhren zögern diesen Prozess lediglich hinaus.

Derzeit fachsimpeln Befürworter und Kritiker rege über Sinn und Unsinn einer Hormontherapie – eine objektive Beurteilung steht bislang noch aus.

Was Ihnen jetzt noch gut tut

- Hitzewallungen & Co. lässt sich gut mit diversen Kneippschen Anwendungen begegnen. Bewährt haben sich vor allem Wechselbäder und -duschen, kalte Güsse an Armen und Beinen sowie Wassertreten. Das gleicht das Vegetativum aus und hält körperlich auf Trab.
- Viel und regelmäßig bewegen: Gymnastik und Schwimmen haben sich mit am besten als Ausgleich erwiesen.
- Bedingt durch den Rückgang an Östrogen, wird weniger Calcium in die Knochen eingelagert, was deren Brüchigkeit erhöht – Sie kennen das als Osteoporose. Vielleicht haben Sie auch schon gehört, was Sie unternehmen können, um der Knochenentkalkung entgegenzuwirken: Zum einen sich calciumreich ernähren, also viele Milchprodukte und grünes Gemüse essen. Mitunter kann auch ein Calciumpräparat zur Nahrungsergänzung angezeigt sein. Zum anderen regelmäßig Sport treiben, denn Knochen werden durch Belastung härter.

NATURMEDIZIN	**Extrakt aus dem Wurzelstock der Traubensilberkerze**	*z. B. Femikliman uno • Femisana gyn • Klimadynon Filmtabletten oder Lösung • Klimagut Hartkapseln • Remifemin Lösung oder Tabletten*
	Akupressur	
	Muskelrelaxation	
	Yoga	
HAUSMITTEL	**Wechselbäder**	*regelmäßig 3- bis 4-mal wöchentlich*
	Wechselduschen	*1-mal täglich morgens*
	Wassertreten	*1-mal täglich morgens oder abends*
	Sauna	*1- bis 2-mal wöchentlich*

Zum Arzt, wenn ...

- Sie über mehrere Wochen grundlos traurig oder reizbar sind,
- Ihnen plötzlich mehr Haare ausfallen als gewohnt,
- Hitzewallungen auftreten,
- die Konzentrationsfähigkeit stark abnimmt,
- Sie neuerdings unter Schlafstörungen leiden.

Wunden

▮ Checken Sie mal Ihren Verbandskasten im Auto. Er ist Ihre kleine Hausapotheke für unterwegs und sollte für die erste Hilfe bei leichten Verletzungen gerüstet sein. ▮

Einige Sekunden unachtsam und schon ist es passiert: Sie rutschen beim Gemüseschneiden mit dem Messer ab und erwischen neben der Tomate auch Ihren Finger. Kleine Verletzungen, Schnittwunden, Abschürfungen und andere Ausrutscher kommen im Haushalt immer wieder vor – besonders, wenn man Kinder hat. Deshalb sollten Sie wissen, wie Sie Wunden richtig versorgen und für den Notfall gut gerüstet sind.

Erste Hilfe bei Schnitt- und Schürfwunden

Erster Schritt: reinigen mit Wasser oder Wasserstoffperoxid,
zweiter Schritt: desinfizieren mit PVP-Jod-Lösung,
dritter Schritt: verbinden (nicht immer erforderlich).

Erste Hilfe bei Verbrennungen und Verbrühungen

Erster Schritt: sofort mit Wasser kühlen (am besten unter den Wasserhahn oder die Duschbrause halten), mindestens 15 Minuten lang,
zweiter Schritt: steril mit einer Mullbinde abdecken,
dritter Schritt: viel trinken.

Erste Hilfe bei Verätzungen

Erster Schritt: mit viel klarem Wasser abspülen,
zweiter Schritt: steril mit einer Mullbinde abdecken,
dritter Schritt: so schnell wie möglich in die Klinik.

Wichtig!

▮ Bisswunden nie verschließen; lassen Sie sie lieber etwas bluten, denn dabei werden Keime mit aus der Wunde geschwemmt.
▮ Auf offene Wunden keine Salben und kein Puder geben.
▮ Brandblasen nie selbst öffnen; andernfalls besteht hohe Infektionsgefahr.
▮ Verätzungen (u.a. durch Säure) sofort mit reichlich klarem Wasser spülen.
▮ Legen Sie den Verband nicht zu fest an. Sonst besteht die Gefahr, dass das Blut in den Gefäßen gestaut wird.

Schnittwunden

Diese lassen Sie zunächst »ausbluten«, denn dadurch werden eingedrungene Krankheitserreger ausgespült. Anschließend säubern Sie die Ränder mit einem Desinfektionsmittel und drücken sie aneinander, damit das Gewebe zusammenwachsen kann. Die frische Verletzung schützen Sie mit einem Pflaster quer zur Schnittrichtung. Schnittwunden, die mehr als einen Zentimeter lang sind, müssen genäht oder geklammert werden. Alternativ werden heute Spezialpflaster verwendet, die Nadel und Faden ersetzen.

Schürfwunden

Reinigen Sie die Wunde vorsichtig und lassen sie an der Luft trocknen, bis sich Schorf gebildet hat. Ist die Schürfwunde groß oder muss sie von Kleidung bedeckt sein, sollten Sie sie mit einer sterilen Wundauflage vor Infektionen schützen. Heute gibt es spezielle Verbandmaterialien, die nicht mehr verkleben, wie beispielsweise Hydrokolloide (Algoplaque, Suprasorb) und Polymerverbände. Sie sorgen zudem für ein feuchtes Wundmilieu und damit für eine raschere Abheilung.

Verletzungen durch Splitter und spitze Gegenstände

Kleine Splitter entfernen Sie vorsichtig mit einer spitzen Pinzette. Diese desinfizieren Sie zuvor über einem Feuerzeug. Ist der Splitter entfernt, desinfizieren Sie die Wunde und geben ein Pflaster darüber.
Bei Verletzungen durch kleinere Glassplitter, Dornen, Kakteen- oder Seeigelstacheln helfen Tesafilm oder -krepp weiter: Auf die verletzte Region aufkleben und sofort wieder ruckartig abziehen. Dabei werden die winzigen Übeltäter in der Regel gut mit aus der Haut gezogen.

Richtig verbinden

- Achten Sie darauf, dass sich nicht zu viel Feuchtigkeit unter dem Verband ansammelt, weil dadurch das Wachstum von Krankheitserregern und damit eine mögliche Entzündung der Wunde gefördert wird.
- Das Verbandmaterial sollte luftdurchlässig sein und regelmäßig erneuert werden.

- Bei stark blutenden Wunden kann vorübergehendes Abbinden der betroffenen Extremitäten nötig sein.
- Legen Sie den Verband fest an, um die Blutung zu stillen – Wundkissen oder Verbandpäckchen sind dabei gute Druckpolster. Der Verband darf aber nicht einschnüren, also die Blutzufuhr nicht zu sehr beeinträchtigen. Es sei denn, eine Arterie ist verletzt worden und es blutet stark und pulsierend.
- Durch Hochlagern der verletzten Stelle können Sie die Blutung rascher stillen.
- Bei größeren Wunden sollten Sie den verletzten Körperteil möglichst ruhig halten, damit der Heilungsprozess besser in Gang kommt.
- Bei kleineren Schnittwunden genügt es, wenn Sie ein Pflaster quer zur Schnittrichtung stramm über die aneinander geschobenen Wundränder kleben.

Zum Arzt, wenn ...

- es sich um große offene Wunden und tiefe Risse handelt,
- Bissverletzungen, Stromunfälle, Kopf-, Augen- oder Knochenverletzungen bestehen,
- die Wunden stark verschmutzt sind oder stark bluten,
- die Wunde pocht,
- Fremdkörper in die Wunde eingedrungen sind,
- sich die Anzeichen einer Blutvergiftung – rote Streifen von der Wunde in Richtung Herz – bemerkbar machen: umgehend zum Arzt!
- das Blut pulsierend aus der Wunde schießt und eine Arterie verletzt wurde. Erst das Blutgefäß durch Druckverband über der Wunde abdrücken und dann sofort einen Notarzt rufen – sonst besteht die Gefahr, dass Sie verbluten!
- sich die Wundränder entzünden,
- eitrige Ablagerungen und auffällig schlechter Geruch auftreten,
- sich eine Wunde nach einer Woche noch nicht geschlossen hat,
- wunde Hautstellen weiterhin gerötet sind und schmerzen.
- Bei rostigen Nägeln und anderweitig verschmutzten Gegenständen besteht erhöhte Injektionsgefahr. Suchen Sie so rasch wie möglich einen Arzt auf, um nicht eine Blutvergiftung zu riskieren.
- Bei Arbeitsunfällen und Verletzungen durch Fremdverschulden sollten Sie einen Arzt aufsuchen. Er stellt Ihnen ein Attest aus, das Sie dann bei der Versicherung zur Kostenerstattung einreichen.

SCHULMEDIZIN	**Polyvidon-Jod**	*z. B. Betaisodona Lösung oder Salbe • Braunovidon Salbe • PVP-Jod-Salbe Lichtenstein*
	Dexpanthenol	*z. B. Bepanthen • Panthenol ratiopharm*
	Chlorhexidin und Dexpanthenol	*z. B. Bepanthen Antiseptische Wundcreme*
NATURMEDIZIN	**Extrakt aus Kamillenblüten**	*Chamo S Bürger • Kamillosan Konzentrat • Kamillosan Salbe, Wund- und Heilbad • Matmille-Bad*
	Präparate aus Ringelblume	*Dr. Theiss Ringelblumensalbe • Ringelblumentinktur*
	Extrakt aus Hamamelisblättern	*z. B. Hametum Creme, Wund- und Heilsalbe*
	Pflanzliches Kombinationsmittel	*z. B. Retterspitz äußerlich*
HAUSMITTEL	**Umschlag mit Ringelblumentinktur**	*Tinktur mit etwas kaltem Wasser verdünnen, Umschläge damit auf die verletzten Stellen legen*
	Ringelblumensalbe	*messerrückendick auf eine Mullbinde streichen und auf die verletzte Stelle legen*
	Kamillenbäder	*Kamillentee in eine Schüssel geben und den verletzten Körperteil darin baden, mehrmals täglich*
	Melissengeist	*1 EL Melissengeist mit 1/2 Liter warmem Wasser verdünnen, ein Tuch damit tränken und auf die betroffene Stelle legen*
	Honig	*fingerdick auf eine Mullbinde streichen, auf die Wunde legen, täglich erneuern*
	Zwiebeln, um Splitter aus einer Wunde zu entfernen	*frisch geschnittene Scheiben auf die betroffene Stelle legen, mit Mullbinde befestigen. Nach 2 bis 3 Stunden kann der Splitter entfernt werden*

Zahnerkrankungen

Zur Selbstbehandlung eignen sich nur leichte Beschwerden wie Zahnfleischentzündungen oder Zahnfleischbluten.
Alle anderen Zahnerkrankungen, insbesondere Zahnschmerzen, gehören in jedem Fall in fachärztliche Behandlung. Denn nur der Zahnarzt kann die genaue Ursache diagnostizieren und die Behandlung entsprechend darauf abstimmen.
Die Zeit bis zum Zahnarztbesuch können Sie sich allerdings durch rezeptfreie Schmerzmittel erleichtern.

So können Sie vorbeugen

- Das A und O für gesunde Zähne und Zahnfleisch ist eine gründliche Mundhygiene. Dazu gehört mindestens zweimal täglich, noch besser nach jeder Mahlzeit, die Zähne zu putzen.
- Verwenden Sie zur täglichen Zahnpflege eine Zahnbürste mit abgerundeten Kunststoffborsten.
- Wichtig ist die richtige Putztechnik: Immer von Rot nach Weiß mit kreisenden Bewegungen putzen. Vergessen Sie nicht, die Kauflächen der Backenzähne gut zu reinigen.
- Zahnseide entfernt Speisereste aus den mit der Bürste schwer zu erreichenden Zahnzwischenräumen. Daher sollte das »Fädeln« fester Bestandteil der täglichen Zahntoilette werden.
  Legen Sie die Zahnseide um jeden Zahn unmittelbar über dem Zahnfleischrand an und schieben Sie sie an der Zahnfläche entlang aufwärts. Auf diese Weise gelingt es am besten, den weichen Belag am Zahnfleischsaum gründlich zu entfernen.
- Zur Härtung des Zahnschmelzes und zur Vorbeugung gegen Karies empfehlen sich fluoridhaltige Zahnpasten oder spezielle Gels, die wie eine Zahncreme angewendet werden.
- Gut sind auch Mundwässer mit Fluorverbindungen. Denn sie erhöhen den Kariesschutz, inaktivieren Kariesbakterien und beugen Zahnfleischerkrankungen vor.
- Als Träger von Zahnprothesen sollten Sie Ihren Zahnersatz nach jeder Mahlzeit mit einer weichen Zahnbürste reinigen und mindestens einmal am Tag in ein Reinigungsbad legen.

SCHULMEDIZIN	**Lokale Schmerzmittel wie Benzocain oder Lidocain**	*z. B. Anaesthesin Pastillen • Dynexan Mundgel oder Zahnfleischtropfen*
	Povidon-Iod	*z. B. Betaisodona Mund-Antiseptikum*
NATURMEDIZIN	**Präparate mit Salbeiblättern**	*z. B. Aperisan Gel*
	Extrakt aus Kamillenblüten	*z. B. Kamillin Konzentrat Robugen*
	Pflanzliche Kombinationsmittel	*z. B. Repha-OS Mundspray S*
	Myrrhentinktur	*z. B. Caelo Myrrhentinktur • Myrrhentinktur »Hetterich«*
HAUSMITTEL	**Gurgeln mit Kamille**	*mehrmals täglich, mit Kamillentee oder -tinktur*
	Mundspülungen mit Salbeitee	*mehrmals täglich*
	Salzkauen	*jeden Morgen 1 TL grobkörniges Salz mit etwas lauwarmem Wasser so lange kauen, bis Sie nichts mehr von den Körnern zwischen den Zähnen spüren*
	Apfelessig	*1 TL Apfelessig in 1 Glas warmes Wasser geben, damit stündlich den Mund spülen.*

Zum Arzt, wenn ...

- sich das Zahnfleisch rötet, anschwillt und schnell zu bluten beginnt,
- das Zahnfleisch zurückgeht, die Zähne länger werden oder sich ein Zahn lockert,
- sich das Zahnfleisch auffällig verfärbt – das kann auf Vergiftungen hinweisen.

Zerrungen

Typische Symptome bei Zerrungen sind Schwellungen des Gelenks sowie akute oder auch anhaltende Schmerzen. Die Bewegungsfähigkeit ist in der Regel eingeschränkt: Das Gelenk lässt sich nur bedingt in der üblichen Richtung bewegen, ist kaum belastbar und schmerzt beim Draufdrücken. Nach einigen Tagen zeigt sich ein mehr oder weniger stark ausgeprägter Bluterguss.
Zu einer Zerrung kommt es durch Überdehnung von Bändern und Gelenken – wenn Sie beispielsweise mit dem Fuß umknicken oder sich das Kniegelenk bei einem Sprung verdrehen.
Zur Selbstbehandlung eignen sich nur leichte Verstauchungen.

Erste-Hilfe nach dem »PECH-Schema«

Der Name ist ironisch gemeint, prägt sich dafür aber umso besser ein.
1. **P** wie Pause,
2. **E** wie Eisauflage,
3. **C** wie Compression,
4. **H** wie Hochlagerung.

Zum Arzt, wenn ...

- starke und anhaltende Schmerzen bestehen,
- die Schwellung bis zum nächsten Tag nicht zurückgegangen ist, obwohl Sie kontinuierlich gekühlt haben,
- ein ausgedehnter blauer Fleck zu sehen ist,
- keine Kontrolle mehr über die Gelenkbewegung möglich ist; dann besteht Verdacht auf Bänderriss oder eine Verletzung der Gelenkkapsel (dies muss der Arzt abklären),
- Sie bei der Verletzung einen deutlichen Knacks oder Knall im Gelenk gehört haben. Dann müssen Sie so schnell wie möglich zum Arzt.
- Falls sich das Gelenk nicht belasten und bewegen lässt, ist Ihr Problem ausgeprägter – soll heißen, Sie haben nicht nur eine Zerrung, sondern Schlimmeres. Und gehören deshalb möglichst rasch in die Klinik.

SCHULMEDIZIN	**Diclofenac**	*z. B. Diclac akut Gel • Diclofenac-ratiopharm Gel*
	Ibuprofen	*z. B. ibutop Creme*
	Kombinationen aus Salicylsäure mit Indometacin oder Piroxicam	*Mobilat Akut Indo • Mobilat Akut Piroxicam*
	Dimethylsulfoxid	*z. B. Dolobene*
	Heparin	*z. B. Hepa-Gel oder -Salbe • Heparin Stada • heparin von ct • Hepathromb 30.000 oder 60.000*
NATURMEDIZIN	**Extrakt aus Arnikablüten**	*z. B. Kneipp Arnika Kühl Gel • Kneipp Arnika Salbe S*
	Extrakt aus Rosskastaniensamen	*z. B. Reparil Gel oder Dragées*
HAUSMITTEL	**Eisbeutel**	*10 bis 12 Eiswürfel in Seidenstrümpfe geben, fest zubinden und auflegen. Wenn das Eis geschmolzen ist, erneuern.*
	Arnikatinktur	*1 EL Arnikatinktur mit 1/4 l Wasser verdünnen, ein Tuch damit tränken und auflegen*
	Olivenöl	*wie Arnikatinktur anwenden*
	Quarkumschlag	*wenn der Quark eingetrocknet ist, erneuern*
	Essigsaure Tonerde	*mehrmals wiederholen, bis die Schmerzen nachgelassen haben*
	Franzbranntwein	*Leinentuch mit 1 EL Franzbranntwein tränken und auflegen*
	Kalte Heilerdeauflage	*3 EL Heilerde mit Wasser zu Brei verrühren, auftragen und darüber ein trockenes Küchenhandtuch binden*

Im Falle eines Falles

Für die erste Hilfe zu Hause
Die gut sortierte Hausapotheke

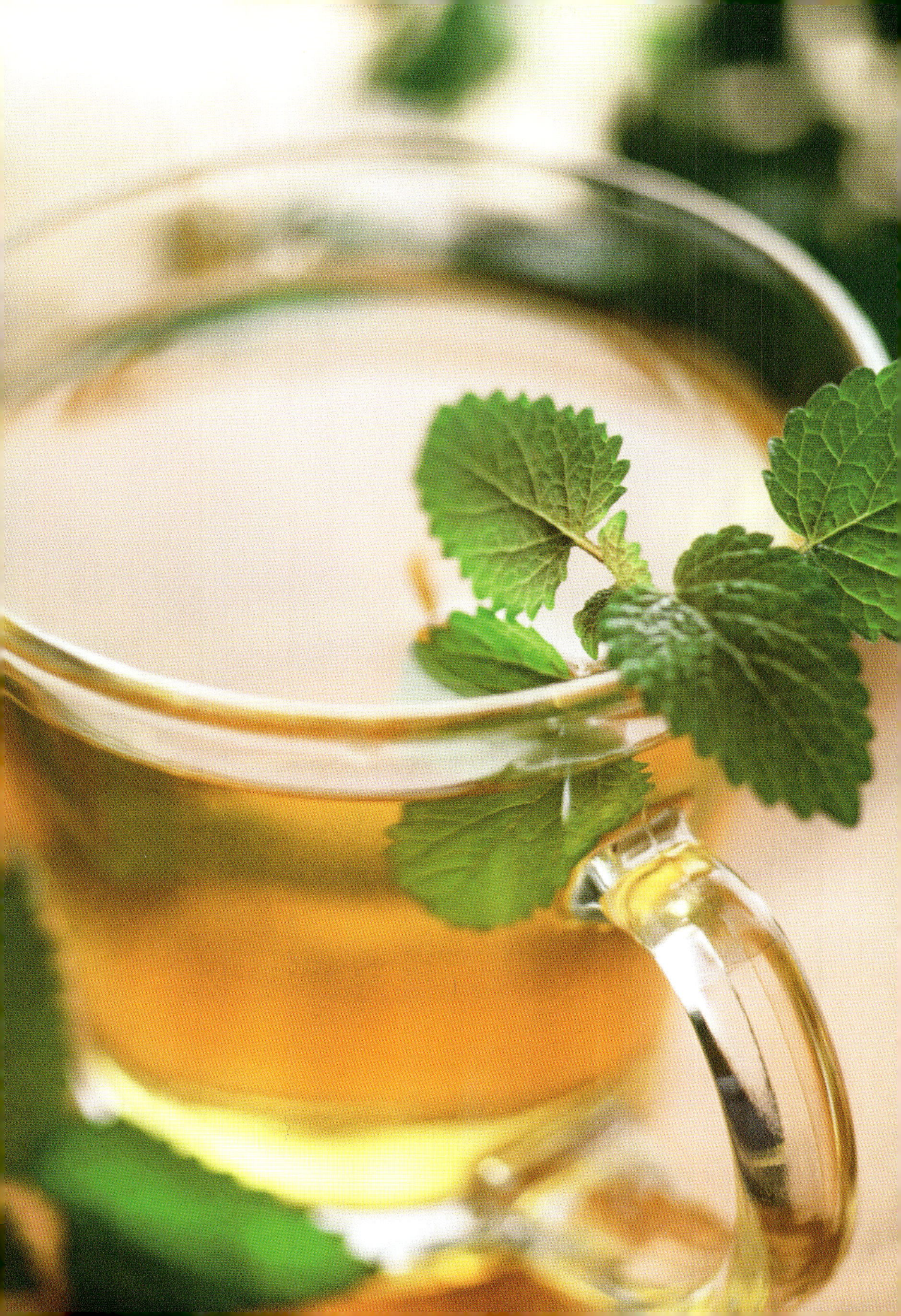

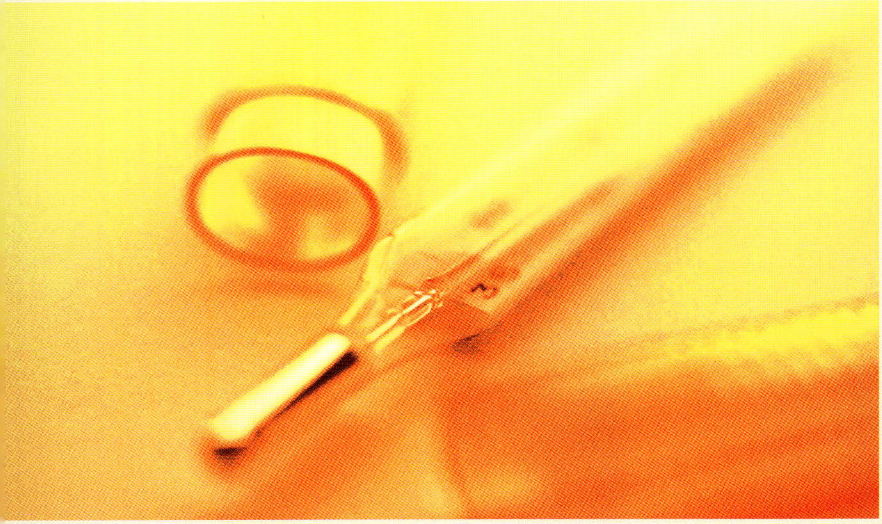

Platzieren Sie Ihre Hausapotheke dunkel, kühl und trocken an einem kindersicheren Ort. Bad und Küche sind ungeeignet, da Feuchtigkeit und Wärme Arzneimittel vorzeitig unbrauchbar machen können.

Wie schnell ist etwas passiert

Verbandskästen für den PKW enthalten fast alles, was auch in die Hausapotheke gehört. In Apotheken erhältlich, kosten sie weitaus weniger, als wenn Sie die Verbandmaterialien einzeln kaufen.

Wer kennt es nicht: In Eile schütten Sie sich versehentlich kochendes Wasser über die Hand, oder von einer Minute auf die andere ereilen Sie starke Kopfschmerzen. Solange solche Fälle während der üblichen Geschäftszeiten unter der Woche eintreten, können Sie sich helfen und in die nächste Apotheke gehen. Nach Ladenschluss oder am Wochenende ist die Sache nicht mehr so einfach.

Es sei denn, man kann auf heimische Bestände zurückgreifen. Deshalb sollten Sie eine gut sortierte Hausapotheke Ihr Eigen nennen.

Regelmäßiger Check-up

Mindestens zweimal jährlich sollten Sie den Inhalt Ihrer Hausapotheke überprüfen. Abgelaufene, verdorbene oder beschädigte Präparate gehören in den Arzneimüll und sollten möglichst gleich wieder ersetzt werden. Achten Sie auch darauf, dass manche Arzneimittel wie beispielsweise Augentropfen nach Anbruch nicht bis zum aufgedruckten Haltbarkeitsdatum, sondern nur noch wenige Wochen haltbar sein können. Notieren Sie auf derartigen Medikamenten das Anbruchsdatum und entsorgen Sie sie beizeiten.

Sortieren Sie weiterhin verstaubtes Verbandmaterial, angerostete Scheren und andere Utensilien aus, die nicht mehr wirklich in Ordnung sind.

Das ist keineswegs Verschwendung, sondern das tun Sie Ihrer Gesundheit zuliebe – und die sollte Ihnen mehr wert sein als alles andere.

Das Wichtigste zur ersten Hilfe

Im Notfall sollten akute Beschwerden umgehend selbst behandelt werden können, ohne dass Sie zuvor in die Apotheke gehen müssen. Das geht, wenn Sie Ihre Hausapotheke mit dem Wichtigsten ausrüsten.

Kreislaufkollaps und Ohnmacht

Obwohl sich beides vergleichsweise plötzlich ereignet, gibt es einige charakteristische Vorboten, die es ermöglichen, noch vorbeugend tätig zu werden:

- man beginnt am ganzen Körper stark zu schwitzen,
- kalter Schweiß tritt auf der Stirn aus,
- man fühlt sich schwindlig, in den Ohren »rauscht« es,
- man bekommt ein flaues Gefühl im Magen,
- vor den Augen erscheinen Punkte oder es flimmert.

Wenn Sie diese Anzeichen bei sich bemerken, sollten Sie sich sofort hinlegen und die Beine dabei etwas höher als den Kopf lagern.

Erste Hilfe

Wenn es dennoch geschehen ist,

- den Ohnmächtigen auf den Rücken legen; dabei die Beine etwas höher als den Kopf lagern,
- die Atmung und den Puls prüfen,
- das Gesicht leicht zur Seite drehen, damit eventuell Erbrochenes nicht die Atemwege verstopfen kann,
- die Kleidung lockern, vor allem enge Gürtel oder Krawatten.
- Falls Sie sich in einem Zimmer befinden, öffnen Sie die Fenster, um frische Luft hereinzulassen.
- Besprengen Sie das Gesicht des Ohnmächtigen mit kaltem Wasser und wischen Sie mit einem feuchtkalten Lappen über Stirn und Schläfen. Auch ein Eisbeutel (kann ein Waschlappen, gefüllt mit Eiswürfeln sein) eignet sich.
- Halten Sie dem Ohnmächtigen ein Fläschchen mit Hoffmannstropfen unter die Nase und lassen Sie ihn, sobald er wieder bei Bewusstsein ist, 20 bis 30 Tropfen davon in einem Glas lauwarmen Wassers trinken.

Ebenfalls unerlässlich: eine Liste mit allen wichtigen Notrufnummern. Dazu gehört neben Feuerwehr, Notarzt und Polizei auch die Nummer des örtlichen Vergiftungsnotrufs. Nicht zu vergessen die Nummer Ihres Hausarztes, Ihres Zahnarztes sowie der nächstgelegenen Apotheke mit Notdienst.

Kräutermittel hausgemacht

Tees und Teemischungen

Ebenfalls eine hochprozentige Angelegenheit sind ätherische Pflanzenöle aufgelöst in Weingeist. Sie werden innerlich oder äußerlich für Einreibungen, Auflagen oder Umschläge verwendet. An der komplizierten Herstellung können Sie sich selbst versuchen – besser aber gehen Sie in Apotheke oder Reformhaus.

Sie sind die häufigste Zubereitungsform: Ob aus einer Pflanze oder als Mischung, Tees sind einfach und unkompliziert in Herstellung wie Anwendung. Sie bieten sich auch für längere Kuren an und können äußerlich als Mundspülung, zur Waschung, für Umschläge und Verbände sowie für Bäder und Inhalationen benutzt werden.
Als Grundregel bei der Zubereitung gilt: Wurzeln und härtere Pflanzenteile werden mit kaltem Wasser angesetzt und anschließend zum Kochen gebracht. Blüten und Blätter hingegen überbrühen Sie mit siedendem Wasser. Sie dürfen nicht gekocht werden, damit sie ihre wertvollen Inhaltsstoffe nicht verlieren.

Grundrezept

Bringen Sie 1/4 l Wasser zum Kochen, geben es über die getrockneten Blüten oder Blätter und lassen alles 10 Minuten ziehen. Wurzeln oder Rinden hingegen legen Sie in kaltes Wasser, bringen es zum Kochen, lassen die Pflanzenteile bis zu 8 Minuten darin und nehmen dann den Topf von der Kochstelle. Gießen Sie den Tee durch ein Sieb ab und trinken Sie davon je nach Anordnung.

Kräuteröle

Öle aus Heilpflanzen eignen sich für Inhalationen, Einreibungen, Massagen sowie als Badezusatz. Ob Sie Ihr Öl in der Apotheke kaufen oder selbst herstellen – es ist ein vielseitiges Heilmittel.

Grundrezept

Geben Sie 3 Handvoll frische Pflanzenteile auf 1 l gutes Olivenöl, lassen die Mixtur in einem verschlossenen Gefäß 14 Tage an der Sonne stehen, geben noch einmal 3 Handvoll frisches Kraut dazu und lassen es wieder ein paar Tage an der Sonne stehen. Dann seihen Sie das Kräuteröl durch einen feinen Filter ab und bewahren es an einem dunklen und kühlen Ort auf. So ist es unbegrenzt haltbar.

MEDIKAMENTE

- Schmerzmittel, zum Beispiel Acetylsalicylsäure, Ibuprofen oder Paracetamol,
- Tabletten gegen Halsschmerzen, am besten zum Lutschen,
- Hustenstiller gegen Reizhusten, vor allem für die Nacht,
- Schleimlöser, die tagsüber bei produktivem Husten Erleichterung bringen,
- Arzneimittel gegen Durchfall, wie zum Beispiel Loperamid zur Ruhigstellung des Darms,
- Elektrolytlösung (Pulver zum Auflösen gemäß WHO-Rezeptur, s. S. 75),
- isotonische Kochsalzlösung,
- Arzneimittel gegen Insektenstiche,
- Gel, Salbe oder Spray gegen Verstauchungen und Prellungen, am besten Präparate mit Diclofenac, Ibuprofen oder Piroxicam,
- Fieberzäpfchen für Kinder,
- Nasentropfen,
- Schnupfenspray,
- Gel gegen Sonnenbrand,
- Wund- und Heilsalbe,
- leichtes Schlaf- und Beruhigungsmittel, am besten Präparate mit Baldrianextrakt,
- kreislaufanregendes Mittel,
- Säurebinder (Antazida) gegen Sodbrennen, am besten mit Aluminiumverbindungen, wie Maaloxan oder Talcid,
- Mittel gegen Übelkeit und Erbrechen,
- pflanzliches Kombinationspräparat gegen Verdauungs- und Magenbeschwerden,
- Präparat mit Simeticon oder Dimeticon gegen Blähungen, wie Espumisan oder sab simplex,
- Augentropfen, am besten Präparate mit Einmaldosierungen – angebrochene Packungen sind ansonsten nur 4 Wochen verwendbar.

HAUSMITTEL

- Arnikatinktur,
- Baldriantinktur,
- Heilerde (für den innerlichen und den äußerlichen Gebrauch),
- Fencheltee,
- Kamillenblüten (für Tees oder Kopfdampfbäder),
- Franzbranntwein,
- Melissengeist,
- Ringelblumensalbe,
- Mittel zum Gurgeln, zum Beispiel Emser Salz,
- Latschenkiefer- oder Fichtennadelöl,
- Eukalyptusöl,
- Aloe-Vera-Gel.

VERBANDMATERIAL

- Heftpflaster mit Wundauflage in unterschiedlichen Größenzuschnitten,
- Wundpflaster zum Zuschneiden,
- wasserfeste Pflaster,
- Pflasterrolle ohne Wundauflage, um Binden zu befestigen (wie Klebeband),
- steril verpackte Mullbinden in verschiedenen Größen,
- Elastikbinden,
- Fixierbinden,
- Verbandschere,
- Einmalhandschuhe,
- Verbandpäckchen (klein, mittel und groß),
- sterile Verbandkompressen aus Mull 10x10 cm,
- sterile Brandkompressen,
- 2 Dreieckstücher aus Baumwolle oder Mull,
- Sicherheitsnadeln,
- Verbandklammern.

SONSTIGES

- Reinigungs- und Desinfektionsmittel: 3-prozentige Wasserstoffperoxidlösung,
- Mittel zur Wunddesinfektion: Polyvidon-Jodlösung,
- Wärmflasche,
- Leinentücher (können auch Geschirrtücher sein),
- warme Wolldecke,
- Zeckenzange,
- Splitterpinzette,
- normale Pinzette,
- Fieberthermometer,
- Kühlkissen und Kühlkompresse (am besten im Kühlschrank aufbewahren, denn nur dann sind sie auch jederzeit einsetzbar),
- steriler Urinbehälter.

3 x täglich

Gehen Sie auf Nummer sicher!
Eine kleine Medikamentenkunde

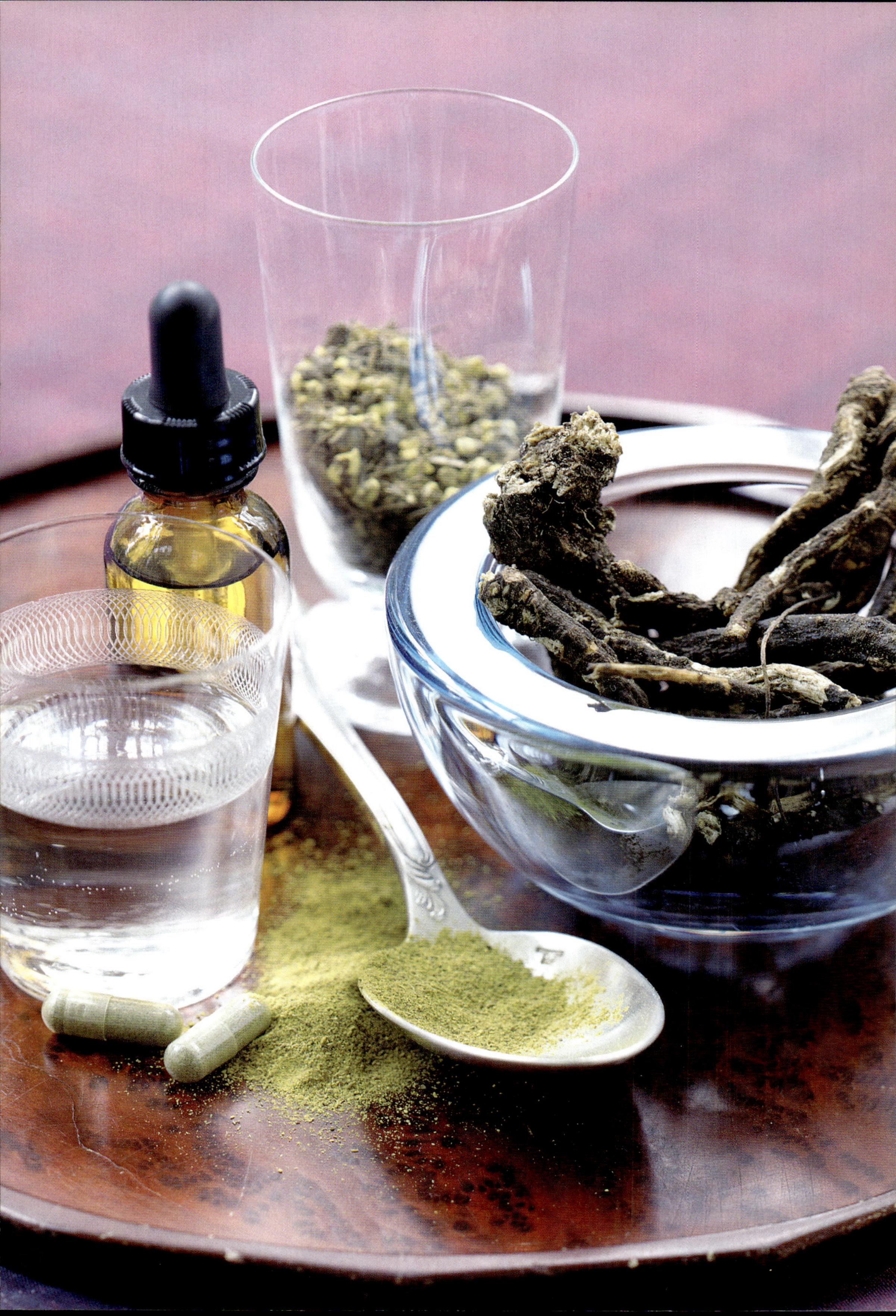

Wirkstoffe und Präparate

Bei der Anwendung rezeptfreier Arzneimittel gibt es einiges zu beachten. Manches davon finden Sie in diesem Buch direkt bei den Beschwerden vermerkt.
Alles Weitere erfahren Sie nun im Anschluss sowie in den Gebrauchsinformationen der Beipackzettel. Diese sind bei der Selbstbehandlung eine gute Orientierungshilfe. Denn wenn Sie sich in eigener Regie behandeln, sind Sie zunächst allein auf Ihr Urteilsvermögen gestellt. Und um dieses zu schulen, ist es wichtig, gut informiert zu sein, auch über Risiken und Nebenwirkungen.

Den Überblick behalten: Auch Mogelpackungen warten in den Regalen auf Käufer.

Neben den Dingen, die es bei der Anwendung der genannten Wirkstoffe zu berücksichtigen gilt, erfahren Sie auch, was eigentlich ein Arzneimittel genau ist und was ein Präparat vorzuweisen hat, um sich so nennen zu dürfen. Und weiter, worin sich ein Arzneimittel von einem Medizinprodukt und einem Nahrungsergänzungsmittel unterscheidet.
Das ist beispielsweise dann hilfreich, wenn Sie das nächste Mal im Supermarkt vor den Regalen stehen, in denen meterweise Tabletten, Pillen und Tees auf Sie und andere Käufer warten. Die Ihnen alle das Gleiche versprechen und von denen sich so manche als Mogelpackung erweist – denn wo »gesund« draufsteht, ist nicht immer »gesund« drin.

Zu Risiken und Nebenwirkungen lesen Sie ...

Jedem Arzneimittel liegt der so genannte Beipackzettel zur Gebrauchsinformation bei. Darin werden Sie als Patient über alles aufgeklärt, was Sie zur Anwendung des betreffenden Präparates wissen müssen. Von der Dosierung bis hin zu den unerwünschten Effekten: Neben- und Wechselwirkungen, Gegenanzeigen sowie auch, ob das Präparat das Reaktionsvermögen beeinträchtigt oder noch andere nachteilige beziehungsweise gefährliche Effekte zeitigen kann.
Diese Informationen dienen einerseits zu Ihrem Schutz als Patient. Schließlich sollten Sie wissen, wie und wann Sie ein Medikament einzunehmen und zu dosieren haben. Zumal dann, wenn Sie sich selbst behandeln. Andererseits schützt der Beipackzettel auch die Hersteller der Arzneimittel. Denn sie sind gesetzlich dazu verpflichtet, ihre Kunden –

mithin die Patienten – über alles in Kenntnis zu setzen, was ihr Präparat anbelangt. Das beinhaltet nicht nur Angaben zur Zusammensetzung, zu den Inhaltsstoffen, Anwendungsgebieten und der Dosierung. Sondern auch, und besonders wichtig, Angaben zu möglichen Risiken, die mit der Anwendung des Präparates einhergehen können. Die Hersteller müssen also beispielsweise auch Nebenwirkungen angeben, die extrem selten auftreten und bislang vielleicht nur ein einziges Mal beobachtet wurden. Das gilt auch für Angaben zu möglichen Wechselwirkungen. Auch bei ihnen ist der Hersteller verpflichtet, akribisch aufzuführen, was bei dem betreffenden Medikament im Verbund mit anderen zu berücksichtigen ist.

Vor diesem Hintergrund wird verständlich, weshalb Beipackzettel mitunter katalogartige Ausmaße erreichen. Und mit Dingen aufwarten, die manchen Patienten zu der Überzeugung bringen, lieber weiter zu leiden als sich Gefahren auszusetzen, gegen die sich seine Beschwerden ausmachen wie eine Mücke gegen einen Elefanten.

Möglicherweise hat Ihnen die Lektüre einer Packungsbeilage auch schon einmal Stirnrunzeln bereitet, hoffentlich aber noch keine Angst. Das genau wollen wir nämlich vermeiden: dass Ihnen die Anwendung eines Arzneimittels Sorgen macht. Und Sie am Ende das Präparat nicht nehmen, obwohl es Ihre Beschwerden wirksam lindern und Ihre Gesundheit wiederherstellen könnte. Womit Sie nicht allein stünden: Jährlich wandern 4000 Tonnen Medikamente ungenutzt in den Mülleimer. Und mit ihnen 400 Millionen Euro – eine Summe, die unser Gesundheitssystem fürwahr gut in andere Dinge investieren könnte. Unter anderem in die Senkung der Krankenkassenbeiträge.

Damit wir uns jetzt nicht falsch verstehen: Legen Sie den Beipackzettel nicht unbeachtet zur Seite. Das Motto »was ich nicht weiß, macht mich nicht heiß« wäre hier vollkommen falsch. Sie sollen alles wissen – was Sie wissen müssen. Das heißt, dass Sie den Beipackzettel gelesen haben sollen. Aber damit auch etwas anfangen können. Deshalb nun ein wenig Nachhilfe zum Studieren der Beipackzettel.

Keine Angst vor dem Beipackzettel

Die Packungsbeilagen sollen eine Hilfestellung sein, an der Sie sich orientieren können – sich informieren, aber nicht verunsichern lassen. Denn die Arzneimittel, von denen wir hier reden, sind rezeptfrei. Das sind sie nicht zuletzt deshalb, weil bei ihrer richtigen Anwendung keine schwer kalkulierbaren Risiken zu befürchten sind.

Rezeptfrei oder nicht?

Darüber entscheiden Experten des Bundesinstituts für Arzneimittel und Medizinprodukte (BfArM): Hat sich ein Medikament über viele Jahre hinweg als sicher in der Anwendung und als wirksam erwiesen, kann es aus der Rezeptpflicht entlassen werden.
Dabei kann es vorkommen, dass dies bei einem Arzneimittel nur für eine bestimmte Dosierung entschieden wird. Höhere Dosierungen desselben Mittels bleiben dagegen weiter rezeptpflichtig. Daneben entscheiden die möglichen Risiken, die mit der Einnahme einhergehen können, über den Griff zum Rezeptblock. Sind diese gering, kann das Medikament seiner Rezeptpflicht enthoben werden.
Beide, rezeptpflichtige wie rezeptfreie Arzneimittel, können Sie in der Apotheke erhalten; sofern das BfArM sie als apothekenpflichtig eingestuft hat.
Frei verkäuflich – das bedeutet: auch außerhalb von Apotheken – sind hingegen Mittel, die nur schwach wirksame Stoffe enthalten. Mit diesen können ohne Risiken jene Beschwerden behandelt werden, für die weder eine ärztliche Diagnose noch Beratung in der Apotheke als erforderlich gilt.

Bezeichnung

Der Name für ein Arzneimittel kann frei gewählt werden. Sofern er nicht falsche Erwartungen bei Ihnen als Patient weckt und nicht mit anderen Arzneimitteln zu verwechseln ist.

Zusammensetzung

Ein Arzneimittel besteht aus arzneilichen Wirkstoffen und anderen Substanzen, die gewissermaßen als Verpackung der Wirkstoffe dienen. Nun reagieren nicht wenige Menschen allergisch auf einige dieser Verpackungsmittel. Deshalb müssen neben dem eigentlichen Wirkstoff immer auch alle anderen Inhaltsstoffe angegeben werden.

Packungsgrößen

N1, N2, N3 – haben Sie sicher schon einmal gelesen. Und sich vielleicht gefragt, was das zu bedeuten hat. Mit den N-Bezeichnungen sind die Packungsgrößen eines Arzneimittels angegeben.
Drei verschiedene sind auf dem Markt, jeweils abgestimmt auf die zur Behandlung notwendige Menge. N1 ist die kleinste Einheit, N3 die größte. Entsprechend ist eine N3-Packung um einiges teurer als eine N1- oder N2-Packung.

Wirkstoffgehalt

- **mite und forte:** So gekennzeichnete Arzneimittel gehören zu einer Serie von Präparaten, die alle den gleichen Wirkstoff enthalten, allerdings in unterschiedlichen Wirkstärken. Neben einem Basispräparat gibt es also möglicherweise ein schwächeres, in der Regel mit dem halben Wirkstoffgehalt. Dieses erhält den Zusatz »mite«. Bei dem Schwesterpräparat mit einem höheren, meist dem doppelten Wirkstoffgehalt, lesen Sie dann den Zusatz »forte«.
- Häufig werden Ihnen auch Angaben über den Wirkstoffgehalt im Verbund mit der Darreichungsform und der Bezeichnung begegnen – also beispielsweise Mittel XY 200 mg Dragées.
- **N und novo:** Dies weist Sie darauf hin, dass das Arzneimittel in seiner Zusammensetzung geändert wurde und damit auch mehr oder weniger Wirkstoff enthalten kann als eine frühere Version.
- **Comp:** Kurz für Composition – mithin handelt es sich hier um ein Präparat, das mehrere Wirkstoffe enthält.
- **Retard und Depot:** Bei so gekennzeichneten Medikamenten wird der Wirkstoff über Stunden nach und nach abgegeben und ins Blut aufgenommen. Das sorgt für gleichbleibende Wirkstoffspiegel und eine länger anhaltende Wirkung.

Arzneimittel, die Kohlenhydrate enthalten, sind noch teilweise mit einem entsprechenden Hinweis versehen: Unter dem Begriff »Zusammensetzung« lesen Sie, wie vielen Broteinheiten (BE) eine Einzeldosis des Präparates entspricht. Für Diabetiker ist das eine wichtige Information.

Allergisch gegen einen Arzneistoff?

Wenn Sie wissen, dass Sie auf einen bestimmten Wirkstoff allergisch reagieren, müssen Sie Präparate, die diese Substanz enthalten, natürlich meiden. In der Regel haben Sie von Ihrem Arzt einen Allergiepass ausgestellt bekommen, in dem angegeben ist, gegen welchen Arzneistoff Sie allergisch sind. Diesen Pass sollten Sie immer mit sich führen – haben Sie einmal einen Unfall, können Sie vielleicht nicht mehr selbst dafür Sorge tragen, dass die kritische Substanz bei Ihnen nicht eingesetzt wird. Das kann beispielsweise bei einer Allergie gegen Narkosemittel gravierende Folgen haben.

Übrigens kann es auch vorkommen, dass ein Mittel schon bei der ersten Einnahme eine allergische Reaktion hervorruft, weil eine andere Substanz das Immunsystem sensibilisiert hat. Eine solche so genannte Kreuzallergie tritt relativ häufig bei Pflanzen auf.

Bei Arzneistoffen, die bekannt dafür sind, dass sie relativ häufig Allergien auslösen können, finden Sie einen entsprechenden Vermerk im Beipackzettel unter den Nebenwirkungen.

Anwendungsgebiete (Indikation)

Lesen Sie den Beipackzettel am besten in der hier gewählten Reihenfolge: Zuerst die Anwendungsgebiete, dann die Dosierung. Als Nächstes dann die Gegenanzeigen und anschließend die Wechselwirkungen.

In diesem Abschnitt finden Sie die Einsatzgebiete, bei denen sich das betreffende Arzneimittel als wirksam erwiesen hat und für die es nach entsprechender Prüfung seine Zulassung erhalten hat. In vielen Fällen gibt es nicht nur eine Indikation, sondern mehrere zugleich.
Gelegentlich stehen unter dem Punkt Anwendungsgebiete auch ergänzende Hinweise für Sie als Patient. So beispielsweise, dass nicht alle Schlafstörungen eine medikamentöse Behandlung erforderlich machen. Oder aber, dass Sie einen Arzt aufsuchen müssen, wenn nach einigen Tagen der Selbstbehandlung mit dem Präparat noch keine Besserung eingetreten ist.

Dosierungsanleitung, Art und Dauer der Anwendung

Ihr Arzneimittel kann Ihnen nur dann gut helfen, wenn Sie es in der richtigen Menge, zum richtigen Zeitpunkt oder in den richtigen Zeitabständen und in der richtigen Weise einnehmen. Wie viel, wann und wie erfahren Sie unter der Dosierungsanleitung. Sie gibt Ihnen Auskunft darüber, wie hoch die Einzeldosis und die Tagesdosis sein sollen, um den gewünschten Behandlungserfolg zu erreichen.
Nehmen Sie nie eigenmächtig eine höhere Dosis von einem Arzneimittel ein, als im Beipackzettel angegeben ist. »Mehr hilft mehr«, ist ein Irrtum – oft auch ein gefährlicher. Zudem steigern Sie bei höherer Dosierung meist nur die unerwünschten Nebenwirkungen und nicht die erwünschten Effekte.
Halten Sie sich deshalb an die empfohlene Dosierung. Sie wurde vor der Zulassung des Arzneimittels in klinischen Studien ermittelt und gewährleistet das beste Verhältnis zwischen Nutzen und Risiken, zwischen Wirkung und Nebenwirkungen. Und damit den besten Schutz für Sie.

Gegenanzeigen

Die Anwendung eines Medikaments kann bei manchen Erkrankungen und Stoffwechselstörungen Probleme bereiten. Auch bestimmte Lebenssituationen wie Schwangerschaft und Stillzeit können den Einsatz eines Arzneimittels verbieten, ebenso wie die gleichzeitige Einnahme eines anderen Präparates.
Alle diese Ausschlusskriterien sind bei den Gegenanzeigen aufgeführt, die Sie natürlich beachten müssen. Wenden Sie keinen Arzneistoff an,

der bei einer Krankheit, unter der Sie leiden, kontraindiziert ist. Denn dabei gehen Sie möglicherweise ein Risiko für Ihre Gesundheit ein: Das Medikament kann das Krankheitsgeschehen unter Umständen verschlimmern – Ihnen mithin mehr schaden als helfen.
Ungeachtet dessen dürfen Sie sich von den Gegenanzeigen nicht verunsichern lassen. Bei den Krankheiten, die dort genannt sind, handelt es sich überwiegend um seltene bis sehr seltene. Sie zweifeln? Denn es könnte ja vielleicht doch sein, dass Sie das haben? Unwahrscheinlich, und vor allem kein Grund, Arzneimittel nicht zu nehmen. Die Gefahr, der Sie sich dadurch aussetzen, ist größer als die Wahrscheinlichkeit, möglicherweise unter einer seltenen Erkrankung zu leiden, von der Sie bisher nichts wissen.

Lassen Sie nicht eigenmächtig ein Medikament weg, das Sie vom Arzt bekommen haben.

Gegenanzeige Sonne

Eine Reihe von Arzneistoffen macht empfindlicher gegenüber UV-Licht. Ihre Einnahme setzt einen Prozess in der Haut in Gang, den man – von »photos«, Licht, und »sensibilis«, fähig zu empfinden – Photosensibilisierung nennt. Sonnenbäder sind beispielsweise kontraindiziert bei einigen Antibiotika: Unter anderem Sulfonamide, Tetracycline und Levofloxacin. Auch wenn Sie Rheumamittel einnehmen, die Natriumaurothiomalat und Auranofin enthalten, ist das Sonnetanken tabu. Ebenso bei Präparaten mit Extrakten aus Johanniskraut – was wirksam gegen depressive Verstimmungen hilft, bringt die Haut bei Sonnenlicht im Nu zum Erröten.
Besonders vor einer Reise in sonnige Regionen sollten Sie also dringend prüfen, ob Medikamente, die Sie gerade einnehmen, möglicherweise die Lichtempfindlichkeit der Haut erhöhen. Das gilt natürlich auch für die Sommermonate hierzulande, in denen die Haut mehr der Sonne ausgesetzt ist. Aber auch bei Solariumbesuchen müssen Sie aufpassen. Kunstsonne hat die gleichen Effekte wie das Original. Im Beipackzettel ist unter den Nebenwirkungen angegeben, ob das betreffende Präparat photosensibel macht. Darüber hinaus können Sie Ihren Arzt oder Apotheker fragen, falls Sie sich unsicher sind.
Mit Vorsicht zu genießen sind Sonnenstrahlen auch bei der Verwendung kosmetischer Produkte. Die enthaltenen Konservierungsstoffe und vor allem Parfümzusätze können zur Photosensibilisierung der Haut führen. Wie übrigens auch ein Sonnenbad inmitten einer blühenden Wiese: Klee, Hahnenfuß – Ihnen besser bekannt als Butterblume – oder Bärenklau können der Haut gefährlich werden. Denn die Pflanzensäfte produzieren unter Einwirkung von UV-Strahlen Stoffe, die lichtempfindlicher machen und eine Hautentzündung hervorrufen.

Wechselwirkungen

Wenn Sie mehrere Arzneimittel zugleich anwenden, kann es passieren, dass sich diese gegenseitig beeinflussen – nicht immer zum Besten. Entweder eines der beiden Präparate schwächt das andere in seiner Wirkung ab. Oder aber eines verstärkt die Wirkung des anderen. Was zum einen die Dosierung außer Kontrolle und zum anderen auch die unerwünschten Wirkungen des Medikaments stärker zum Tragen bringen kann. Manchmal kommt es auch vor, dass sich durch die Kombination vollkommen neue Nebenwirkungen einstellen. Dies kann beispielsweise bei Antibiotika der Fall sein: Ihre Einnahme bringt häufig die Darmflora durcheinander und stört so die Aufnahme von arzneilichen Wirkstoffen in den Körper. So wird die antibiotische Wirkung von Penicillinen verstärkt, wenn Sie gleichzeitig Acetylsalicylsäure einnehmen. N-Acetylcystein zu Penicillinen genommen, setzt deren Wirkung fast vollkommen außer Kraft. Ähnliches trifft für entwässernde Medikamente zu, weshalb die Penicillindosen erhöht werden müssen. Was die wenigsten Frauen wissen, ist, dass Penicilline auch die Wirkung der Antibabypille vermindern können. Das bedeutet für Sie, dass Sie entweder höher dosierte hormonelle Verhütung betreiben oder zusätzliche empfängnisverhütende Maßnahmen ergreifen sollten.

Wenn Sie rezeptpflichtige Arzneimittel vom Arzt verordnet bekommen haben, sollten Sie ihn wegen einer Kombination mit rezeptfreien Mitteln befragen.

Nebenwirkungen

Neben dem erwünschten Behandlungseffekt kann ein Arzneimittel auch unerwünschte Wirkungen haben – die so genannten Nebenwirkungen. Sie müssen im Beipackzettel explizit aufgeführt werden. Aus der Formulierung, die der Arzneimittelhersteller dabei gewählt hat, können Sie Rückschlüsse auf das Ausmaß der unerwünschten Wirkungen ziehen. Je nach Wortwahl lässt sich die Häufigkeit, mit der diese Effekte in der Regel auftreten, einordnen.

Dabei bedeutet

- »sehr häufig«, dass mehr als zehn Prozent,
- »häufig«, dass mehr als ein Prozent,
- »gelegentlich«, dass über 0,1 Prozent,
- »selten«, dass über 0,01 Prozent,
- »sehr selten«, dass weniger als 0,01 Prozent der Anwender von der jeweiligen Nebenwirkung betroffen sind.

Was wirkt, hat auch Nebenwirkungen. Das gilt für Medikamente mit chemisch-definierten Wirkstoffen ebenso wie für jene, die mit natürlichen Substanzen heilen.

Sollten Nebenwirkungen bei Ihnen auftreten, halten Sie Rücksprache mit Ihrem Arzt und fragen ihn nach Alternativen. Unter Umständen sorgt auch ein Präparatewechsel dafür, dass die unerwünschten Effekte bei Ihnen ausbleiben. Bedenken Sie auch, dass nicht alles, was während der Einnahme auftritt, eine Nebenwirkung ist. Wenn sich zeitgleich mit der Anwendung eines Arzneimittels eine Beschwerde einstellt, kann das auch an der Erkrankung liegen, die Sie gerade behandeln.

Gefahr auf dem Teller

Nachdem Sie die Pflichtlektüre des Beipackzettels absolviert haben, sollten Sie noch einige weitere Besonderheiten kennen, die mit der Anwendung von Arzneimitteln einhergehen können.

In einigen Fällen beispielsweise servieren Sie sich Probleme mit Medikamenten selbst – mit bestimmten Speisen und Getränken. Das fängt bereits beim Zeitpunkt der Einnahme an: Es macht bei vielen Wirkstoffen einen großen Unterschied, ob Sie diese vor oder nach einer Mahlzeit nehmen. Denn ein voller Magen benötigt eine gewisse Zeit, bis er sich entleert hat. Das kann die Aufnahme in den Stoffwechsel und damit den Eintritt der Wirkung verzögern. Nehmen Sie dagegen ein Arzneimittel auf leeren Magen ein, gelangt es schneller in den Dünndarm und kann von dort zügiger und besser aufgenommen werden. Genauso gibt es aber auch einige Wirkstoffe, die eine gute Grundlage brauchen, um richtig zu wirken – daher sollten sie zu den Mahlzeiten oder gleich anschließend eingenommen werden.

Abgesehen vom Zeitpunkt vertragen sich so manche Arzneistoffe nicht mit bestimmten Nahrungsmitteln. Die einen beeinträchtigen die Aufnahme der Substanz in den Magen-Darm-Trakt, die anderen machen einen Stoff unlöslich und damit seiner Wirksamkeit den Garaus. Wieder andere verstärken die Wirkung eines Arzneimittels und bringen auf diese Weise ein gesundheitliches Risiko auf den Tisch.

Das Autreten einer bestimmten Nebenwirkung bei bis zu zehn Prozent der Anwender bedeutet andersherum: Über neunzig Prozent haben keinerlei Probleme. Vieles ist auch eine Frage der Sichtweise …

Riskant: Grapefruitsaft und Gegrilltes

Grapefruitsaft kann die Wirkung von Arzneimitteln gehörig aufmischen. In der herben Frucht stecken Stoffe, so genannte Flavonoide, die das Enzym Zytochrom-P-450 (s. S. 216) hemmen. Dadurch können die Konzentrationen einer ganzen Reihe von Arzneistoffen ansteigen. Das betrifft unter anderem Benzodiazepine (Beruhigungsmittel), Antihistamine (gegen Allergien), aber auch Sildenafil, den Wirkstoff von Viagra.

Wer also die nicht eben preisgünstige Potenzpille mit Grapefruitsaft schluckt, kommt möglicherweise mit einer geringeren Dosis aus – so die Spekulation mancher Pharmakologen. Wissenschaftlich verbürgt ist diese These allerdings keineswegs; sie sollte Sie auch nicht zum Eigenversuch inspirieren. Lassen Sie lieber generell die Finger von Grapefruitsaft, wenn Sie Arzneimittel einnehmen müssen. Sicher ist sicher.

Die Zytochrom-P-450-Enzyme können durch Speisen aber auch in ihrer Funktionsweise gefördert werden. So regen eiweißreiche Nahrung, Kohlgemüse und Gegrilltes die Aktivität dieser Enzyme an. Infolgedessen kann der Pegel verschiedener Arzneistoffe deutlich sinken – und damit die Wirksamkeit der Behandlung.

Detektivarbeit in den Genen

Bei Ihnen wirkt ein Medikament gar nicht, bei jemand anderem hingegen ist die gleiche Menge bereits deutlich überdosiert. Die Erklärung für dieses paradoxe Phänomen liegt in der Familie. Genauer gesagt in den Genen: Fehler im Erbgut, so genannte Mutationen, können auch die Aktivität bestimmter Enzyme im Körper beeinflussen – und damit die Wirksamkeit von Arzneimitteln. Das betrifft allen voran die Zytochrom-P-450- Enzyme. Dabei handelt es sich um eine Gruppe von Enzymen, die dafür sorgen, dass Arzneimittel individuell so unterschiedlich wirken können. Denn ihre Aufgabe besteht darin, arzneiliche Wirkstoffe abzubauen. Je nachdem, wie aktiv sie dabei vorgehen, dauert es länger oder kürzer, bis ein Medikament verstoffwechselt wird. Dementsprechend kann ein und dasselbe Arzneimittel in gleicher Dosierung von Patient zu Patient unterschiedliche Wirkungen und Nebenwirkungen entfalten.

Veränderungen im Erbgut können zu Defekten der Zytochrom-Enzyme und in der Folge zu deren komplettem Ausfall führen. Fehlen diese »Handwerker« dem Stoffwechsel, kann ein Medikament entweder gar keine oder aber zu starke Effekte entfalten. Bei zwei Prozent der Bevölkerung beispielsweise werden Wirkstoffe, einerlei welche, sehr rasch im Stoffwechsel abgebaut – sie benötigen entsprechend eine höhere Dosis als der Normalbürger.

Andersherum kann es sein, dass jemand einen Wirkstoff überaus langsam abbaut. Dadurch können sich Nebenwirkungen verstärken und als zu starke Hauptwirkungen auftreten. Wenn Sie zum Beispiel einen Blutdrucksenker zu langsam abbauen, steigt dessen Spiegel im Blut viel zu hoch – was zu einem starken Blutdruckabfall bis hin zum Kreislaufzusammenbruch führen kann.

Oder aber Sie gehören zu den sieben Prozent der Bundesdeutschen, bei denen Codein nicht wirkt. Einfach deshalb, weil Ihnen das Enzym fehlt, das aus Codein im Stoffwechsel Morphin herstellt.
Um diese Risiken einzudämmen, forscht man derzeit intensiv in den Genen. Im Zuge der so genannten Pharmakogenetik soll es möglich werden, anhand der Gene auf die Wirksamkeit von Medikamenten zu schließen. Mit der Entschlüsselung des menschlichen Erbguts gelingt es heute, Mutationen auf bestimmten Chromosomen mit der Aktivität von Enzymen und eben auch der Zytochrome zu koppeln: Die Rasterfahndung in den Genen könnte helfen, das für einen Patienten am besten geeignete Arzneimittel und die beste Dosierung zu finden. So würden sich gravierende Nebenwirkungen und auch manches Therapieversagen bereits im Vorfeld vermeiden lassen.

Rat in anderen Umständen

Eine Schwangerschaft ist eine ganz besondere Situation: Ein neuer Lebensabschnitt beginnt, denn mit dem Kind wird vieles anders werden. Der gesamte Organismus stellt sich um und bereitet die werdende Mutter sowohl körperlich wie seelisch auf ihre Aufgaben vor.
Auch was die Einnahme von Arzneimitteln anbelangt, haben die Monate, in denen das Kind im Mutterleib heranwächst, einen Sonderstatus. Schließlich sind das Ungeborene und seine Mutter über den Blutkreislauf miteinander verbunden. Was bedeutet, dass alles, was im Blut der Schwangeren kursiert, den zukünftigen Erdenbürger ebenfalls erreicht – auch arzneiliche Wirkstoffe. Und hier liegt das Problem, da deren Effekte durchaus einigen Schaden anrichten können. Denn das Ungeborene reagiert viel empfindlicher auf Arzneimittel. Besonders kritisch für die Entstehung von Fehlbildungen ist das erste Drittel der Schwangerschaft. Aber auch in den nächsten Monaten ist Vorsicht geboten. Bestimmte Arzneimittel können beispielsweise das Wachstum des Ungeborenen beeinträchtigen oder wichtige Funktionsabläufe in seinem winzigen Körper stören. Um diese Risiken so gering wie möglich zu halten, gilt das Prinzip: In der Schwangerschaft so wenig Arzneimittel wie möglich.

Fragen Sie bei Arzneimitteln, die Sie ständig einnehmen müssen, umgehend Ihren Arzt um Rat, sobald Sie wissen, dass Sie Mutter werden.

In der Schwangerschaft nicht ohne Arzt

Ungeachtet der möglichen Gefahren für das Kind: Akute Beschwerden und chronische Erkrankungen der Mutter müssen natürlich auch in der Schwangerschaft behandelt werden. Das kann und darf jedoch im Hinblick auf die genannten Risiken nur unter Aufsicht des Arztes geschehen. In der Schwangerschaft sollten Sie nicht auf eigene Faust zu Arzneimitteln greifen, sondern immer erst nach Rücksprache mit Ihrem Arzt. Er kann Ihnen Wirkstoffe empfehlen und verordnen, deren Unbedenklichkeit für Ihr Kind nachgewiesen ist.

Leider ist das nicht bei allen Arzneistoffen der Fall. Nicht jeder arzneiliche Wirkstoff ist gezielt in einer wissenschaftlichen Studie an Schwangeren untersucht worden. Was nicht verwundert, denn welcher Arzneimittelhersteller nimmt freiwillig das Risiko in Kauf, für einen eventuellen Schaden haftbar gemacht zu werden. Zur Sicherheit eines Arzneimittels existieren häufig nur Erfahrungen aus Beobachtungen während der Anwendung. Nicht umsonst steht im Beipackzettel so oft zu lesen, dass es »über die Risiken einer Anwendung in der Schwangerschaft keine Erkenntnisse« gibt – die Hersteller gehen auf Nummer sicher.

Das sollten Sie als werdende Mutter unbedingt auch.

Versuchen Sie keinesfalls, Ihre Beschwerden in eigener Regie mit Arzneimitteln zu behandeln. Halten Sie immer erst Rücksprache mit Ihrem Arzt, auch bei solchen Störungen, die Sie bereits öfter hatten und mit deren Behandlung Sie sich im Grunde ganz gut auskennen. Sie tragen jetzt nicht nur die Verantwortung für Ihre Gesundheit – auch die Ihres Kindes liegt nun in Ihren Händen. Das gilt übrigens auch für die Stillzeit. Denn so manche Arzneistoffe können in die Muttermilch übergehen und Ihr Baby schädigen.

Aus diesem Grund sind Schwangere und Stillende ausdrücklich von den Empfehlungen in diesem Buch ausgeschlossen worden. Die Selbstbehandlung mit Medikamenten – ob rezeptfrei oder nicht – ist in diesen Phasen aus unserer Sicht nicht zu verantworten. Weder von uns als Autoren noch von Ihnen als werdende beziehungsweise frisch gebackene Mutter.

Kinder – ein Fall für sich

Medikamente können bei Kindern zum einen deutlich stärker, zum anderen auch völlig anders wirken als bei Erwachsenen.

Kinder sind keine kleinen Erwachsenen. Sondern Patienten, die eine eigene, auf ihren heranwachsenden Organismus und dessen spezielle Bedürfnisse abgestimmte Behandlung benötigen. Das bringt jedoch gerade bei der Anwendung von Arzneimitteln einige Probleme mit sich. Denn für viele Arzneistoffe gibt es keine klinisch-pharmakologischen Daten, die etwas über ihre Wirkung bei Kindern aussagen. Das gilt auch für die Dosierung – Angaben darüber beruhen nur allzu oft auf Erfahrungswerten und nicht auf validen Studienergebnissen.

Für Sie als Eltern bedeutet das: Die Selbstbehandlung Ihrer Kinder mit rezeptfreien Arzneimitteln sollte tabu sein. Woraus für uns als Autoren folgt, dass wir Kinder und Jugendliche unter 18 Jahren aus unseren Empfehlungen ausnehmen. Wir vertreten die Auffassung, dass Sie deren Behandlung auf jeden Fall erfahrenen Fachleuten, sprich Kinderärzten, überlassen sollten.

Seien Sie auch zurückhaltend mit Hausmitteln: Auch bei ihnen ist Vorsicht bei kleinen Patienten angesagt. So ist beispielsweise ein Kopfdampfbad mit ätherischen Ölen nichts für Kinder.

Das alles soll Ihnen nun keinesfalls Furcht einflößen oder Sie verunsichern. Es soll vielmehr an Ihr elterliches Verantwortungsbewusstsein appellieren.

Auf dieses und auf Ihre Umsicht sind Ihre Kinder angewiesen – bei allen Dingen des Alltags, von der Erziehung über die Ernährung bis hin zur Ausbildung, und ganz besonders im Krankheitsfall. Lassen Sie Ihren Kindern die beste Behandlung angedeihen, die zur Verfügung steht. Und versuchen Sie nicht, sie auf eigene Faust mit Medikamenten oder Maßnahmen zu kurieren, von denen Sie vermuten, dass Sie ihnen gut tun könnten. Was Ihnen gut geholfen hat, bewährt sich bei Ihrem Kind nicht zwangsläufig mit dem gleichen Erfolg.

Ihrem Nachwuchs helfen Sie am besten, wenn Sie die Behandlung akuter Beschwerden ärztlicher Sorgfalt überantworten. Damit, dass Sie Ihre Kinder glücklich, zufrieden sowie körperlich und seelisch gesund aufwachsen lassen, haben Sie bereits genügend Verantwortung übernommen. Schließlich sind elterliche Liebe und Zuwendung die beste Medizin – daran ändert sich ein Leben lang nichts.

Kinder sind im Durchschnitt häufiger krank als Erwachsene. Der Grund liegt in ihrem Immunsystem, das noch üben muss. Es hat noch zu lernen, sich den zahllosen Krankheitserregern und Schadstoffen zu erwehren.

Who is who im Regal?

Viele Bundesbürger, rund ein Viertel der Bevölkerung, unterstützen ihre Gesundheit, indem sie beispielsweise ihre Bilanz an Vitaminen, Mineralien und anderen wichtigen Stoffen gezielt aufstocken. Was sie da gesundheitsbewusst schlucken, kauen oder trinken, wissen allerdings die wenigsten so genau.

Die Fülle an Arzneimitteln ist inzwischen unüberschaubar. Wie viele sich auf dem deutschen Markt derzeit tummeln, darüber gibt es selbst in Fachzirkeln nur Spekulationen – um die 50 000, so wird geschätzt, rechnet man jede Produktform und Packungsgröße eines Medikaments dazu. Nahezu täglich landen weitere Kreationen in den Regalen des boomenden Gesundheitsmarktes.

Arzneimittel

Arzneimittel dienen der Heilung von Krankheiten, Nahrungsergänzungsmittel der allgemeinen Pflege des Wohlbefindens. Damit richten sich Letztere an Gesunde, Medikamente dagegen konkret an Patienten.

Seit 1978 ist per definitionem geregelt, was ein Arzneimittel ist. Damals trat das Arzneimittelgesetz (AMG) in Kraft und sorgte für Recht und Ordnung: Gemäß Paragraph zwei dieses Gesetzeswerks sind Arzneimittel »Stoffe mit Zubereitungen aus Stoffen (Wirkstoffe), die allein oder im Gemisch mit anderen Substanzen, z.B. Lösungsmitteln, in der Diagnostik oder der Therapie von Krankheiten, Leiden, Körperschäden oder krankhaften Beschwerden angewandt werden. Sie können aus natürlichen Grundstoffen oder auch synthetisch hergestellt worden sein.« Bevor ein neues Arzneimittel auf den Markt kommen kann, benötigt es eine Zulassung. Um diese zu erhalten, muss der Hersteller die Wirksamkeit, Unbedenklichkeit und pharmazeutische Qualität seines Präparates nachweisen – in wissenschaftlichen Untersuchungen.
Ob der neue Anwärter den Kriterien genügt, entscheidet das Bundesinstitut für Arzneimittel und Medizinprodukte, kurz BfArM. Hat ein Präparat alle Hürden genommen und die Zulassung erhalten, darf es auf seiner Packung das Kürzel »Zul.-Nr.« tragen. Das Prädikat, an dem Sie erkennen, dass das Mittel nach dem gültigen AMG zugelassen ist.

Generika

Dies sind Nachahmerprodukte, die Arzneistoffe enthalten, deren Patent abgelaufen ist. Entwickelt ein pharmazeutisches Unternehmen einen neuen Wirkstoff, lässt es sich diesen fast immer patentieren. Verständlich, denn in die Entwicklung neuer Produkte investieren die Hersteller neben jahrelanger Forschung auch enorme Summen an Geld. Ein Patent sichert ihnen für zwei Jahrzehnte die exklusiven Nutzungsrechte ihres Wirkstoffs. Ist diese Zeit abgelaufen, können andere Unternehmen die Substanz für ihre eigenen Produkte verwenden – ohne dafür Lizenzen bezahlen zu müssen. Generika enthalten die gleichen Wirkstoffe wie das Original. Der Herstellungsprozess und oft auch Zusatzstoffe sind unterschiedlich. Die Nachahmer haben dennoch eine gleichwertige Sicherheit wie das Originalpräparat. Da sie lizenzfrei produziert werden, sind sie in aller Regel kostengünstiger als die Prototypen. Eine zunehmend beliebter werdende Alternative – wenn auch nicht immer eine gute. Denn gerade bei pflanzlichen Arzneimitteln spielt der Herstellungsprozess eine ganz entscheidende Rolle für die Wirkung. Ein nach einem anderen Verfahren produziertes Präparat ist also keinesfalls dem Ausgangsprodukt gleichzusetzen, sondern als vollkommen unterschiedliches Medikament zu sehen. Etwas, was leider kaum bekannt ist und sich nachteilig auf Qualität und Ansehen pflanzlicher Arzneimittel auswirkt – vom Schaden für die forschende Industrie, deren Investitionen flugs von Trittbrettfahrern für sich in Anspruch genommen werden, mal ganz abgesehen.

Medizinprodukte

Auf den ersten Blick gleichen sie sich wie ein Ei dem anderen. Dennoch beschreiten Medizinprodukte andere Wege als Arzneimittel – nämlich was ihre Wirkmechanismen anbelangt. So können diese beispielsweise physikalisch sein: Nasentropfen sind so ein Fall, ebenso wie Augentropfen. Die einen arbeiten mit Kochsalzlösung und machen Ihrem Schnupfen damit Beine. Die anderen überziehen die Augen mit einem Film und schützen sie auf diese Weise unter anderem vor Zugluft, Rauch und Fremdkörpern.

Ob ein Mittel unter die Kategorie Medizinprodukt fällt, entscheidet – Sie ahnen es bereits – ebenfalls das BfArM. Das Institut prüft auch, ob das Präparat alle technischen und medizinischen Anforderungen erfüllt und sicher ist. Ist das der Fall, gibt es das Gütesiegel, das CE-Zeichen, auf die Packung. Medizinprodukte bekommen Sie fast ausnahmslos ohne Rezept. Über ihre Apothekenpflicht entscheiden die Inhaltsstoffe.

Nahrungsergänzungsmittel

Der Name kommt nicht von ungefähr: Sie ergänzen den Speiseplan, ersetzen jedoch eine ausgewogene Ernährung nicht. Nahrungsergänzungsmittel können aus einer fettreichen, hochkalorischen keine gesund erhaltende Kost machen. Beispiel Vitamin-C-Präparate: klassische Nahrungsergänzungsmittel, aber eben kein Ersatz für Nahrung.

Nahrungsergänzungen sollen vielmehr laut Gesetzestext »physiologisch bedeutsame Nahrungsinhaltsstoffe in konzentrierter Form« liefern. Also die »Nahrung in Fällen unausgewogener Ernährung und bei erhöhtem Nährstoffbedarf gezielt ergänzen«. Mit »physiologisch bedeutsam« sind dabei nicht nur die bekannten Nährstoffe gemeint. Sondern generell alle Substanzen, die unsere Gesundheit fördern und Krankheiten vermeiden helfen.

Vitamin- und Mineralstoffpräparate, Hefeflocken, Kleie und Leinsamen, Ballaststoffriegel oder Knoblauchpillen – sie alle dienen Gesunden zur Erhaltung ihres Wohlbefindens. Aber bitte nicht frei nach dem Gießkannenprinzip: Die ungerichtete, breit gestreute Einnahme von Nährstoffpräparaten bewertet man in Expertenkreisen kritisch. Zu hoch das Risiko unerwünschter und noch nicht erforschter Nebenwirkungen, vor allem bei hoch dosierten Gaben von Vitaminen. Die Liste an Studien und Forschungsarbeiten zu diesem Aspekt ist schließlich lang. Und so werden auch bei Ernährungskongressen alljährlich erneut wieder Warnungen ausgegeben.

Was also dem Verbraucher auf den Weg geben? Ernährungswissenschaftler und Institutionen wie die Deutsche Gesellschaft für Ernährung e.V. (DGE) halten es mit dem althergebrachten Rat »Esst mehr Obst«. Fünf am Tag – so das Credo. Denn fünf Portionen Obst und Gemüse am Tag haben sich in vielen Untersuchungen als probater Schutz der Gesundheit erwiesen: »Die derzeit wissenschaftlich am besten abgesicherte präventive Strategie zur Minderung von bösartigen Erkrankungen, Herz-Kreislauf-Krankheiten und Fettsucht«.

Zur diätetischen Behandlung von ...

Zielgruppe von diätetischen Lebensmitteln sind Patienten, die an einer bestimmten Krankheit leiden. Nahrungsergänzungsmittel hingegen sind für gesunde Menschen gedacht, die ihr Wohlbefinden gezielt fördern möchten.

Bislang trennte der Gesetzgeber strikt zwischen Arzneimitteln einerseits und Lebensmitteln andererseits.

Seit Dezember 2001 dürfen jedoch so genannte »diätetische Lebensmittel für besondere medizinische Zwecke« zur Behandlung von Krankheiten verwendet werden. Zielgruppe sind Patienten, die ihre medizinische Behandlung mit diätetischen Lebensmitteln unterstützen und verbessern können. Damit stehen diätetische Lebensmittel Arzneimitteln sehr nahe: Sie haben einen klaren medizinischen Nutzen und somit einen konkreten Krankheitsbezug. Ebenso treten diätetische Lebensmittel auch ganz »arzneimitteltypisch« auf, nämlich nur in Form von Tabletten, Pillen, Pulvern oder als Trinknahrung. Daran ist zu erkennen, dass es sich hier um ein Lebensmittel mit medizinischer Bestimmung handelt.

Anders als viele Arzneimittel können diätetische Lebensmittel jedoch frei verkauft werden. Nichtsdestotrotz haben diese Produkte eine ganze Reihe strenger Auflagen zu erfüllen. So unter anderem, dass sie tatsächlich auch in der Lage sein müssen, eine Behandlung wirksam zu unterstützen. Ist dieser ernährungsmedizinische Nutzen für den Patienten nicht wissenschaftlich belegt, entfällt der Anspruch auf einen Platz im Apothekensortiment.

Diätetische Lebensmittel haben nichts damit zu tun, was wir gemeinhin unter »Diät« verstehen – sie sind also nicht zum Abnehmen gedacht.

Diätetische Lebensmittel für besondere medizinische Zwecke – zur Ernährung bei einer bestimmten Krankheit wie beispielsweise Diabetes – werden auch »bilanzierte Diäten« genannt. Stellen diese die einzige Nahrungsquelle für den Patienten dar, heißen sie »vollständig bilanzierte Diäten«. Nimmt man sie hingegen zusätzlich zur üblichen Ernährung zu sich, handelt es sich um »ergänzende bilanzierte Diäten«. Dieser Unterschied muss Ihnen als Verbraucher unter dem Vermerk »Wichtiger Hinweis« mitgeteilt werden.

Ebenso haben Sie zu erfahren, dass das betreffende Produkt unter ärztlicher Aufsicht zu verwenden ist. Damit nicht genug, auch die Kalorien und der Gehalt an Nährstoffen sowie gegebenenfalls Vitamine und Mineralstoffe müssen auf dem Etikett vermerkt sein. Dito alle Dinge, die bei der Anwendung zu beachten sind.

Die Angaben basieren auf den Daten des Bundesinstituts für Arzneimittel und Medizinprodukte (BfArM) sowie auf den BGA-Monographien der genannten Wirkstoffe.

Functional Food

Auf gut Deutsch »funktionelle Nahrung« – hier handelt es sich zunächst um ganz gewöhnliche Nahrungsmittel. Denen jedoch gezielt Vitamine, Spurenelemente oder andere gesundheitlich wichtige Stoffe zugesetzt sind – das ist die Idee dahinter.

In den Sechzigerjahren ursprünglich zur Astronautennahrung vorgesehen, boomt Functional Food inzwischen. Die USA, von wo aus die Functional-Food-Welle zu uns geschwappt ist, betreiben mit Nutriaceuticals, wie sie auch genannt werden, schon seit 1998 Gesundheitsvorsorge im großen Stil.

Marktforscher sagen funktionellen Nahrungsmitteln auch für Europa goldene Zeiten voraus: In wenigen Jahren, so die Prognosen, werden sie zwanzig Prozent dessen ausmachen, was in den Regalen auf Käufer wartet. Mit Folsäure angereicherte Müsliriegel, Orangensaft mit Calcium, Erfrischungsgetränke mit Co-Enzym Q10 sowie Joghurts mit probiotischen Milchsäurebakterien sind schon jetzt in vieler Munde.

Auch bei Functional Food gilt die Devise, dass sie eine gesunde und ausgewogene Ernährung auf keinen Fall ersetzen. »Ernährungssünden« lassen sich mit ihnen ebenso wenig wettmachen wie mit Nahrungsergänzungsmitteln.

Ein kritischer Blick beim Einkauf ist zudem geboten. Denn, wie auch Verbraucherschutzverbände warnen, sind so manche dieser Produkte tatsächlich nicht mehr als Elemente einer Marketingstrategie, die den Trend zu gesundheitsbewusstem Leben ausnutzt. Ernährungswissenschaftler mahnen nicht umsonst rigorose Untersuchungen und fundierte Daten an.

Nur so kann die Speisung aus dem Labor einen wirklichen Zusatznutzen für den Verbraucher bieten.

Von A bis Z – worauf Sie achten müssen

Auf den folgenden Seiten können Sie nachlesen, was Sie bei den im Behandlungsteil aufgeführten Arzneistoffen berücksichtigen sollten. Jene Wirkstoffe, die nur selten zum Einsatz kommen, haben wir hier ausgenommen. Zu den Heilpflanzen informiert Sie der anschließend folgende Buchabschnitt.

▮ Da Aluminiumhydroxid die Aufnahme anderer Arzneimittel beeinflussen kann, sollten Sie zwischen der Einnahme jeweils einen Zeitraum von zwei Stunden verstreichen lassen. ▮

▮ Nehmen Sie Antazida mit einem Mindestabstand von zwei Stunden zu anderen Arzneimitteln ein. ▮

Acetylsalicylsäure

▮ Nicht anwenden bei Asthmaanfällen durch Gabe von Salicylaten und anderen entzündungshemmenden Präparaten wie NSAR (nicht-steroidale Antirheumatika), Magen- und Darmgeschwüren, krankhafter Blutungsneigung, Leber- und Nierenversagen, schwerer Herzschwäche, Allergien.

▮ Mögliche Nebenwirkungen: Magen-Darm-Beschwerden. Kopfschmerzen, Schwindel, Hörstörungen oder Tinnitus (Pfeifen im Ohr) können Zeichen für eine Überdosierung sein.
Nehmen Sie Acetylsalicylsäure nicht vor operativen Eingriffen, da es die Blutgerinnung vermindert – und damit Blutungen verstärken kann. Das sollten Sie als Frau auch bedenken, wenn Sie Ihre Periode haben. Ist diese ohnehin stark, sollten Sie während der Tage auf eine andere Alternative ausweichen.
Zudem kann Acetylsalicylsäure auch die Wirkung von gerinnungshemmenden Arzneimitteln und Medikamenten gegen Diabetes erhöhen.

Aluminiumhydroxid

▮ Nicht anwenden bei Dickdarmstenosen, Verstopfung, Niereninsuffizienz.

▮ Mögliche Nebenwirkung: Verstopfung.

Ambroxol

▮ Nicht anwenden bei Schwangerschaft (keine sonstigen Angaben in der Literatur).

▮ Mögliche Nebenwirkungen: selten Erbrechen, Durchfall, Hautausschlag, Magenbeschwerden. Nehmen Sie Ambroxol nicht gleichzeitig mit Codein und anderen Hustenblockern ein, da sonst der Schleim nicht von selbst abgehustet werden kann.

Antazida

▮ Nicht anwenden bei gestörter Nierenfunktion, Calciumsteinen in der Niere, Schädigung der Magenschleimhaut, Magenschleimhautentzündungen, Magengeschwüren, Alkalose (Verschiebung des pH-Wertes im Blut in den alkalischen Bereich).

▮ Mögliche Nebenwirkungen: Bei längerer Anwendung kann es in der Niere durch Erhöhung des pH-

Wertes im Harn zur Bildung von Calcium- oder Magnesiumphosphatsteinen kommen.

Antihistamine
Lesen Sie auch unter Bamipin, Cetirizin, Dimetinden und Diphenhydramin.
▮ Nicht anwenden bei Störungen der Blasenentleerung, Engwinkelglaukom.
▮ Mögliche Nebenwirkungen: Störungen beim Wasserlassen, trockener Mund, Sehstörungen und herabgesetzte Reaktionsfähigkeit, Müdigkeit.
Der müde machende Effekt wie auch das verminderte Reaktionsvermögen sind bei den modernen Antihistaminen wie Cetirizin und Loratadin weitaus weniger ausgeprägt und bei einigen auch gar nicht mehr zu befürchten. Dennoch sollten Sie bei der ersten Einnahme vorsichtig sein und die Wirkung erst einmal abwarten, bevor Sie am Straßenverkehr teilnehmen oder Maschinen bedienen.

Bamipin
▮ Nicht anwenden bei akuten nässenden Ekzemen.
▮ Mögliche Nebenwirkungen: in seltenen Fällen sind Überempfindlichkeitsreaktionen der Haut (leichtes Brennen) möglich, bei großflächiger Anwendung von Bamipin in Form von Gel kann Müdigkeit auftreten.

Benzalkoniumchlorid
▮ Nicht anwenden bei (keine Angaben in der Literatur).
▮ Mögliche Nebenwirkungen: kann bei langfristiger Anwendung selbst Augentrockenheit verursachen, gelegentlich auch Allergien.

Benzocain
▮ Nicht anwenden bei Überempfindlichkeit gegen Parabene (Konservierungsstoffe).
▮ Mögliche Nebenwirkungen: selten Überempfindlichkeitsreaktionen.

Bisacodyl
▮ Nicht anwenden bei Darmverschluss, akut entzündlichen Erkrankungen im Magen-Darm-Bereich, Störungen des Wasser- und Elektrolythaushalts.
▮ Mögliche Nebenwirkungen: Wasser- und Elektrolytverlust (besonders von Kalium), dadurch Muskelschwäche und Herzbeschwerden. Bei längerfristiger Einnahme (1 bis 2 Wochen) verstärkte Darmträgheit.

Cetirizin
▮ Nicht anwenden bei Nierenerkrankungen, Überempfindlichkeit gegen Alkyl-4-Hydroxybenzoate.
▮ Mögliche Nebenwirkungen: Beschwerden im Verdauungstrakt (Bauchschmerzen, Brechreiz, Durchfall), Mundtrockenheit, Unruhe, Kopfschmerzen, Schwindelgefühle oder Müdigkeit.

▮ Mit Benzalkoniumchlorid konservierte Augentropfen sollten Sie nicht über längere Zeit ohne augenärztliche Kontrolle anwenden, weil das die Gesundheit Ihrer Augen gefährden kann. ▮

▮ Antibiotika können die abführende Wirkung von Bisacodyl aufheben. ▮

▮ Augentropfen mit Chromoglicinsäure nicht bei weichen Kontaktlinsen anwenden, da sich der Wirkstoff darin einlagern kann. ▮

▮ Diclofenac verlängert die Blutungszeit, deshalb nicht direkt vor oder nach operativen Eingriffen einnehmen. ▮

Chlorhexidin

▮ Nicht anwenden bei (keine Angaben in der Literatur).
▮ Mögliche Nebenwirkungen: allergische Reaktionen, Beeinträchtigung des Geschmacksempfindens, Taubheitsgefühl der Zunge, Verfärbungen von Zähnen und Zunge.

Chromoglicinsäure

▮ Nicht anwenden bei (keine Angaben in der Literatur).
▮ Mögliche Nebenwirkungen: bei cromoglicinsäurehaltigen Nasensprays selten Kopfschmerzen, Geschmacksstörungen, Reizungen in der Nase,
bei cromoglicinsäurehaltigen Augentropfen Bindehautödem (Schwellung der Bindehaut durch Wassereinlagerung), selten Brennen und Fremdkörpergefühl im Auge,
bei cromoglicinsäurehaltigen Tabletten Übelkeit, Hautausschlag, Gelenkschmerzen,
bei Inhalationslösungen oder Dosieraerosolen mit Cromoglicinsäure selten Überempfindlichkeitsreaktionen wie Hautreaktionen, Muskel- und Gelenkschmerzen, Anschwellen der Zunge.

Diclofenac

▮ Nicht anwenden bei Blutbildungsstörungen, starken Schädigungen der Magenschleimhaut, Magen- oder Darmgeschwüren, Schmerzmittelunverträglichkeit, direkt vor oder nach größeren operativen Eingriffen.
▮ Mögliche Nebenwirkungen: Überempfindlichkeitsreaktionen wie Hautreaktionen, Haarausfall, Störungen der Geschmacksempfindung, Lichtüberempfindlichkeit, Atemwegsverkrampfungen und Blutdruckabfall.
Bei Einnahme von Blutgerinnungshemmern kann die gleichzeitige Anwendung nicht-opioider Schmerzmittel wie Diclofenac riskant werden, da diese Schmerzmittel die Blutungsgefahr erhöhen.

Dimenhydrinat

▮ Nicht anwenden bei Blasenentleerungsstörungen, Engwinkelglaukom, Prostataadenom, Epilepsie.
▮ Mögliche Nebenwirkungen: Müdigkeit, Sehstörungen, Mundtrockenheit sowie herabgesetzte Reaktionsbereitschaft. Das schränkt die Fahrtüchtigkeit ein, weshalb Sie nicht Auto fahren und keine Maschinen bedienen dürfen. Deshalb ist dieser Wirkstoff ungeeignet, wenn Sie selbst am Steuer sitzen. Aber auch dann, wenn Sie Beifahrer sind und den Fahrer möglicherweise mal ablösen müssen.

Dimetinden

▮ Äußerlich nicht anwenden bei entzündlichen Hauterkrankungen, Verbrennungen.

▪ Innerlich nicht anwenden bei Blasenentleerungsstörungen mit Restharnbildung, Engwinkelglaukom.

▪ Mögliche Nebenwirkungen: bei äußerlicher Anwendung selten vorübergehende Hautreaktionen wie Trockenheit oder brennendes Gefühl, ebenso bei Nasenspray, bei innerlicher Anwendung Müdigkeit, Mundtrockenheit, Übelkeit und herabgesetzte Reaktionsbereitschaft. Das schränkt die Fahrtüchtigkeit ein, weshalb Sie nicht Auto fahren und keine Maschinen bedienen dürfen.

Diphenhydramin

▪ Nicht anwenden bei Engwinkelglaukom, akutem Asthmaanfall, Überempfindlichkeit gegen Antihistaminika, Blasenentleerungsstörungen, Magen- oder Zwölffingerdarmgeschwüren.

▪ Mögliche Nebenwirkungen: Müdigkeit und herabgesetzte Reaktionsbereitschaft. Das schränkt die Fahrtüchtigkeit ein, weshalb Sie nicht Auto fahren und keine Maschinen bedienen dürfen. Im Falle eines Unfalles werden Sie haftbar gemacht.
Kaugummis wirken schneller gegen die Reisekrankheit als Tabletten.

Eisen

▪ Nicht anwenden bei Eisenverwertungsstörungen, Eisenakkumulation.

▪ Mögliche Nebenwirkungen: gelegentlich Verstopfung und andere Magen-Darm-Störungen.

Glycerol

▪ Nicht anwenden bei Darmverschluss, unklaren Beschwerden im Bauchraum.

▪ Nehmen Sie Dimenhydrinat eine halbe Stunde vor Reiseantritt ein und bei Bedarf während der Reise im 4-stündlichen Abstand. ▪

Nicht unbedenklich: Glaubersalz

Natriumsulfat, das Sie besser als Glaubersalz kennen, ist ein altbekanntes und häufig verwendetes Abführmittel. Daneben wird es vielfach zu Beginn einer Diät oder Fastenkur empfohlen, wenn der Darm einmal gründlich durchgeputzt werden soll. Falls Sie nicht an Herz-Kreislauf-Krankheiten oder Nierenerkrankungen leiden und auch nicht gerade schwanger sind, können Sie Glaubersalz anwenden. Solange Sie es nur ab und zu einsetzen, um den Darm – wie erwähnt – zu reinigen oder ihm einmal kurzfristig auf die Sprünge zu helfen. Darüber hinaus sollten Sie jedoch die Finger von Natriumsulfat lassen. Denn Natriumionen in größeren Mengen können zu einer vermehrten Flüssigkeitseinlagerung im Körper und sogar zu Bluthochdruck führen. Denn der Wirkmechanismus von Glaubersalz beruht darauf, dass die enthaltenen Sulfat-Anionen zusätzlich osmotisch aktiv werden und Wasser im Darm zurückhalten.

▮ Glycerol kann die Reißfestigkeit von Latex-Kondomen und damit die Sicherheit beim Sexualverkehr vermindern. ▮

▮ Mögliche Nebenwirkungen: Reizungen der Schleimhaut im Enddarm, besonders wenn bereits Schleimhautschäden in diesem Bereich bestehen.

Hydrocortison

▮ Nicht anwenden bei ansteckenden Hauterkrankungen.

▮ Mögliche Nebenwirkungen: selten allergische Hautreaktionen.

Ibuprofen

▮ Nicht anwenden bei Blutbildungsstörungen, starken Schädigungen der Magenschleimhaut, Geschwüren im Magen-Darm-Bereich, Schmerzmittelunverträglichkeit.

▮ Da Ibuprofen die Blutungszeit verlängert, sollten Sie es nicht direkt vor oder nach operativen Eingriffen einnehmen.

▮ Mögliche Nebenwirkungen: Hautreaktionen, Atemwegsverkrampfungen, Blutdruckabfall, Übelkeit, Durchfälle, Wasseransammlungen im Gewebe (Ödeme).

▮ Da Naproxen die Blutungszeit verlängert, sollten Sie es nicht direkt vor oder nach größeren operativen Eingriffen einnehmen. ▮

Ketoprofen

▮ Nicht anwenden bei Magen- und Darmbeschwerden, Leberschäden, chronischen Infektionen der Atemwege, Bluthochdruck, Blutbildungsstörungen, Schmerzmittelunverträglichkeit.

▮ Mögliche Nebenwirkungen: Störungen der Blutbildung, Magen- und Darmstörungen, Wasseransammlungen (Ödeme).

Ketoprofen kann die Wirkung von Medikamenten gegen Bluthochdruck und Diuretika vermindern, die blutzuckersenkende Wirkung von Medikamenten gegen Diabetes dagegen verstärken.

Laktose

▮ Nicht anwenden bei Laktose-, also Milchzuckerunverträglichkeit, Darmverschluss, Blinddarmentzündung, unklaren Bauchschmerzen, Blut im Stuhl.

▮ Mögliche Nebenwirkungen: Schmerzen oder Krämpfe im Bauchraum, Völlegefühl, Blähungen, Übelkeit, Hautjucken im Afterbereich.

Auch bei Galaktoseintoleranz (Unverträglichkeit gegenüber dem Zucker Galaktose, einem Bestandteil der Laktose) dürfen Sie entsprechende Präparate nicht anwenden.

Laktulose

(wie bei Laktose).

Naproxen

▮ Nicht anwenden bei Blutbildungsstörungen, starken Schädigungen der Magenschleimhaut, Geschwüren im Magen-Darm-Bereich, Schmerzmittelunverträglichkeit.

▮ Mögliche Nebenwirkungen: Hautreaktionen, Atemwegsverkrampfungen, Blutdruckabfall, Übelkeit und Durchfälle.

Nikotinpräparate

- Nicht anwenden bei Verengung der Herzkranzgefäße, nach Herzinfarkt, Durchblutungs- und Herzrhythmusstörungen, Hirngefäßerkrankungen, Bluthochdruck, Magenschleimhautentzündung, Diabetes, Nieren- und Leberstörungen, Überfunktion der Schilddrüse.
- Mögliche Nebenwirkungen: (wie beim Rauchen), Kopfschmerzen, Schwindel, Übelkeit, Erhöhung der Herzfrequenz und Blutdruksteigerung. Bei Nikotinkaugummis Reizungen im Rachenraum, vermehrter Speichelfluss; bei Nikotin-Nasenspray Nasenreizungen.

Paracetamol

- Nicht anwenden bei Funktionsstörungen von Leber und Nieren, Magengeschwüren, Überfunktion der Schilddrüse, Meulengracht-Krankheit, Überempfindlichkeit gegen Paracetamol.
- Mögliche Nebenwirkungen: Bei Menschen, die eine Veranlagung dazu haben, kann ein so genanntes Schmerzmittelasthma ausgelöst werden. Eine Überdosierung kann Nieren und Leber schädigen. Wenn Sie zugleich blutgerinnungshemmende Mittel nehmen müssen, sollten Sie Paracetamol nur unter ärztlicher Aufsicht anwenden.

Phenazon

- Nicht anwenden bei gestörter Bildung von Blutfarbstoff in den Leberzellen (hepatische Porphyrie), Mangel des Enzyms Glucose-6-Phosphat-Dehydrogenase, Unverträglichkeit von Schmerzmitteln.
- Mögliche Nebenwirkungen: allergische Reaktionen und Blutbildveränderungen.

Piroxicam

- Nicht anwenden bei Blutbildungsstörungen, Schmerzmittelunverträglichkeit, starken Schädigungen der Magenschleimhaut, Geschwüren im Magen-Darm-Bereich.
- Mögliche Nebenwirkungen: Hautreaktionen, Atemwegsverkrampfungen, Blutdruckabfall, Übelkeit und Durchfälle, Erbrechen, Appetitlosigkeit, Verstopfung.

Da Piroxicam die Blutungszeit verlängert, sollten Sie es nicht direkt vor oder nach operativen Eingriffen einnehmen.

Propyphenazon

- Nicht anwenden bei gestörter Bildung von Blutfarbstoff, Mangel des Enzyms Glucose-6-Phosphat-Dehydrogenase, Schmerzmittelunverträglichkeit.
- Mögliche Nebenwirkungen: allergische Reaktionen und Blutbildveränderungen.

- Während der Behandlung mit Nikotinpräparaten sollten Sie nicht rauchen, da es sonst zu einer Überdosierung kommen kann.

Infektionen vorbeugen

Rechtzeitig impfen stärkt die Gesundheit – so bleibt Ihr Immunsystem abwehrbereit!

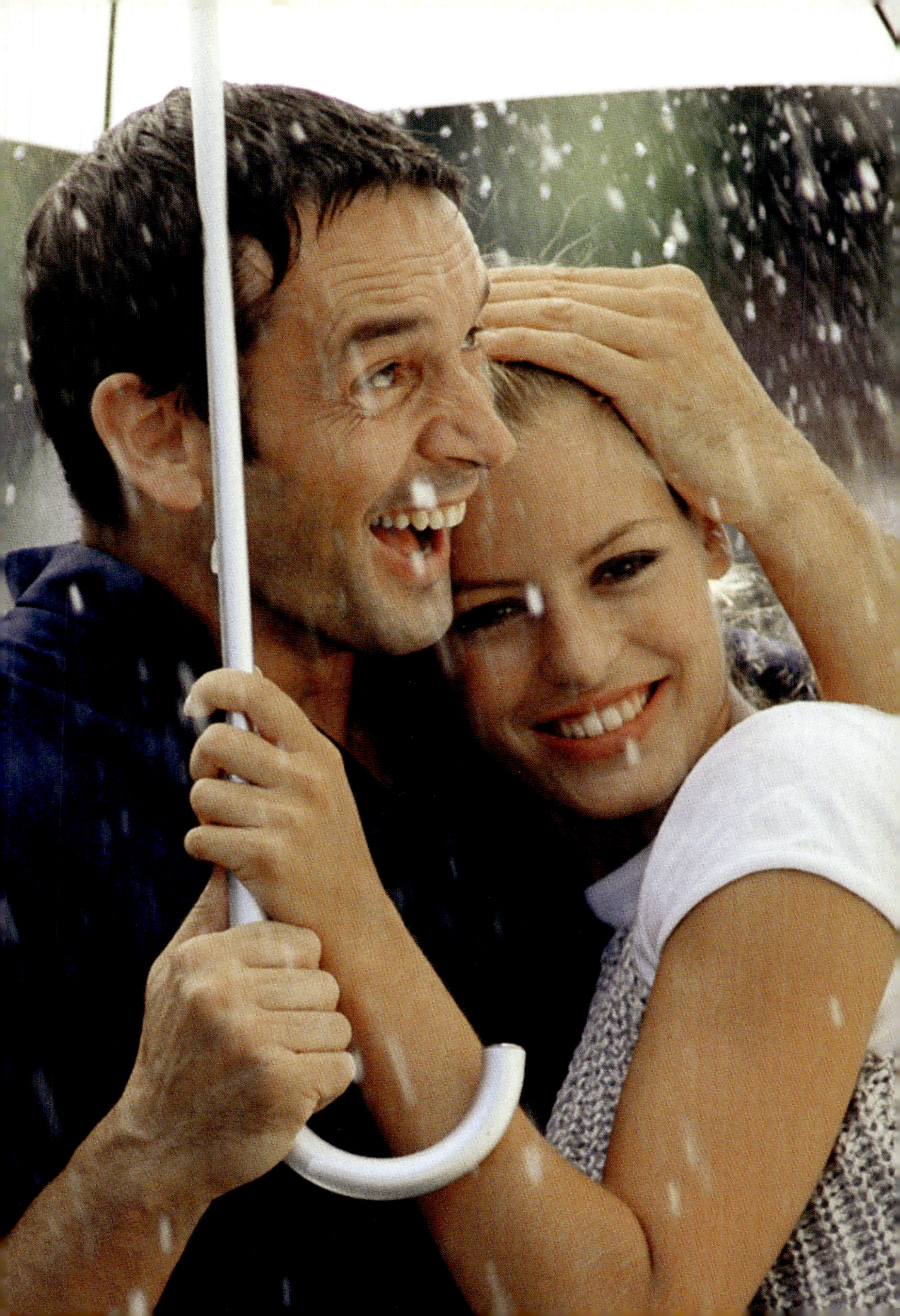

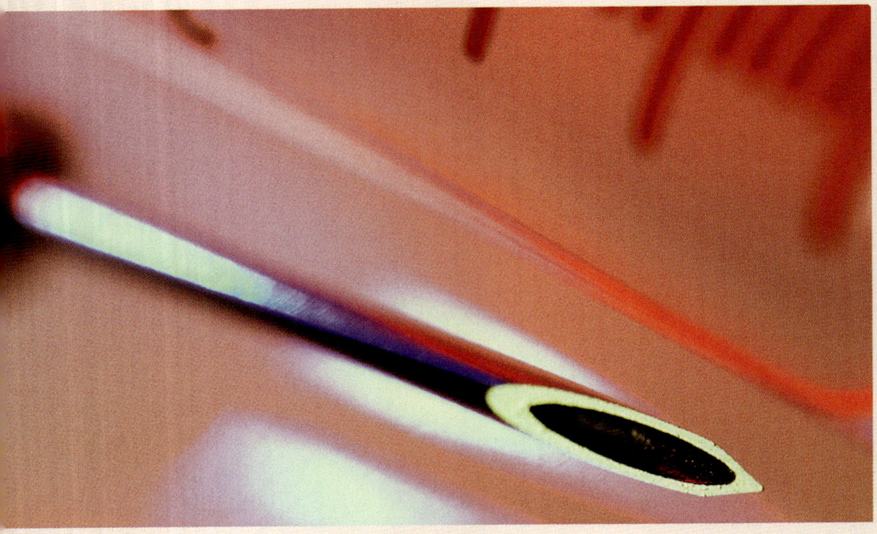

Die Entdeckung der Immunität – von lateinisch immunitas, frei sein von – ging einher mit der Einführung der Impfprophylaxe gegen die Pockenkrankheit im 18. Jahrhundert.

Impfungen – Schutzschild der Gesundheit

Die Angst vor Krankheiten, in der so viele Generationen vor uns lebten, lässt sich heute kaum noch nachvollziehen. Über Jahrhunderte hinweg sah jeder Dritte, bei dem sich die ersten Anzeichen von Pocken zeigten, einem sicheren Tod entgegen. Nur einer der Schrecken, die durch Impfungen von uns genommen wurden. Welchen Fortschritt das bedeutet, macht man sich selten klar: Impfungen und der umfassende Schutz, den sie uns bieten, sind zur Selbstverständlichkeit geworden.

Heute stehen uns eine ganze Reihe wirksamer Impfstoffe gegen viele Infektionskrankheiten zur Verfügung, die früher meist tödlich endeten. Bis dahin führte ein langer und mitunter auch gefährlicher Weg, der Ende des 18. Jahrhunderts begann, als der englische Mediziner Edward Jenner (1749-1823) eine Impfmethode gegen Pocken entwickelte - die erste Impfung und zugleich der Prototyp der aktiven Immunisierung.

Basierend auf Jenners Erkenntnissen gelang es Louis Pasteur (1822-1895) im Jahr 1880, einen Impfstoff gegen Cholera bei Hühnern herzustellen. Ein Jahr später kam bereits ein wirksamer Impfstoff gegen Milzbrand aus dem Labor des französischen Chemikers. Kurze Zeit danach, 1884, entwickelte Pasteur die erste Impfung gegen Tollwut. Diese Erfolge setzten weitere rege Forschungen in Gang, in deren Verlauf die antibakterielle Therapie entstehen sollte.

Offiziell empfohlen

In Deutschland existiert keine Impfpflicht. Was bedeutet, dass von den öffentlichen Gesundheitsbehörden lediglich Empfehlungen ausgesprochen werden, wogegen man sich impfen lassen sollte. Die führende Rolle hat dabei die Ständige Impfkommission, kurz STIKO, am Robert-Koch-Institut in Berlin inne. Sie überarbeitet gemäß internationalem medizinischem Standard regelmäßig die Empfehlungen, auf die sich alle Bundesländer stützen. Welche Maxime für uns Bundesbürger ausgegeben ist, lesen Sie im Anschluss.

Bedenken Sie dabei jedoch bitte, dass diese Empfehlungen nicht statisch sind, sondern sich ändern. Der Stand bei Drucklegung dieses Buches kann also durchaus vom derzeit aktuellen abweichen, wenn auch nur geringfügig.

Im Gegensatz zur vielfach vertretenen Meinung sind Impfungen ausgesprochen risikoarm und sicher. Was ihre Nebenwirkungen anbelangt, so beschränken sich diese auf vorübergehende Erscheinungen wie Rötungen, Schwellungen, Fieber und leichte Störungen des Allgemeinbefindens. Weitere Beschwerden, die im zeitlichen Zusammenhang mit einer Impfung auftreten, müssen von dem Impfarzt sofort gemeldet werden. Ebenso ist es nicht richtig, dass eine Impfung das Immunsystem schwächt. Vielmehr wird die körpereigene Abwehr davon stabilisiert und gestärkt.

▮ Die Weltgesundheitsorganisation (WHO) hat sich zum Ziel gesetzt, durch weltweite Impfprogramme bestimmte Infektionskrankheiten auszurotten oder zumindest stark zu reduzieren – bei den Pocken ist dies bereits gelungen. ▮

▮ Die aktuellen Impfempfehlungen der Ständigen Impfkommission können Sie auch im Internet unter www.rki.de abrufen. ▮

Nachhilfe für das Immunsystem

Impfungen sollen unseren Organismus gegen Krankheitserreger immunisieren. Um dieses Ziel zu erreichen, macht man sich natürliche Abläufe im Körper zu Nutze: Durch einen Erreger in abgeschwächter Form wird eine Immunreaktion ausgelöst. Damit setzt die Produktion von spezifischen Antikörpern ein, ohne dass es dabei jedoch zum Ausbruch der Erkrankung kommt. Die »light«-Version, mit der das Abwehrsystem reagiert, führt zur Entwicklung von so genannten Gedächtniszellen. Sobald der Ernstfall – eine echte Infektion – eintritt, beginnen diese Zellen sofort mit der Bildung spezifischer Antikörper gegen den betreffenden Erreger. Er wird abgetötet, ohne dass es zu einer spürbaren Erkrankung kommt.

▮ Wer sein Kind aus unbegründeter Sorge nicht impfen lässt, setzt es einem gesundheitlichen Risiko aus. Das muss jeder selbst verantworten. Ein Problem haben Sie und Ihr Kind beispielsweise dann, wenn es einmal in die USA einreisen möchte – was ohne Impfschutz nicht erlaubt wird. ▮

Unbedingt impfen lassen sollten sich

- Geschäftsreisende gegen Polio, Hepatitis A und B sowie Grippe (weitere Impfempfehlungen abhängig vom Reiseland),
- Berufstätige mit erhöhter Infektionsgefahr, Ärzte und Pflegepersonal, sowie Beschäftigte in der Lebensmittelverarbeitung gegen Grippe, Hepatitis A und B,
- Senioren und chronisch Kranke, da ihr Immunsystem nicht mehr so leistungsfähig ist. Ein Muss sind Grippe- und Pneumokokkenimpfungen.

Grippe

Den besten Schutz vor der Virusgrippe, der Influenza – nicht zu verwechseln mit grippalen Infekten – bietet eine Impfung. Sie muss jährlich erneuert werden, da ständig in ihrer Struktur veränderte Erreger auftreten können. Die Weltgesundheitsorganisation (WHO) hat deshalb ein zentrales Meldesystem aufgebaut, um sofort mit der Entwicklung eines neuen Impfstoffs reagieren zu können, wenn ein »neues« Grippevirus auftaucht.

Die Impfung sollten Sie vor Beginn der Grippesaison im Oktober vornehmen lassen. Danach benötigt das Immunsystem noch rund 14 Tage, um einen vollständigen Schutz aufzubauen – allerdings nur vor der echten, der Virusgrippe, und nicht vor einem grippalen Infekt (Erkältung).

Gemäß den Empfehlungen der Ständigen Impfkommission sollten sich folgende Personen in jedem Fall gegen Grippe impfen lassen:

- Über 60-Jährige,
- Menschen mit erhöhter Gefährdung durch ein Grundleiden wie chronische Lungen- und Herzkrankheiten oder Diabetes,
- Bewohner von Alters- oder Pflegeheimen,
- medizinisches Personal,
- Personen in Einrichtungen mit umfangreichem Publikumsverkehr.

Eine Grippeimpfung kostet etwa 15 Euro. Wer zu den genannten Risikogruppen gehört, bekommt die Kosten in der Regel von der Krankenkasse ersetzt.

Lungenentzündung durch Pneumokokken

Jeder Zweite von uns trägt, auch als Gesunder, die Erreger in Nase und Rachen mit sich herum: Pneumokokken sind allgegenwärtige Bakterien, werden über die Luft beim Sprechen oder Niesen übertragen und sind besonders gefährlich für ältere Menschen und chronisch Kranke. Den

Grippeschutz = Herzschutz

Die Impfung schützt nicht nur vor der Grippe, sondern ganz offensichtlich auch vor koronaren Herzkrankheiten (KHK): Bei KHK-Patienten, die gegen Grippe geimpft worden waren, ließ sich nach einem Jahr eine um zwei Drittel geringere Sterberate an Herz-Kreislauf-Ereignissen verzeichnen. Wissenschaftler vermuten, dass die Impfung das Immunsystem allgemein stärkt – wovon die herzkranken Patienten schließlich zu profitieren scheinen.

einzigen Schutz bietet eine Impfung. Diese wird heute angesichts der hohen Komplikations- und Sterberate dringend empfohlen. Ein Piekser in den Oberarm, und Sie sind sechs Jahre vor den tödlichen Folgen einer Lungenentzündung geschützt. Danach heißt es auffrischen.

Doppelten Schutz haben Sie, wenn Sie sich gegen Grippe und zugleich gegen Lungenentzündung impfen lassen. Das kann Ihr Arzt an einem einzigen Termin erledigen – eine Spritze in den linken Arm und eine in den rechten.

Kinderlähmung

Die Polio-Impfung wird seit 1998 nicht mehr als Schluckimpfung durchgeführt, sondern der Impfstoff wird per Injektion verabreicht.

Tetanus

Die Impfung gegen Wundstarrkrampf sollte alle zehn Jahre aufgefrischt werden.

Diphtherie

Auch die Schutzimpfung gegen Diphtherie sollten Sie alle zehn Jahre erneuern lassen.

Hepatitis A und B

Die STIKO empfiehlt, genau genommen, nur die Impfung gegen Hepatitis B. Die Schutzimpfung gegen die A-Version ist eine typische Reiseimpfung, die üblicherweise vor Auslandsaufenthalten empfohlen wird. Da Hepatitis A jedoch inzwischen hierzulande recht häufig geworden ist, sollte auch gegen diese Form geimpft werden.

Röteln

Diese Impfung sollte jede Frau unbedingt durchführen lassen.

Frühsommerenzephalitis (FSME)

Diese Impfung empfiehlt sich für Menschen im süddeutschen Raum und in Österreich sowie für all jene, die sich viel in der freien Natur bewegen

– beispielsweise Wald- und Landarbeiter oder Jäger. Die Enzephalitis wird nämlich von Zecken übertragen.

Masern, Mumps, Windpocken und Keuchhusten
Sofern Sie diese Krankheiten nicht in der Kindheit durchgemacht haben, sollten Sie sich dagegen impfen lassen.

Nation der Impfmuffel

Deutschland, obwohl eines der fortgeschrittensten Industrieländer, rangiert bei der Verhinderung von Infektionskrankheiten gerade mal im internationalen Mittelfeld.

Der Deutsche ist bekannt als fleißig und gewissenhaft. Wo er aber schlampt, ist bei seiner Gesundheit. In der Theorie ist die Bereitschaft zur Prävention unbestritten vorhanden, in der praktischen Umsetzung wird sie indessen klein geschrieben.
Dass Impfungen der Auffrischung bedürfen, um wirksam zu sein, wird weithin vernächlässigt – auch bei den wichtigen Schutzimpfungen. Experten werten die niedrigen Impfraten, allen voran bei älteren Menschen, inzwischen als erschreckend: Schätzungen zufolge werden nur die Hälfte der von der STIKO empfohlenen Impfungen tatsächlich vorgenommen.
Das hat fatale Konsequenzen: Allein im Jahr 2000 starben über 30 000 Menschen an den Folgen einer Infektion durch Grippeviren oder Pneumokokken, den Erregern der Lungenentzündung. Diese ist neben der Virusgrippe die häufigste durch Impfung vermeidbare Todesursache in den Industrieländern.

Von wegen Kinderkrankheiten

Kinderkrankheiten treten nur bei Kindern auf? Stimmt nicht. Warum sie vorzugsweise Kinder haben, liegt einzig und allein daran, dass sie so ansteckend sind. Kaum jemand kommt deshalb auf dem Weg zum Erwachsenenalter um sie herum. Falls doch, kann eine Kinderkrankheit auch bei Erwachsenen auftreten – Beispiel Keuchhusten, der weitaus häufiger unter Volljährigen auftritt, als bislang angenommen wird.
Kinderkrankheiten sind auch keineswegs »kindlich harmlos«, sondern mitunter recht aggressive Infektionskrankheiten, die erhebliche und bleibende Schäden verursachen können. Mumps ist beispielsweise die häufigste nicht angeborene Ursache für die Ertaubung von Kindern und Jugendlichen, Masern können zu schweren Hirnveränderungen führen und Windpocken zu Hirnhautentzündungen und Nierenschäden.

Im Grunde beschämend: Wir haben mit den Impfstoffen die Möglichkeit in der Hand, uns gegen schwere Krankheiten zu wappnen – und lassen sie ungenutzt. Ärmere Nationen hingegen haben gar nicht erst diese Chance.
Was hinter der mangelnden Impfbereitschaft steckt, die übrigens keineswegs nur hierzulande grassiert, ist nicht nur Vergesslichkeit, sondern vor allem auch mangelnder Leidensdruck. Denn geimpft wird man schließlich, wenn man gesund ist. Und da denkt man meist an alles andere. Leider.

▮ Die erhöhte Mobilität durch Reisen wie auch die Impfmüdigkeit bei Erwachsenen führen dazu, dass einige Infektionskrankheiten wieder auf dem Vormarsch sind. So tritt Diphtherie wieder verstärkt in Russland auf und droht auch zu uns zurückzukehren. ▮

Verabreichung

Die meisten Impfstoffe werden unter die Haut oder in den Muskel gespritzt.
Die Schluckimpfung ist eine weitere Möglichkeit der Verabreichung. Dabei gelangt der Impfstoff über den Magen-Darm-Trakt in den Körper – Sie erinnern sich an Kindertage, an das Zuckerstückchen ... Das ist jedoch bereits Medizingeschichte, denn seit Anfang 1998 soll die Polio-Impfung auf Empfehlung der »Ständigen Impfkommission« nur noch per Injektion durchgeführt werden.
Ein Neuling ist die Spray-Impfung, bei der der Impfstoff über die Atemwege verabreicht wird: Bei der Masernimpfung könnte beispielsweise zukünftig das Spray die Spritze ersetzen.

Gegenanzeigen

In einigen Fällen ist eine Impfung nicht empfehlenswert.
- Wenn Sie eine akute Erkrankung oder Infektion haben, muss die Impfung verschoben werden. Frühestens zwei Wochen nach der Genesung sollte geimpft werden.
- Bei einem Schnupfen oder einer leichten Erkältung können Sie trotzdem unbesorgt den Weg in die Arztpraxis antreten.
- Grundsätzlich sollten bei Schwangeren keine Impfungen, sofern nicht dringend erforderlich, durchgeführt werden – vor allem nicht mit Lebendimpfstoffen. Über Ausnahmefälle muss der Arzt entscheiden.
- Wer eine Allergie gegen Hühnereiweiß hat, darf keinesfalls Impfstoffe verabreicht bekommen, die Hühnereiweiß enthalten. Dazu gehören unter anderem Impfstoffe gegen Grippe und Gelbfieber.
- Bei Menschen mit Immunstörungen wie HIV- oder Tumorpatienten sollten keine Lebendimpfstoffe verwendet werden.

Die Apotheke der Natur

Zur sanften Behandlung Ihrer Beschwerden

Heilpflanzen von A-Z

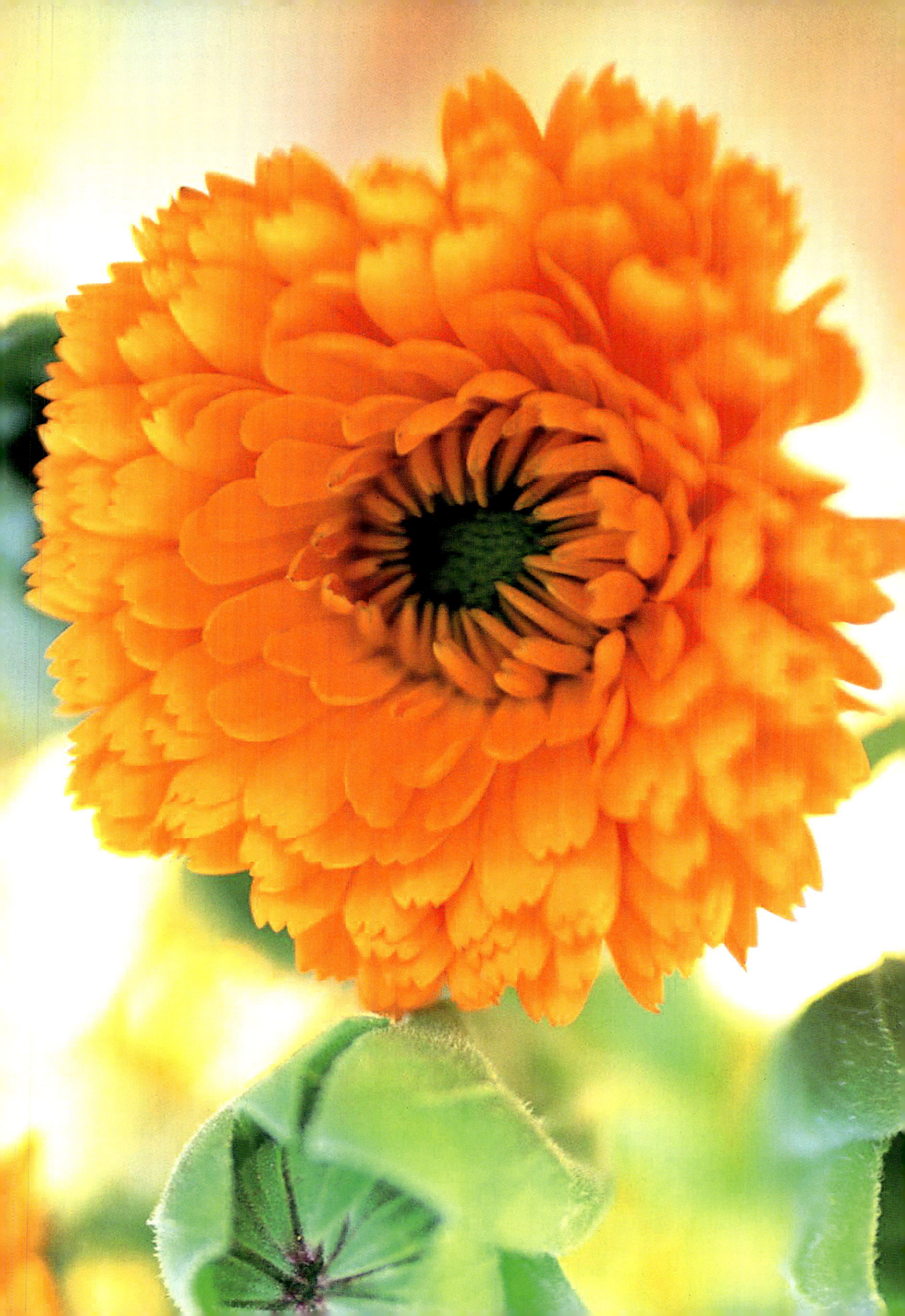

Klassiker der Selbstmedikation

Vor über zweitausend Jahren gab Hippokrates, der berühmte Arzt der Antike und Begründer der empirischen Medizin, seinen Schülern den Satz mit auf den Weg: »Medicus curat, natura sanat. – Der Arzt hilft, die Natur heilt.« Eine alte Erkenntnis, die heute wieder neue Aktualität gewinnt. Das Potenzial, das pflanzliche Arzneimittel in sich bergen, ist enorm, und entsprechend hoch ist deren Stellenwert in der Behandlung vieler Beschwerden. Weltweit läuft die Erforschung pflanzlicher Arzneimittel auf Hochtouren. Von zahlreichen Phytopharmaka sind die wirksamkeitsbestimmenden Inhaltsstoffe bekannt und deren Wirksamkeit durch Studien belegt.

Nicht zu verwechseln sind pflanzliche Heilmittel – obwohl ebenfalls natürlichen Ursprungs – mit homöopathischen und anthroposophischen Präparaten.

Die guten alten Bekannten aus der Volksmedizin haben nicht nur Einzug in wissenschaftliche Labore gehalten, sondern stehen hoch in der Gunst der Patienten. Dies erleben Ärzte und Apotheker tagtäglich. Und dies zeigen die Ergebnisse zahlreicher Umfragen: Pflanzliche Heilmittel erfreuen sich landauf, landab steigender Beliebtheit.

Was dem seit Jahren währenden Trend »zurück zur Natur« zusätzlich Rückenwind gibt, ist die stetig wachsende Zahl jener, die leichte Erkrankungen in eigener Regie behandeln. Die überwiegende Mehrheit der selbst gekauften pflanzlichen Präparate hat nicht der Arzt verordnet – sondern der Patient sich selber. Wenn es nach dessen Wünschen gegangen wäre, könnten pflanzliche Arzneimittel auch heute noch auf Kassenrezept verschrieben werden. Die Beschlüsse zur Sanierung des kränkelnden Gesundheitssystems haben die Bedürfnisse der Patienten jedoch ignoriert: Seit Januar 2004 sind alle rezeptfreien Arzneimittel aus der Erstattungspflicht der gesetzlichen Krankenkassen ausgeschlossen worden. Damit können auch pflanzliche Präparate bis auf wenige Ausnahmen nicht mehr auf Rezept verordnet werden.

Nicht nur für die Phytotherapie ein herber Schlag, sondern ganz generell für jeden, der zukünftig ein Medikament benötigt. Denn jede dritte Behandlung verändert sich mit Inkrafttreten der Gesundheitsreform. Dazu gibt es zwei Möglichkeiten: Die erste Version ist der Wechsel zu einem rezeptpflichtigen Medikament. Version zwei ist, Sie zahlen Ihr Präparat selbst. Was Sie vielleicht auch trotz der Mehrkosten machen. Lieber zahlen anstatt sich dem Risiko möglicher Nebenwirkungen auszusetzen. Was sicher jeder gerne täte, aber viele nicht können.

Heilkraft aus Jahrtausende alter Tradition

Die Phytotherapie kann auf eine lange Geschichte zurückblicken, denn bereits in den vorchristlichen Hochkulturen in Mesopotamien wussten die Menschen um die heilkräftige Wirkung vieler Pflanzen und setzten sie zu therapeutischen Zwecken ein.

Wie umfangreich die Kenntnisse der antiken Phytotherapeuten waren, bezeugen beispielsweise Werke wie der »Papyrus Ebers«. In dieser altägyptischen Rezeptsammlung finden über 700 pflanzliche Arzneimittel Erwähnung, die die Ärzte der Pharaonen gegen viele Beschwerden einsetzten. Auch über die folgenden Jahrhunderte hinweg hatten Zubereitungen wie Ingwersirup, Johanniskrautöl, Kamillentee, Ringelblumensalbe oder Rosmarinwein ihren festen Platz in der Medizin.

Die Zeichen stehen auf Grün

Dass pflanzliche Arzneimittel wissenschaftlichen Ansprüchen genügen und nach deren Kriterien eingesetzt werden, liegt nur nahe. Schließlich basiert unsere heutige Medizin auf natürlichen Heilmitteln. Neunzig Prozent der synthetischen Arzneimittel, die gegenwärtig auf dem Markt sind, stammen ursprünglich von pflanzlichen Wirkstoffen ab.

So gehen beispielsweise die Herzglykoside (Digitoxine) auf Digitalis purpurea, den roten Fingerhut, und Atropin auf die Tollkirsche, Atropa belladonna, zurück. Morphin wird aus dem Schlafmohn, Papaver somniferum, gewonnen, und die Acetylsalicylsäure ist ein synthetischer Abkömmling des in der Weidenrinde enthaltenen Salicin. Und so geht es auch nicht um ein Entweder-oder, sondern um ein Miteinander. Die Phytotherapie ist selbst Bestandteil der Allopathie, der per Definition »naturwissenschaftlich begründeten Medizin«.

»Alle Wiesen und Matten, alle Berge und Hügel sind Apotheken.« (Theophrastus Bombastus von Hohenheim (1493– 541), bekannt als Paracelsus)

Pflanzliche Arzneimittel und solche mit synthetischen Wirkstoffen stehen mithin nicht in Konkurrenz zueinander, sondern sollen Hand in Hand zur Genesung beitragen. So lassen sich die Vorzüge beider Behandlungsweisen vereinen – wovon wir alle, Patienten und Ärzte, profitieren. Nicht umsonst bietet Ihnen dieses Buch die Option, beide Wege zugleich zu gehen.

Die Zeichen stehen auf Grün: Etwa 400 Arzneipflanzen – genauer, zu Arzneidrogen verarbeitete Blüten, Blätter, Wurzeln, Rinden, Früchte, Samen oder ätherische Öle – hat die Pflanzenapotheke derzeit im Angebot. Anwenden kann man all die grünen Arzneien als Saft oder Tee, Pulver oder Tablette, Salbe oder Tinktur – verschiedentlich kombiniert, dosiert und aufbereitet. Eine Vielfalt, bei der leicht der Durchblick abhanden kommt. So kursieren trotz ihres wachsenden Stellenwerts in der breiten Öffentlichkeit irrtümliche Auffassungen über pflanzliche Arzneimittel.

Zweifelsohne ist tatsächlich gegen nahezu jede Krankheit ein Kraut gewachsen. Aber es kommt sehr darauf an, wie dieses angewandt wird. Was leider die wenigsten wissen. Doch ein Tee aus Johanniskrautblüten hilft Ihnen beispielsweise nicht aus einem seelischen Tief. Auch nicht die zahllosen Johanniskrautdragées und -pillen, die in den Regalen von Super- und Drogeriemärkten auf Käufer warten, die von Johanniskraut gehört oder gelesen haben und es nun auch mal ausprobieren möchten. Mit Recht – aber leider auf die verkehrte Art und Weise. Was Sie brauchen, ist ein Präparat, in dem genau jene Wirkstoffe in hoher Konzentration stecken, die antidepressiv wirksam sind. Die kriegen Sie mit einem rationalen Phytopharmakon: einem pflanzlichen Arzneimittel, dessen Wirksamkeit wissenschaftlich erbracht wurde. »Rational« ist ein Prädikat, das für Kriterien bürgt, die dem von der modernen Wissenschaft geforderten Standard gerecht werden. Denn rationale Phytopharmaka müssen sich an die gleichen Spielregeln halten, sprich die gleichen Anforderungen erfüllen, wie Arzneimittel mit synthetischen Wirkstoffen: Die Wirksamkeit muss durch wissenschaftliche Untersuchungen, in der Regel klinische Studien, belegt werden.

In der gleichen Weise muss die Anwendungssicherheit und pharmazeutische Qualität wissenschaftlich geprüft und gewährleistet sein. Diese drei Dinge muss ein Medikament – einerlei, ob es Wirkstoffe synthetischer oder pflanzlicher Herkunft enthält – vorweisen, um eine Marktzulassung zu erhalten.

Traditonell oder rational?

Ein Phytopharmakon – von griechisch »phytos«, Pflanze, und »pharmakon«, Arzneimittel – ist ein pflanzliches Arzneimittel. Doch Phytopharmakon ist nicht gleich Phytopharmakon. Pflanzliche Arzneien im weitesten Sinne sind solche, die »als arzneilich wirksame Stoffe ausschließlich Pflanzen, Pflanzenteile oder Pflanzeninhaltsstoffe enthalten«. Darin eingeschlossen sind jedwede Arzneien aus Pflanzen – von traditionell angewandten Naturheilmitteln bis hin zur Teezubereitung, die Sie bei der Kräuterfrau auf dem Wochenmarkt kaufen können. Ihre Wirksamkeit ist nicht wissenschaftlich geprüft, sondern durch die langjährige traditionelle Anwendung bei der einen oder anderen Beschwerde gestützt.

Als Phytopharmaka im engeren Sinne bezeichnet man dagegen Arzneimittel, die »als arzneilich wirksame Stoffe Zubereitungen aus Pflanzenteilen in einer bestimmten galenischen Form enthalten und die im Sinn einer naturwissenschaftlich orientierten Medizin eingesetzt werden«. Das bedeutet, dass diese Mittel auf ihre Wirkung überprüft wurden und ihre therapeutische Wirksamkeit in klinischen Studien unter Beweis gestellt haben – und deshalb auch rationale Phytopharmaka genannt werden. Sie enthalten in der Regel Extrakte, die in Tabletten, Kapseln oder Dragées »verpackt«, mitunter auch als Tropfen angewandt werden.

Ein Who is who der grünen Arzneien

- **Bach-Blütentherapie:** Hat nichts mit Phytotherapie zu tun, sondern vielmehr mit seelischen Befindlichkeiten. Solchen, überwiegend negativen, ordnete der englische Arzt Edward Bach (1886–1936) bestimmte Krankheiten zu. Insgesamt 38 Seelenzustände verknüpfte er mit 38 Pflanzen, deren Blütenpräparate per Energieübertragung heilen sollen. Erhältlich in kleinen Flakons zu großen Preisen – und so wirksam wie Placebos.
- **Droge:** Kein Rauschmittel, sondern der pharmazeutische Fachbegriff für medizinisch verwendete Pflanzenteile – vom Blatt bis zur Wurzel.
- **Drogen-Extrakt-Verhältnis (DEV):** Daran erkennen Sie die Qualität standardisierter pflanzlicher Arzneimittel. Das DEV gibt an, wie viel von der Droge zur Herstellung des Extrakts verwendet wurde. Von Arzneimitteln ohne DEV-Angabe sollten Sie die Finger lassen, denn sie sind hinsichtlich ihrer Wirksamkeit wenig verlässlich.
- **Extrakt:** Basis nahezu aller rationalen Phytopharmaka: hoch konzentrierte Pflanzenauszüge, die durch Lösungsmittel wie Aceton, Methanol oder Ethanol gewonnen werden. Es gibt Flüssigextrakte, so genannte Fluide oder Tinkturen, sowie Trockenextrakte, aus denen Tabletten hergestellt werden.
- **Pflanzliches Kombinationspräparat:** Ein Arzneimittel, das Wirkstoffe mehrerer Pflanzen oder Pflanzenextrakte enthält. Oft deshalb, weil die einzelnen Wirkstoffe einander ergänzen und in ihrer Gesamtheit besser wirken.
- **Pflanzliches Monopräparat:** Ein Arzneimittel, das den Wirkstoff einer einzigen Pflanze oder eines Pflanzenextrakts enthält.
- **Rationale Phytopharmaka:** Pflanzliche Arzneimittel, für die in klinischen Studien ein Wirksamkeitsnachweis erbracht worden ist.
- **Wirksamkeitsnachweis:** Grundbedingung für rationale Phytopharmaka. Denn nur Arzneimittel, die sich in klinischen Studien als besser erweisen als ein Scheinmedikament, ein so genanntes Placebo, gelten als medizinisch wirksam.

Für die Anwendung von rationalen Phytopharmaka spricht eine ganze Menge. Sie haben eine hohe Wirksamkeit, die in klinischen Studien sowie nicht zuletzt in der täglichen ärztlichen Praxis belegt ist. Sie sind gut verträglich und haben ein gutes Nutzen-Risiko-Profil. Denn der Behandlungserfolg steht in einem günstigen Verhältnis zu möglichen unerwünschten Wirkungen. Nicht zuletzt ist die Bereitschaft des Patienten, bei seiner Behandlung mitzuarbeiten, die so genannte Compliance, besser als bei synthetischen Arzneimitteln.

Arzneimittelgesetz und Sozialgesetzbuch machen keine Unterschiede zwischen synthetischen und pflanzlichen Arzneimitteln: Sie sind in jeder Hinsicht gleichberechtigt. Deshalb gelten für Phytopharmaka auch dieselben Anforderungen wie für synthetische Arzneimittel hinsichtlich ihrer pharmazeutischen Qualität, Wirksamkeit und Unbedenklichkeit. Um diese zu belegen, bedarf es entsprechender Ergebnisse analytischer, pharmakologischer, toxikologischer und klinischer Prüfungen.

Von der Pflanze zum Extrakt

Angesichts der hohen Ansprüche an Arzneipflanzen stammen diese heute fast ausschließlich aus kontrolliertem ökologischen Anbau in Plantagen. Dadurch können einzelne Pflanzenarten nicht verwechselt, vermischt und verunreinigt werden. Zudem lassen sich in Pflanzenkulturen gleichbleibende Wachstumsbedingungen leichter sicherstellen und Qualitätsschwankungen vermeiden. Die Ernte kann zum bestmöglichen Zeitpunkt erfolgen, und die Pflanzen können während der gesamten Wachstumszeit auf ihre Inhaltsstoffe geprüft werden.

Sind die Pflanzen geerntet, werden sie getrocknet. Die jeweils erforderlichen Pflanzenteile werden anschließend gereinigt und zerkleinert.

Im nächsten Schritt erfolgt der Zusatz des Lösungsmittels zum geschnittenen Ausgangsmaterial, der so genannten Schnittdroge – die eigentliche Extraktion. Der dabei entstehende Auszug, der Rohextrakt, wird durch chemisch-physikalische Trennverfahren von unerwünschten Bestandteilen befreit; die Spreu gewissermaßen vom Weizen getrennt. Übrig bleiben – nun hoch konzentriert – die wirksamkeitsbestimmenden Inhaltsstoffe. Der so »gesäuberte« Rohextrakt wird getrocknet und gemahlen.

Extrakt ist nicht gleich Extrakt

Pflanzliche Arzneimittel enthalten nicht nur einen, sondern viele verschiedene Inhaltsstoffe. Obwohl aus ein und derselben Pflanze gewon-

nen, können sie sich demzufolge in ihrer Zusammensetzung deutlich unterscheiden – und damit auch in ihrer Wirksamkeit. Je nach Herstellungsverfahren ergeben sich Zubereitungen mit unterschiedlichen Konzentrationen der einzelnen Inhaltsstoffe. Das bedeutet, dass jeder nach einem eigenen Verfahren aus einer Pflanze hergestellte Extrakt ein Unikat darstellt – einen in seiner jeweiligen Zusammensetzung gesonderten Wirkstoff. Unterschiedlich hergestellte Extrakte sind, selbst wenn sie aus der gleichen Pflanze gewonnen wurden, nicht identisch.
Das Problem der pflanzlichen Generika: Die Hersteller dieser Nachahmerpräparate beanspruchen den Wirksamkeitsnachweis eines anderen Extrakts flugs für ihren eigenen. Unternehmerisch zweifelsohne clever, da der Nachweis der Wirksamkeit rechtlich nicht geschützt ist und sich so kosten- und zeitintensive Investitionen in die Forschung geschickt umgehen lassen. Doch das Gießkannenprinzip »ein Nachweis für alle« ist in medizinischer Hinsicht – und die zählt letztlich – blanker Unsinn. Wissenschaftliche Ergebnisse wie der Nachweis der Wirksamkeit können nicht übertragen werden, sondern besitzen ausschließlich für den jeweils untersuchten Extrakt Gültigkeit.
Bei der Wahl eines pflanzlichen Arzneimittels sollten Sie daher das Verfahren, nach dem es hergestellt wurde, unbedingt beachten. Denn für die Behandlung ist es außerordentlich wichtig, dass die Arzneimittel stets den gleichen Gehalt an wirksamkeitsbestimmenden Inhaltsstoffen aufweisen. Schließlich müssen Sie sichergehen können, dass Ihr Medikament Ihnen stets die gleiche Dosis des Wirkstoffs liefert.

Was alles in Heilpflanzen steckt

- Vitamine, Mineralstoffe und Spurenelemente: Wichtig für den Zellaufbau und alle lebenswichtigen Stoffwechselfunktionen. Da sie der Körper nicht selbst bilden kann, müssen wir sie ihm mit der täglichen Nahrung liefern.
- Gerbstoffe: Wirken zusammenziehend und, innerlich eingenommen, bisweilen auch magenreizend, da sie Bakterien, die sich etwa auf Schleimhäuten oder auf verletzten Hautpartien angesiedelt haben, den Nährboden entziehen.
- Bitterstoffe: Es gibt drei Sorten von Bitterstoffen. Amara tonica wirken stärkend und regen die Magensäfte und die Speichelbildung an. Amara aromatica regen die Verdauung an, wirken auf Leber und Galle und gegen Bakterien und Parasiten. Amara acria stärken den Kreislauf. Bitterstoffe können giftig sein.

Aloe vera *(Aloe barbadensis Miller)*

Volksnamen: nicht bekannt

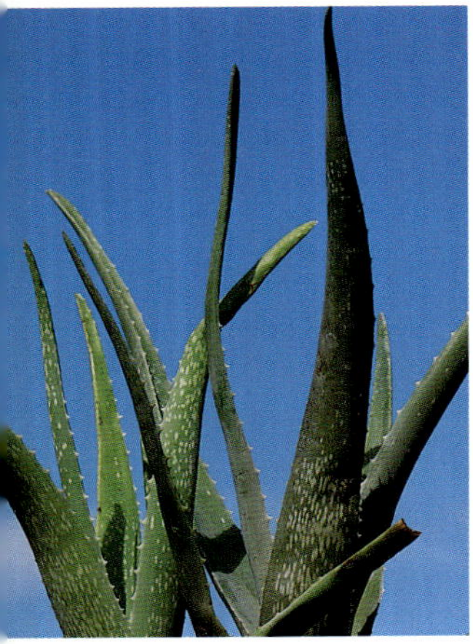

Zur Botanik

Familie: Liliengewächse (Liliaceae)
Blütezeit: Juni bis Juli
Sammelzeit: Blätter nach dreijähriger Wachstumsperiode
Herkunft: Die ursprüngliche Heimat der Aloe ist unbekannt. Möglich erscheinen der Sudan oder die arabische Halbinsel. Heute findet sich die Aloe kultiviert und verwildert in Nordafrika, im Nahen Osten, in Asien und hier besonders in Indien, im gesamten südlichen Mittelmeerraum, auf Madeira, den Kapverden und den Kanarischen Inseln. Zu medizinischen Zwecken werden Gel und Saft aus den Blättern verwendet.

Anwendung einst und jetzt

Für die Kaiser des antiken China symbolisierten die hornigen Randstacheln der Aloeblätter die heiligen Nägel der Gottheit.

Die ersten Aufzeichnungen stammen aus dem alten Ägypten: Aloe galt als Pflanze, deren »Blut« Schönheit, Gesundheit und Unvergänglichkeit verleihen kann. Kleopatra und Nofretete schätzten Aloe-vera-Saft und verwendeten ihn zur täglichen Haut- und Schönheitspflege.
In den asiatischen Ländern ist die Aloe vera ebenfalls schon lange vor Beginn unserer Zeitrechnung fester Bestandteil im Arzneischatz der Heilkundigen. Sowohl im Ayurveda, der Volksmedizin Indiens, als auch in der traditionellen chinesischen Medizin ist Aloe vera eine wichtige Heilpflanze, die in zahlreichen Rezepturen gegen viele verschiedene Erkrankungen angewandt wird – bis heute hat sich daran nichts geändert. Bei den amerikanischen Ureinwohnern gehörte die Aloe zu den 16 heiligen Pflanzen, die wie Götter verehrt wurden, aber auch heilkräftigen Zwecken dienten. Zumal ganz praktischen: Verdünnter Aloe-vera-Saft beispielsweise diente zu Einreibungen, um in Sumpfgebieten vor Insekten geschützt zu sein. Diese insektenabweisende Eigenschaft der Aloe wurde auch dazu genutzt, insektenanfällige Materialien wie Holz zu schützen.
Wegen ihrer feuchtigkeitsspendenden, antibakteriellen und entzündungshemmenden Wirkung wird Aloe heute überwiegend in kosmetischen Produkten eingesetzt. Die wundheilenden Eigenschaften können in der Anwendung des Saftes oder reinen Gels genutzt werden.

Wirkungen

Die wichtigsten Inhaltsstoffe der Aloe sind Glykosaminoglykane (Acemannan), Anthrachinone (dürfen im Gel nicht enthalten sein), Salicylsäure, Saponine, Enzyme, Aminosäuren, Vitamine und Mineralstoffe. Leider gibt es bis heute bei uns noch keine schulmedizinisch gesicherten Kenntnisse über deren umfassende therapeutische Wirksamkeit, so dass nur auf die zahlreichen überlieferten Erfahrungen zurückgegriffen werden kann.
Tatsächlich ist die Aloe vera eine kleine »Hausapotheke«, denn sie kann gegen eine Vielzahl unterschiedlichster Beschwerden angewandt werden. Der Saft beispielsweise, vorsichtig auf die Haut aufgetragen, fördert die Heilung von Schnittwunden und Verbrennungen. Ebenso lindert er Sonnenbrand und Mückenstiche. Aloe ist auch ein gutes Mittel gegen Akne und Haarausfall sowie gegen Magenbeschwerden.

Im Sanskrit, der indischen Hochsprache, trägt die Aloe den Namen Ghrita-kumari. Kumari bedeutet im Sanskrit auch Mädchen. Denn man glaubte, dass die Pflanze den Frauen die Energie der Jugend verleiht und von regenerierender Wirkung für die weibliche Natur sei.

Zubereitungen

Aloe vera bekommen Sie als Gel oder Saft in Apotheken und Reformhäusern. Darüber hinaus ist sie in vielen kosmetischen Produkten enthalten.

Was Sie beachten müssen

- Wenden Sie das Gel nicht während der ersten Wochen nach einer Dermabrasio oder einem chemischen Peeling auf den behandelten Hautpartien an.
- Aloe-vera-Gel sollte nicht innerlich angewandt werden.
- Wenn eine Überempfindlichkeit gegenüber Liliaceen-Arten bekannt ist, sollten Sie Aloe vera nicht anwenden.

Patent auf Aloe

Ende der Fünfzigerjahre des letzten Jahrhunderts gelang es Bill C. Coats, einem Apotheker aus Texas, der einen guten Teil seines Lebens mit dem Studium der Aloe vera verbracht hatte, das frische Mark der Pflanze mittels eines vollkommen natürlichen Verfahrens haltbar zu machen, ohne dass es Nährstoffe verlor. Sein Geheimnis, das er patentieren ließ, besteht darin, das Pflanzenmark drei Tage lang unterschiedlichen Temperaturen auszusetzen und Antioxidanzien wie Vitamin C und E sowie Sorbit hinzuzufügen.

Anis *(Pimpinella anisum L.)*

Volksnamen: Süßer oder runder Fenchel, süßer Kümmel, Brotsame

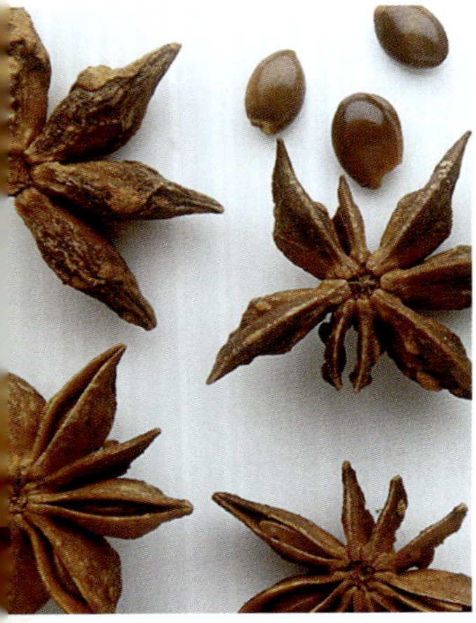

Zur Botanik

Familie: Doldenblütler (Apiaceae)
Blütezeit: Juli und August
Sammelzeit: Juli bis September
Herkunft: Anis ist in ganz Europa anzutreffen. Zu medizinischen Zwecken verwendet werden die Samen.

Anwendung einst und jetzt

Für die alten Griechen galt er als »anitekos«, als unüberwindbar beim Heilen von Husten und als Gegengift bei Schlangen- und Skorpionbissen. Die hippokratischen Schriften empfahlen Anis zudem auch bei Gelbsucht.
Die Anwendung von Anis erfolgt bei Magen-Darm-Beschwerden, die mit vermehrten Blähungen oder Verstopfung einhergehen, sowie bei Infektionen der oberen Atemwege. Eine eher ausgefallene Anwendung von Anis ist die Bekämpfung von Ungeziefer.

Anis wird vielfach auch als Geschmacksträger bei der Herstellung von Lebensmitteln und Getränken verwendet. Bekannte anishaltige Getränke sind der griechische Anisschnaps Ouzo und der französische Anislikör Pernod.

Wirkungen

Der wichtigste Wirkstoff von Anis ist sein ätherisches Öl. Es besitzt krampflösende und sekretlösende Eigenschaften. In höheren Dosierungen besitzt Anis auch antiseptische Effekte.

Was Sie beachten müssen

- Bei der Anwendung von Anis kann es in seltenen Fällen zu allergischen Reaktionen kommen.

Zubereitungen

Sie können Anis pur anwenden oder in Form von Tees. Auch das ätherische Öl eignet sich – alles in Apotheken erhältlich.

Arnika *(Arnica montana L. und Arnica chamissonis)*

Volksnamen: Kraftwurz, Bergwohlverleih, Ochsenwurz, Gemswurz, Mönchskappe, Donnerblume, Engelblume, Wolfsdistel

Zur Botanik

Familie: Korbblütler (Asteraceae)
Blütezeit: Juni bis August
Sammelzeit: Juni bis Juli
Herkunft: Die Arnika ist in Europa und Sibirien beheimatet. Zu medizinischen Zwecken verwendet werden die frischen oder getrockneten Blütenstände.

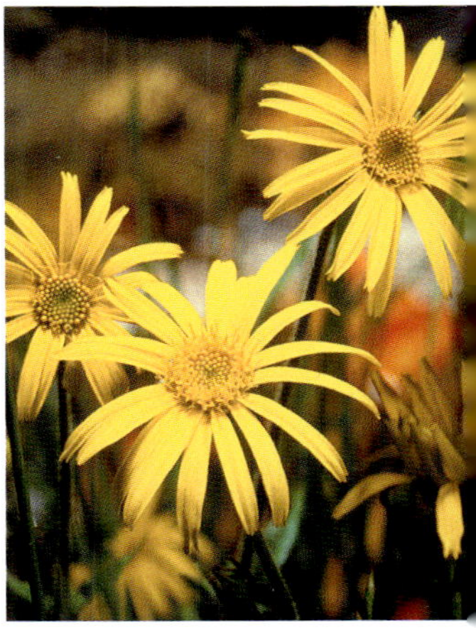

Die hierzulande heimische Arnica montana L. steht unter Naturschutz, weshalb Sie diese Pflanze nicht selbst sammeln dürfen. Eine Alternative ist ihre nordamerikanische Verwandte, Arnica chamissonis. Sie besitzt zwar andere Inhaltsstoffe, entfaltet aber vergleichbare Wirkungen.

Anwendung einst und jetzt

Die Arnika ist eine sehr vielseitige und entsprechend seit vielen Generationen geschätzte Heilpflanze. Auch vom Dichterfürsten Goethe: Er soll stets eine Tasse warmen Arnikatee auf seinem Schreibpult stehen gehabt haben – angeblich, um damit seinen Angina-pectoris-Anfällen zu begegnen. Der Tee soll auch das letzte Heilmittel gewesen sein, das man dem scheidenden Literaten auf dem Sterbebett verabreichte.
In den Klöstern Mitteleuropas fand der Korbblütler ebenfalls großen Anklang. Unter anderem versetzten die heilkundigen Ordensleute Starkbier mit Arnikaauszügen und verabreichten dieses bei Prellungen und Verstauchungen. Zumindest den Schmerz dürfte das Heilgetränk wohl gedämpft haben.
Die erste schriftliche Erwähnung fand die Arnika schließlich im Jahr 1613: Im berühmten Heilkräuteralmanach des Tabernaemontanus wird bereits auf die bis heute übliche Anwendung bei Verletzungen verwiesen. Im 18. Jahrhundert machte die Heilpflanze für eine Weile Furore als Fieber- und Desinfektionsmittel. Sogar bei Lähmungen setzten sie die damaligen Ärzte ein. In Norwegen hatte man sich dagegen auf bodenständigere Anwendungen verlegt: Arnikablüten wanderten zum Würzen in Met und Bier und dienten auch als Schnupf- und Rauchtabak.
Von solchen Ausflügen in weniger gesundheits-, denn genussfördernde Gefilde abgesehen, kam man in den folgenden Jahrhunderten der heutigen Anwendung immer näher: Ab dem späten 19. Jahrhundert wurde die Arnika vorwiegend zur Linderung von Muskelbeschwerden sowie zur Behandlung von Wunden eingesetzt.

Äußerlich findet sie heute Anwendung bei Zerrungen, Prellungen, Verstauchungen, Quetschungen, Blutergüssen und rheumatischen Gelenkbeschwerden. Bei Entzündungen der Mund- und Rachenschleimhaut können Sie Arnika auch zu Mundspülungen einsetzen.

Wirkungen

Arnika gilt bis heute auf Grund ihrer Eigenschaften als eines der besten pflanzlichen Heilmittel bei Verletzungen – allerdings nicht bei offenen Wunden.

Arnika enthält Gerbstoffe, Flavonoide, karotinartige Farbstoffe, Choline sowie entzündungshemmendes ätherisches Öl und Kieselsäure. Sie wirkt desinfizierend, entzündungshemmend und schmerzstillend. Dazu entfalten Zubereitungen aus Arnika auch antimikrobielle Effekte, können also das Wachstum von Bakterien und Pilzen hemmen.
Innerlich genommen ist diese Pflanze tatsächlich herzwirksam – Goethes Teekur war mithin nicht aus der Luft gegriffen. Heute jedoch wird von der innerlichen Anwendung der Arnika in jedem Fall abgeraten. Zum einen, weil sie auch giftige Stoffe enthält, und zum anderen, weil Überdosierungen riskant werden können. So können zu hohe Konzentrationen beispielsweise zu Herzrhythmusstörungen führen.

Was Sie beachten müssen

- Wenden Sie Zubereitungen mit Arnikablüten nur äußerlich an. Allerdings nicht auf offenen Wunden oder entzündeten Hautpartien.
- Wer allergisch auf Korbblütler, zu denen Arnika gehört, reagiert, sollte von ihrer Anwendung besser absehen.
- Arnikatinktur ist pur sehr stark, weshalb Sie diese besser mit Wasser verdünnt auftragen: 10 Tropfen auf ein Glas Wasser geben.
- Bei längerer Anwendung kann es gelegentlich zu Hautreizungen oder -rötungen kommen. Diese Reaktionen klingen jedoch wieder ab, sobald Sie die Anwendung abbrechen.

Zubereitungen

Die häufigste Zubereitungsform ist die Arnikatinktur, daneben kommen auch Cremes und Gels zur Anwendung. In der Volksmedizin finden sich oft auch Umschläge und Kompressen mit Arnikablüten. Dazu übergießen Sie 4 TL getrocknete Arnikablüten mit 1/2 Liter kochendem Wasser und lassen dies für 10 Minuten ziehen. Dann ein Leinen- oder Baumwolltuch mit dem Aufguss tränken und als Umschlag oder Kompresse anwenden.

Artischocke *(Cynara scolymus L.)*

Volksnamen: nicht bekannt

Zur Botanik

Familie: Korbblütler (Asteraceae)
Blütezeit: Juni bis August
Sammelzeit: Blattkulturen ganzjährig, blühende Kulturen nach der Blütezeit
Herkunft: Die Pflanze wird im Mittelmeergebiet und in den Balkanländern angebaut. Zu medizinischen Zwecken werden die frischen oder getrockneten Blätter verwendet.

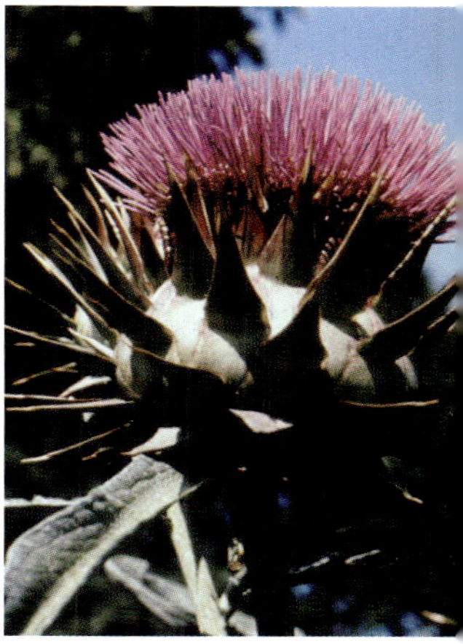

Artischockenblätter, so genannte Bitterstoffdrogen, kurbeln die Darmbewegungen an. Sie sind mithin bestens geeignet, um eine schlappe Verdauung anzuregen, und eine gute Hilfe gegen Verstopfung und Darmträgheit.

Anwendung einst und jetzt

In der Volksmedizin sind die Blütenstände und die Wurzeln der Artischocke zur Unterstützung der Verdauung sowie als Leberschutzmittel seit vielen Jahrhunderten gebräuchlich. Extrakte aus Artischockenblättern werden heute überwiegend bei Verdauungsbeschwerden angewandt und um einen gestörten Fettstoffwechsel zu regulieren.

Wirkungen

In den Artischockenblättern und -wurzeln sind Flavonoide und Bitterstoffe enthalten, allen voran Cynarin.

Was Sie beachten müssen

- Wer allergisch auf Korbblütler, zu denen auch die Artischocke gehört, reagiert, sollte von ihrer Anwendung besser absehen.
- Bei Gallensteinen und einem Verschluss der Gallenwege dürfen Zubereitungen aus Artischockenblättern nicht angewandt werden

Zubereitungen

Fertigpräparate mit Artischocke gibt es als Presssaft sowie als Extrakt – jeweils aus den Blättern gewonnen. Abgesehen davon können Sie die heilkräftige Distel als Tee oder als Aufguss anwenden.

Baldrian *(Valeriana officinalis L.)*

Volksnamen: Stinkwurz, Katzenkraut, Waldspeik, Mondwurzel

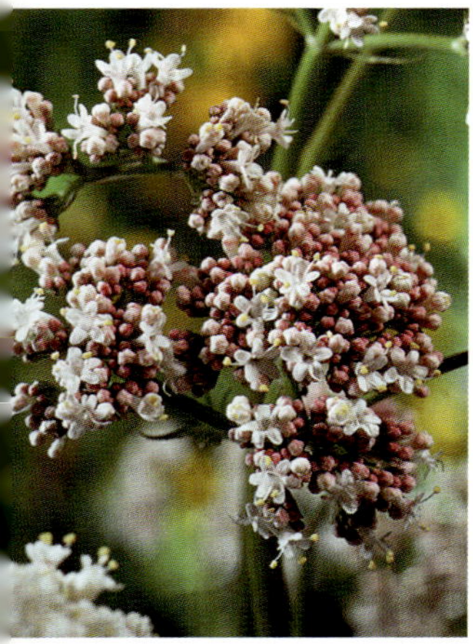

Katzen fliegen geradezu auf seinen Duft, weshalb ihnen der Baldrian auch einen seiner volkstümlichen Beinamen verdankt. Was die Tiere so anturnt, entwickelt sich aber erst beim Trocknen der Wurzeln.

Zur Botanik

Familie: Baldriangewächse (Valerianaceae)
Blütezeit: Juni bis August
Sammelzeit: Wurzeln im Oktober, Blüten Juli und August
Herkunft: Der Baldrian gedeiht in ganz Europa. Zu medizinischen Zwecken verwendet werden die Wurzeln des europäischen Baldrians – es gibt weltweit noch an die 250 andere Arten.

Anwendung einst und jetzt

Das Zauberkraut der Germanen: Baldrian war eine der bedeutendsten Heil- und Ritualpflanzen unserer Vorfahren. In Sträußen am Haus aufgehängt, galt Baldrian als wirksamer Schutz gegen Hexen, Teufel und andere böse Mächte. Erste schriftliche Erwähnung fand das Katzenkraut übrigens bereits um 460 v. Chr. im Corpus hippocraticum, den Heilschriften der hippokratischen Schule. Diese erachtete es als wirksame Arznei gegen Frauenleiden sowie gegen Unruhe und Nervosität – jene Indikation, bei der Baldrian bis heute mit Erfolg angewandt wird.

Von der Antike ab fehlt der Baldrian schließlich in keinem wichtigen Kräuterbuch mehr: Der römische Historiker Plinius (24–79) rühmt ihn seiner Heilkraft wegen, und auch der griechische Arzt Dioskurides (1. Jh.) ergeht sich in Lob. Früher hatte Baldrian allerdings ein weitaus größeres Spektrum an Heilanzeigen als heute. Selbst zur Vorbeugung gegen die Pest fand Baldrian Anwendung. Vielleicht versprach man sich von seinem intensiven Geruch, mit dem er sich seinen Beinamen Stinkwurz eingehandelt hat und der ihn bei Katzen so beliebt macht, Schutz vor der tödlichen Seuche. In der frühen Neuzeit wurde Baldrian auch als Aphrodisiakum und probates Mittel gegen die »heilige Krankheit«, die Epilepsie, gehandelt.

Wann genau man schließlich die beruhigenden und schlaffördernden Effekte des Baldrians erkannte, ist ungeklärt. Dass diese im Mittelalter bereits bekannt gewesen sein dürften, scheint jedoch angesichts der Texte, die uns aus dieser Zeit überliefert sind, wahrscheinlich. So empfiehlt ihn beispielsweise das »Lorscher Arzneibuch« neben einigen anderen Heilpflanzen als Zutat zu einem »göttlichen Heilmittel«, das unter anderem »bei übermäßiger Schlaflosigkeit für den entsprechenden Schlaf sorgt, von Erschöpfung befreit«. Ebenso deuten Zeilen aus einem mittelalterlichen Kräuterbuch (»macht holdselig, eins und friedsam«) darauf hin, dass die Klosterärzte um die beruhigende Wirkung des Baldrians wussten und diese sicherlich auch genutzt haben werden.

In der Volksmedizin ist Baldrian ferner auch gegen leichte Herzbeschwerden, nervös bedingte Magenleiden und Beschwerden in den Wechseljahren bis heute geschätzt.

Baldrian ist einer der besten Belege dafür, wie wertvoll das tradierte Heilwissen vergangener Tage sein kann. Was den mittelalterlichen Ärzten bekannt war, ist heute durch die Forschung bestätigt. Im Zuge wissenschaftlicher Untersuchungen und klinischer Studien erwies sich Baldrian-Extrakt als wirksames Beruhigungsmittel.

Präparate mit Baldrianwurzelextrakt haben sich deshalb einen hohen Stellenwert in der Behandlung nervös bedingter Beschwerden, vor allem von Schlafstörungen, erobert.

Nicht nur in Mitteleuropa, auch auf dem gesamten amerikanischen Kontinent, in Indien und Nepal wird Baldrian seit vielen Jahrhunderten zu heilsamen Zwecken und als Räucherwerk für religiöse Zeremonien verwendet.

Wirkungen

Baldrian enthält ätherische Öle, Pflanzensäuren, Alkaloide, Schleim- und Gerbstoffe sowie Valerensäuren. Ihnen vor allem verdankt die Pflanze ihre beruhigenden Effekte: Die Valerensäuren wirken dämpfend auf das Nervensystem sowie krampflösend und muskelentspannend. Wie In-vitro-Versuche gezeigt haben, hemmen die Valerensäuren den Abbau des Nervenbotenstoffes Gammaaminobuttersäure. Damit erhöht sich die Konzentration dieses Neurotransmitters, was die Erregbarkeit des Nervensystems herabsetzt und so zur allgemeinen Beruhigung führt. Baldrian greift also an einem zentralen Mechanismus an, der auch von synthetischen Beruhigungsmitteln beeinflusst wird.

Im Vergleich zu synthetischen bergen pflanzliche Beruhigungsmittel wie Baldrian nicht die Gefahr der Abhängigkeit und beeinträchtigen weder Konzentrations- noch Leistungsfähigkeit.

Zubereitungen

Baldrian können Sie innerlich als Pflanzenpresssaft, als Tinktur oder als Extrakt aus den Wurzeln anwenden.

Äußerlich eignet sich Baldrian gut als Badezusatz.

Brennnessel *(Urtica dioica L. und Urtica urens L.)*

Volksnamen: nicht bekannt

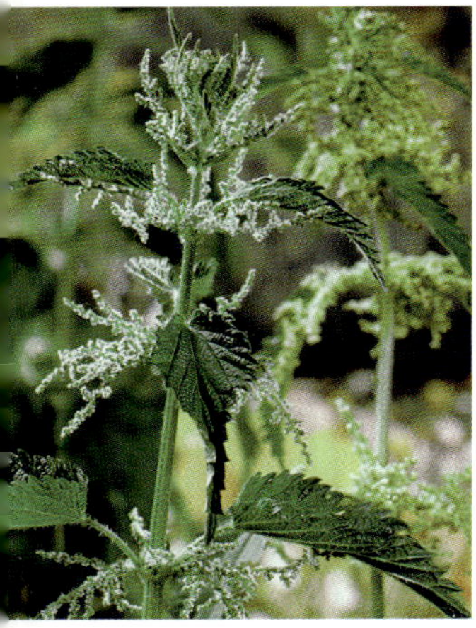

Zur Botanik

Familie: Brennnesselgewächse (Urticaceae)
Blütezeit: März bis August
Sammelzeit: Während der Blütezeit, Samen im Frühherbst
Herkunft: Brennnesseln kommen überall auf der Welt vor.
Zu medizinischen Zwecken verwendet werden die frischen oder getrockneten Blätter und die Wurzeln.

Anwendung einst und jetzt

Dass bei Berührung dieser Pflanze Vorsicht angebracht ist und sie andererseits viele heilkräftige Stoffe enthält, wussten bereits die Ärzte des frühen Mittelalters. Brennnesseln kamen gegen die verschiedensten Beschwerden zur Anwendung.
Heute werden Brennnesselextrakte gegen Beschwerden beim Wasserlassen im Zuge einer gutartigen Prostatavergrößerung eingesetzt.
Presssäfte und Tees sind beliebt zur Durchführung von Frühjahrskuren.

In der rationalen Phytotherapie werden Brennnesselwurzel-Extrakte auch in Kombination mit Sägepalmenfrüchten (s. S. 281) zur Behandlung der Beschwerden bei gutartiger Prostatavergrößerung eingesetzt.

Wirkung

Die Inhaltsstoffe der Brennnessel wirken harntreibend, entwässernd und regen den Stoffwechsel an. Extrakte aus den Wurzeln bewähren sich bei einer gutartigen, meist altersbedingten Vergrößerung der Prostata. Sie erhöhen das Füllvolumen der Blase, fördern den Harnfluss und senken die Restharnmenge.

Was Sie beachten müssen

- Bei längerer Anwendung kann es zu leichten Magen-Darm-Beschwerden kommen.
- Bei Wasseransammlungen im Gewebe (Ödemen), die durch eingeschränkte Herz- oder Nierentätigkeit verursacht werden, sollten Sie sicherheitshalber keine längeren Kuren mit Brennnesselpräparaten durchführen.

Efeu *(Hedera helix L.)*

Volksnamen: nicht bekannt

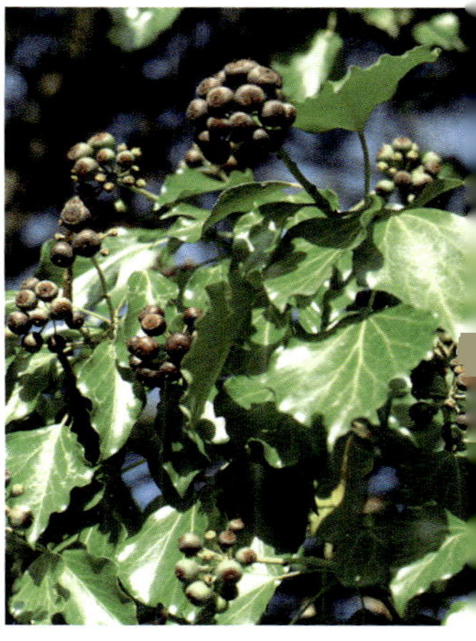

Zur Botanik

Familie: Araliaceae (Efeugewächse)
Blütezeit: September bis November
Sammelzeit: Frühjahr und Herbst
Herkunft: Der Efeu ist im gesamten europäischen Raum heimisch. Zu medizinischen Zwecken werden die getrockneten Blätter verwendet.

Anwendung einst und jetzt

Die Kletterpflanze kann auf eine lange Geschichte zurückblicken: In der Antike kultisch als Symbol der Unvergänglichkeit verehrt, diente Efeu später als Vorlage für Schmuckelemente. Aber auch in die heilende Kunst fand der Efeu sehr früh Eingang. Er wurde schon in den antiken Heilschriften erwähnt und durfte an keiner klösterlichen Gartenmauer fehlen. Efeuextrakte werden heute als husten- und krampflösendes Mittel bei Erkrankungen der Atemwege eingesetzt.

Wirkungen

Efeu enthält Glykoside, so genannte Hederasaponine. Sie wirken krampflösend, entzündungshemmend und fördern den Auswurf von Schleim.

Zubereitungen

Präparate mit Efeuextrakten bekommen Sie als Saft, Tropfen, Tabletten oder Zäpfchen.

Was Sie beachten müssen

- Wenden Sie Efeublätter nicht für Tees oder Umschläge an. Zum einen können die frischen Blätter Kontaktallergien auf der Haut auslösen. Zum anderen enthält Efeu auch schwach giftige Stoffe. Von eigenen Kreationen zur Selbstbehandlung ist also abzuraten.

Eukalyptus *(Eucalyptus globulus Labill.)*

Volksnamen: Fieberbaum, blauer tasmanischer Gummibaum

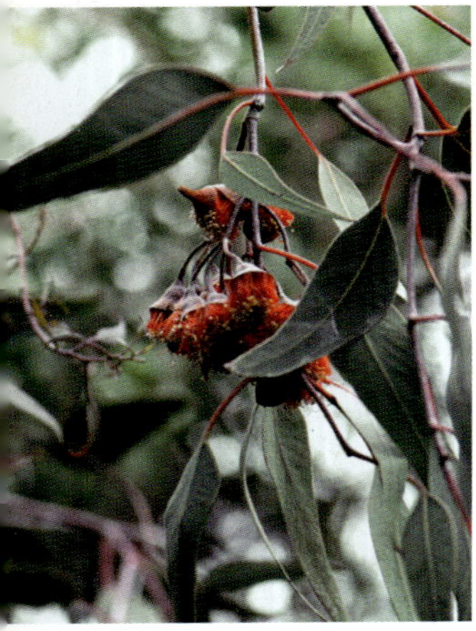

Eukalyptus ist nicht nur eine beliebte Zutat pflanzlicher Erkältungsmittel. Ohne seine Blätter gäbe es auch keine Koalabären. Denn sie sind die einzige Nahrungsquelle der possierlichen Beuteltiere.

Zur Botanik

Familie: Myrtengewächse (Myrtaceae)
Blütezeit: Juli bis Oktober
Sammelzeit: Ganzjährig
Herkunft: Ursprünglich ist der Baum in Australien zu Hause. Inzwischen wird Eukalyptus jedoch auch in anderen subtropischen Gebieten angebaut.
Zu medizinischen Zwecken verwendet werden die Blätter älterer Bäume.

Anwendung einst und jetzt

Eukalyptuspräparate werden innerlich und äußerlich bei Erkältungskrankheiten eingesetzt. Bei rheumatischen Beschwerden können Einreibungen mit dem Öl die Behandlung unterstützen.

Wirkungen

Eukalyptusblätter enthalten ätherisches Öl, das vorwiegend aus Eukalyptol besteht. Daneben finden sich Monoterpene sowie Gerbstoffe, Flavonoide und Phenolcarbonsäuren.
Präparate mit Eukalyptusöl sind schleimlösend und fördern den Auswurf. Zudem wirken sie leicht entkrampfend. Äußerlich angewandt, regt das Öl die Durchblutung der Haut an.

Was Sie beachten müssen

- Die längerfristige innerliche Anwendung von Eukalyptusöl kann bei empfindlichem Magen zu vorübergehenden Beschwerden, unter anderem Durchfall oder Übelkeit, führen.
- Wer unter entzündlichen Erkrankungen im Magen-Darm-Bereich, beispielsweise Gastritis, leidet, sollte keine Eukalyptuspräparate einnehmen und sicherheitshalber generell die innere Anwendung ätherischer Öle meiden.
- Wer zu Asthma neigt, sollte generell mit der Anwendung von ätherischen Ölen vorsichtig sein.

Fenchel *(Foeniculum vulgare Mill. spp. vulgare)*

Volksnamen: Brotsamen, Frauenfenchel, Kinderfenchel, Langer Anis

Zur Botanik

Familie: Doldengewächse (Apiaceae)
Blütezeit: Juli bis Oktober
Sammelzeit: Samen im August, Wurzeln im Oktober
Herkunft: Fenchel kommt ursprünglich aus dem Mittelmeergebiet. Heute wird er jedoch in ganz Europa, Asien, Afrika und Südamerika angebaut. Zu medizinischen Zwecken verwendet werden die Früchte des bitteren Fenchels.

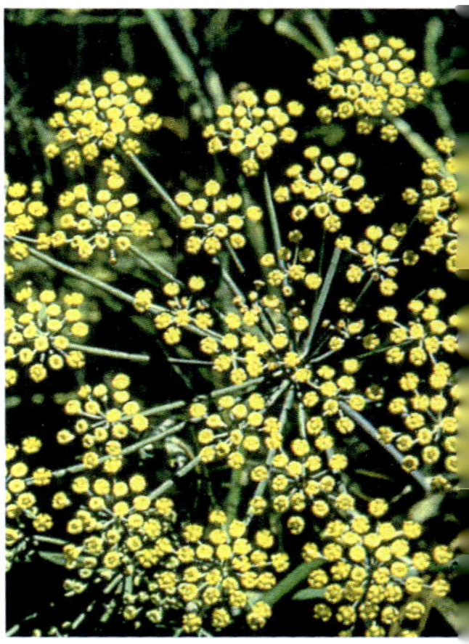

Anwendung einst und jetzt

Was der Verfasser des berühmten botanischen Lehrgedichtes Hortulus seinen Zeitgenossen um das Jahr 900 nahe legte, ist bis heute eine der wichtigsten Anwendungsgebiete des Fenchels geblieben: die »Blähung des Magens«.

Interessant ist der Rat des römischen Arztes und Naturforschers Plinius. Dieser hatte beobachtet, dass Schlangen nach der Häutung Fenchel fressen, und mutmaßte hinter diesem Verhalten das Anliegen, sich die Augen zu stärken. Von den Kriechtieren auf den Menschen schließend, empfahl der Römer den Fenchel alsdann für Augenwaschungen – hierfür wird Fencheltee bis heute traditionell angewandt. In der mittelalterlichen Medizin, die überwiegend von heilkundigen Ordensleuten praktiziert wurde, wurde der Fenchel aber auch gegen eine Vielzahl weiterer Beschwerden eingesetzt. So beispielsweise bei Zahnschmerzen, gegen die man ihn frisch zerkauen und den Brei vor dem Schlucken eine Weile im Mund behalten sollte, oder aber gegen Lungenleiden. »Der Trunk von einer Schale Fenchelsaft zeigt eine sehr nützliche Wirkung und birgt keinerlei Gefahr, auch wenn er einem Fiebernden verabreicht wird«, steht etwa im Lorscher Arzneibuch zu lesen.

Als weitere Indikationen nannten die Klosterärzte Verdauungsschwäche und Erbrechen, Blasen- und Nierenschmerzen sowie geschwollene Leistendrüsen. Darüber hinaus sollte Fenchel den »Rotz zum Stehen bringen« sowie »auftretende Heiserkeit nehmen«. Diese beiden Heilanzeigen liegen schon nahe an den heutigen: Fenchelölpräparate als Sirup oder zur Inhalation werden zur Behandlung von Erkältungskrankheiten der

»Nützen soll er den Augen, wenn Schatten sie trübend befallen, und sein Same, mit Milch einer Mutterziege getrunken, lockre, so sagt man, die Blähung des Magens und fördere lösend alsbald den zaudernden Gang der lange verstopften Verdauung. Ferner vertreibt die Wurzel des Fenchels, vermischt mit dem Weine, Trank des Lenaeus, und so genossen, den keuchenden Husten.« (Aus dem Hortulus)

Atemwege mit zähflüssigem Schleim offiziell empfohlen. Auch eine Abhandlung des Leibarztes Kaiser Ferdinands I. über »Natur / Krafft / vnd Würckung des Fenchels«, 1563 in Prag veröffentlicht, enthält bereits alle Heilanzeigen, die auch heute noch Beachtung finden.

Der heilkundige Pfarrer Sebastian Kneipp lobte den Fenchel mit seinem ätherischen Öl als wirksames Husten- und Beruhigungsmittel bei Kindern und gegen Asthma.

Fenchel wird heute in Form von Tee bei leichten krampfartigen Magen-Darm-Beschwerden, Völlegefühl und Blähungen angewandt. Hierfür sollten die Fenchelfrüchte zerdrückt werden, damit das ätherische Öl freigesetzt wird. Zur Behandlung von Blähungen kann auch das reine ätherische Fenchelöl, mit etwas Wasser verdünnt, genommen werden. Darüber hinaus findet Fenchel bei der Behandlung von Katarrhen der oberen Luftwege häufig Anwendung. Bei dieser Heilanzeige ist er meist in pflanzlichen Kombinationsmitteln enthalten.

Wirkungen

Die Fenchelfrüchte enthalten Proteine, Flavonoide und Cumarine sowie ein ätherisches Öl, dem die Hauptwirkung von Fenchel zugeschrieben wird. Es hat schleim- und krampflösende Eigenschaften und entfaltet auch leicht antiseptische Wirkungen.

Zubereitungen

Als Tee oder ätherisches Öl. Auch die Früchte, pur zerkaut, zeigen lindernde Wirkung. Extrakte aus den Fenchelfrüchten oder ihr ätherisches Öl sind in diversen pflanzlichen Kombinationspräparaten enthalten.

Fencheltee

Ein Klassiker der Volksmedizin – Tee aus Fenchelfrüchten ist eines der bekanntesten Hausmittel bei Blähungen, besonders bei Kindern, sowie bei anderen Verdauungsbeschwerden und Erkältungen. Für den Tee übergießen Sie 1 TL zerdrückter Fenchelfrüchte mit 1/4 l kochendem Wasser und seihen diese nach 10 Minuten ab. Den Tee können Sie auch gut zu Augenwaschungen verwenden. Allerdings sollten Sie dazu destilliertes, keimfreies Wasser verwenden.

Was Sie beachten müssen

Bei längerfristiger Anwendung von Fenchel kann es in seltenen Fällen zu allergischen Reaktionen der Haut oder der Atemwege kommen.

Ginkgo *(Ginkgo biloba L.)*

Volksnamen, zum Teil ins Deutsche übersetzt: Silberaprikose, Weltenbaum, Elefantenohrbaum, Fächerblattbaum, Beseeltes Ei

Zur Botanik

Familie: Ginkgo-Gewächse (Ginkgoaceae)
Blütezeit: März bis Mai
Sammelzeit: Ganzjährig
Herkunft: Die ursprüngliche Heimat des Weltenbaums liegt in China. Zu medizinischen Zwecken verwendet werden die Blätter und Samen des Ginkgo.

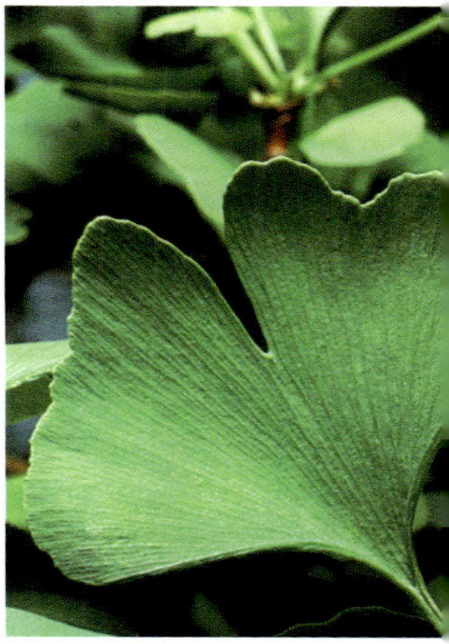

Ginkgo biloba hat sich in den letzten Jahren einen festen Platz in der Behandlung von Hirnleistungsstörungen erobert. Der positive Effekt auf Gedächtnisleistung, Alltagskompetenz und Lebensqualität wurde in vielen Studien bestätigt.

Anwendung einst und jetzt

Blätter und Samen des »Baums aus dem Osten« werden in zahlreichen chinesischen Heilpflanzenbüchern aus dem Mittelalter und der beginnenden Neuzeit ihrer vielfältigen Heilwirkungen wegen gerühmt. Anwendungen mit Ginkgo-Blättern wurden empfohlen gegen Asthma, Husten, Tuberkulose sowie gegen Magen- und Hauterkrankungen und Unruhezustände.

Als umfassend wirksames Heilmittel in ganz Asien geschätzt, bewährt sich Ginkgo heute in der modernen Phytotherapie. Diese bestätigte die überlieferten Anwendungsgebiete und erweiterte sie zudem um einige neue. Zu den altbekannten Indikationen gesellten sich unter anderem Durchblutungsstörungen, Konzentrationsschwäche und Einschränkungen der geistigen Leistungsfähigkeit: Spezialextrakte aus den getrockneten Blättern haben sich als hochwirksame Medikamente zur Behandlung von Hirnleistungsstörungen erwiesen. Die Extrakte werden zudem bei peripheren arteriellen Durchblutungsstörungen, bei Tinnitus (Ohrensausen), Schwindel und Gleichgewichtsstörungen erfolgreich angewandt.

Dabei ist Ginkgoextrakt synthetischen Medikamenten gegen Hirnleistungsstörungen vollauf ebenbürtig. Und sogar besser schneidet er bei der Verträglichkeit und den Nebenwirkungen ab.

Zubereitungen

Fertigpräparate mit Ginkgoextrakten in flüssigen oder festen Darreichungsformen zum Einnehmen.

Wirkungen

Die genannten Wirkungen besitzen nur Spezialextrakte aus Ginkgoblättern. Nur sie enthalten die wirksamkeitsbestimmenden Inhaltsstoffe in ausreichenden Konzentrationen.

Die wichtigsten Inhaltsstoffe im Ginkgoblatt sind Glykoflavonglykoside und Quercetin sowie Bilobalid und verschiedene Ginkgolide. Ginkgo-Spezialextrakt verbessert den Stoffwechsel im Gehirn und hilft, die Funktionen der Nervenzellmembranen aufrechtzuerhalten. Weiterhin fördert er die Verwertung von Glukose (Traubenzucker), verbessert die Fließeigenschaften des Blutes und hemmt die Bildung freier Radikale – Ginkgo hat ausgeprägte antioxidative Eigenschaften. Ebenso hemmt er den so genannten Plättchen-aggregierenden Faktor, kurz PAF, und schützt so vor einer Verklumpung der Blutplättchen. Und Ginkgo verbessert die Durchlässigkeit der Arterienwände und reguliert deren Anspannungszustand, den Tonus. Dies steigert die Durchblutung der kleinsten Blutgefäße, der Kapillaren. Nicht zuletzt schützt Ginkgo vor altersbedingten Defekten der Nervenbotenstoffe (Neurotransmitter).

Das lebende Fossil

Ginkgo biloba ist der älteste Baum der Erde – er hat sich schlichtweg geweigert, an der Evolution teilzunehmen. Die Ursprünge der Ginkgogewächse lassen sich über 250 Millionen Jahre zurückverfolgen. Die Ginkgoaceen konnten demnach bereits auf eine lange Familientradition zurückblicken, als die ersten Dinosaurier über unseren Planeten trampelten. Ihre größte Formenvielfalt hatten die Ginkgos von der Trias- bis zur Kreidezeit, also vor rund 220 Millionen bis 135 Millionen Jahren. Fossilfunde aus dem Jura, mithin 180 Millionen Jahre alt, zeigen, dass es bereits damals Ginkgoarten gab, die der heute existierenden Art Ginkgo biloba sehr ähnlich waren. Während alle anderen Arten nach und nach ausstarben, blieb Ginkgo biloba uns als Einziger erhalten. Seit dem Tertiär ist er der gleiche geblieben und setzt sich damit als Letzter seiner Sippe selbst ein Denkmal als »lebendes Fossil«.

Bis dieses allerdings vom Menschen entdeckt wurde, schrieb man bereits das 11. Jahrhundert nach Christus: Aus dieser Zeit stammen die ältesten Aufzeichnungen über den Ginkgo. Dann aber begann sein Aufstieg. Zunächst zum Tempelbaum. Zu dem Zweck, die Tempelbezirke zu zieren, wurde er alsbald auch in Japan und Südkorea angepflanzt.

Das Abendland wurde des exotischen Sonderlings aus dem Osten erstmals 1712 gewahr, als der deutsche Arzt Engelbert Kämpfer ihn ausführlich in seinen Reiseberichten beschrieb. In der ersten Hälfte des 18. Jahrhunderts wanderten dann auch schon die ersten Ginkgos nach Europa ein.

Goldrute *(Solidago virgaurea)*

Volksnamen: Goldwundkraut, Schoßkraut, Waldkraut, Heidnisches Wundkraut, Ochsenbrot, Petrusstab

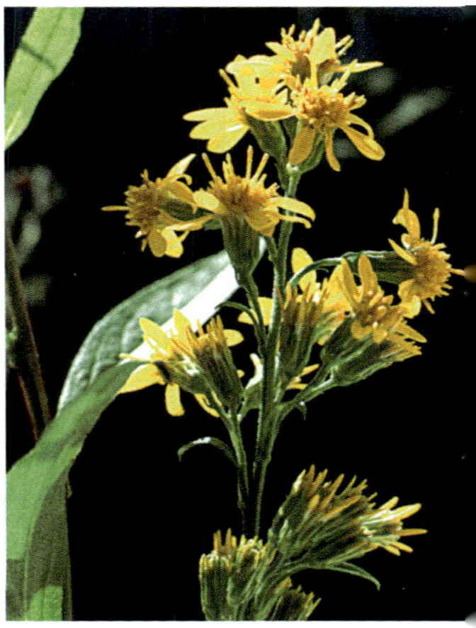

Zur Botanik

Familie: Korbblütler (Asteraceae)
Blütezeit: Juli bis September
Sammelzeit: Juli bis Oktober
Herkunft: Ursprünglich kommt die Goldrute aus Nordamerika, wurde jedoch inzwischen in Europa und Asien eingebürgert. Zu medizinischen Zwecken werden die Blätter verwendet.

Anwendung einst und jetzt

Die Goldrute wurde nachweislich bereits im 13. Jahrhundert zur Durchspülung der Harnwege angewandt. Das aromatisch duftende Korbblütengewächs war bis in die Neuzeit ein beliebtes Blasen- und Nierenmittel. Präparate mit Goldrute werden heute zur Durchspülung der ableitenden Harnwege bei akuten entzündlichen Erkrankungen sowie bei Harnsteinen und Nierengrieß angewandt.

Wirkungen

Goldrutenkraut enthält Flavonoide, ätherische Öle, Saponine, Harze und Gerbstoffe. Es wirkt harntreibend, krampflösend und regt den Stoffwechsel an. Zudem lindert Goldrutenkraut entzündliche Prozesse.

In der Volksmedizin wurde Goldrutenkraut auch für Kompressen bei schlecht heilenden Wunden und Geschwüren verwendet.

Zubereitungen

Goldrute wird als Extrakt einzeln oder in Kombinationspräparaten angewandt. Daneben sind Goldrutenpräparate auch als Tee erhältlich.

Was Sie beachten müssen

- Eine Durchspülungsbehandlung der Harnwege sollte bei Ödemen, die auf eine eingeschränkte Tätigkeit von Herz oder Nieren zurückgehen, nicht durchgeführt werden.

Hopfen *(Humulus lupulus L.)*

Volksnamen: Hopf, Hoppen, Hupfen, Bierhopfen, Hops, Lupolo

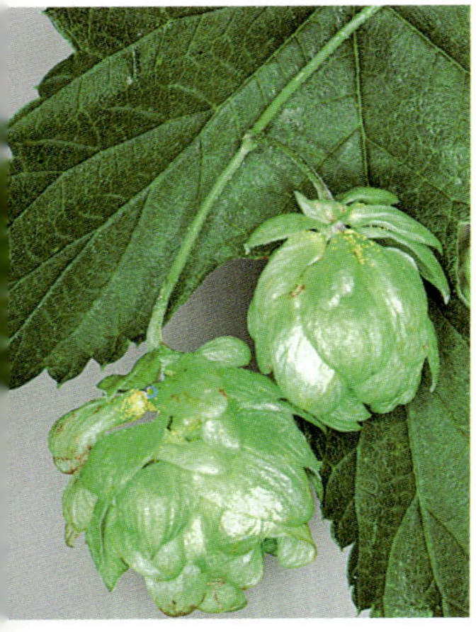

Zur Botanik

Familie: Hanfgewächse (Cannabaceae)
Blütezeit: Juli und August
Sammelzeit: August
Herkunft: Hopfen ist seit dem 8. Jahrhundert in Mitteleuropa eingebürgert und wird heute in allen gemäßigten Zonen der Welt kultiviert, jedoch nur die weiblichen Pflanzen. Zu medizinischen Zwecken verwendet werden die Hopfenzapfen, die Früchte des Hopfens.

Anwendung einst und jetzt

Seit dem 8. Jahrhundert dienen Hopfenzapfen als Bierwürze. Doch erst seit dem Erlass des bayerischen Reinheitsgebotes im Jahr 1516, wonach Bier nur aus Wasser, Hopfen und Malz zu bestehen hat, setzte sich ihr Gebrauch allgemein durch.

Erstmals zum medizinischen Gebrauch empfohlen – zur Blutreinigung und zum Kurieren von Gallenleiden – wurde Hopfen von dem arabischen Heilkundigen Mesue, der im achten nachchristlichen Jahrhundert in Diensten des Kalifen von Bagdad stand. Bald darauf erkannte man auch schon die beruhigenden Effekte des Hanfgewächses. Chronisten zufolge einfach dadurch, dass Hopfenpflücker ein vergleichsweise ausgeprägtes Schlafbedürfnis entwickelten ...
Kraft dieser dämpfenden Wirkungen auf das zentrale Nervensystem avancierte Hopfen zum über Generationen bewährten Hausmittel gegen Nervosität, Unruhe und Schlafstörungen. Dies umfasst jedoch bei weitem nicht alle Indikationen, bei denen die Volksmedizin Hopfen einsetzte. Auf der langen Liste der Heilanzeigen stehen auch rheumatische Erkrankungen, Durchfall sowie Blasen- und Nierenleiden. Aufgüsse der Hopfenzapfen dienten der Linderung leichter Hautverletzungen, von Muskelkrämpfen sowie Nerven- und Gelenkschmerzen.
Hopfen war allerdings nicht nur in der Alten Welt ein geschätztes Therapeutikum. Auch jenseits des Atlantiks fand er vielseitigen Einsatz: Bei den amerikanischen Ureinwohnern existieren eine ganze Reihe von Rezepturen mit dem Hanfgewächs.
Hopfen ist ein wirksames pflanzliches Beruhigungsmittel. Besonders gut entfaltet er seine Eigenschaften in Verbindung mit anderen beruhigend wirksamen Heilpflanzen, vor allem mit Baldrian (s. S. 252 f.). Extrakte aus Hopfenzapfen werden deshalb heute offiziell zur Behand-

lung von Unruhe- und Angstzuständen sowie bei Schlafstörungen empfohlen. In Großbritannien sowie in Neuseeland rangiert die Heilpflanze auch bei anderen Heilanzeigen in den Arzneibüchern. Neben den hierzulande bekannten berücksichtigt man dort die Anwendung von Hopfen gegen Menstruationsstörungen, Wechseljahrsbeschwerden und vorzeitige Ejakulation.

Wirkungen

Die wesentlichen Inhaltsstoffe der Hopfenzapfen sind Bittersäuren – vor allem Lupulon und Humulon. Sie werden im Zuge der Lagerung zu 2-Methyl-3-buten-2-ol abgebaut – jene Substanz, auf die der beruhigende Effekt zurückzuführen ist. Darüber hinaus warten die Hopfenzapfen mit einem weit gefächerten Spektrum an Mineralstoffen und Vitaminen auf: Magnesium, Mangan, Eisen, Fluor, Zink, Chlor, Kupfer, in Spuren auch Jod sowie die Vitamine der B-Gruppe. Außer beruhigend und schlafförderndernd wirkt Hopfen auch krampflösend und harntreibend – Letzteres ist allen Biertrinkern ja bestens vertraut ...
Weniger bekannt dürfte hingegen sein, dass das Hanfgewächs auch die Menstruation und den Milchfluss fördert. Dies geht auf seine östrogenartigen Wirkungen zurück. Der Grund dafür, dass Hopfen ab dem späten Mittelalter zum Haltbarmachen dem Bier zugesetzt wurde, ist die antimikrobielle Wirkung der beiden Bittersäuren Lupulon und Humulon: Sie hemmen das Wachstum von Bakterien und Pilzen. Allerdings gibt nur das Lupulon dem Bier seinen feinherben bis bitteren Geschmack.

In den asiatischen Medizintraditionen, etwa Chinas und Indiens, diente Hopfen ebenso wie im Abendland zur Behandlung von nervöser Übererregbarkeit sowie von Kopfschmerzen, Verdauungsstörungen und Appetitlosigkeit.

Was Sie beachten müssen

Bei einigen Menschen löst der Hautkontakt mit frischen Hopfenzapfen juckende Hautreizungen aus – im Volksmund als »Hopfenverrücktheit« bekannt. Diese legt sich wieder, sobald die Haut nicht mehr mit Hopfendolden in Berührung kommt.

Zubereitungen

Zum Einsatz kommen die geschnittenen, getrockneten Hopfenzapfen für Teeaufgüsse und Abkochungen. Am besten greifen Sie allerdings auf fertige Präparate zurück, die Extrakt aus den Hopfenzapfen enthalten – häufig ist er auch in pflanzlichen Kombinationspräparaten zu finden.

»Die christliche Seele des Bieres«

»Hopfen und Malz – Gott erhalt's«
Ein weithin bekannter Ausspruch mit einem, wie so oft im Volksmund, tiefen Hintergrund. Denn Hopfen hat nicht umsonst eine so enorme Bedeutung erlangt, dass man ihn in derart prominenter Obhut sehen wollte. Ebenso waren es nicht von ungefähr die Klöster, die den Hopfen als Bierwürze und entsprechend seinen Anbau in großem Stil einführten – ab dem späten Mittelalter als Monopol des Klerus und seiner Brauereien.

Von Europas Klöstern aus trat der Hopfen seinen unaufhaltsamen Siegeszug durch die neue christliche Welt, sprich den im Zuge von Missionierung und Kolonisierung erweiterten Einflussbereich der Kirche, an. Mit dem vom bayerischen Herzog Wilhelm IV. im Jahr 1516 erlassenen Reinheitsgebot verdrängte das Hopfengewächs endgültig die ehemals verwandten Zusätze wie etwa Bilsenkraut aus dem Bierkrug: » ... wir wollen, das füran allenthalben in unseren Stetten, Märckten und auff dem Lande zu kainem Pier merer stückh dann allain Gersten, Hopffen und Wasser genommen und gepraucht sölle werden.« Nebenbei bemerkt handelt es sich bei diesen Zeilen um das erste Lebensmittelgesetz überhaupt.

Die Vorherrschaft des Hopfens – bis heute ungebrochen – hatte einen guten und nunmehr wissenschaftlich belegten Grund: Hopfen enthält Substanzen, die östrogene Wirkungen haben. Mit dem Biertrinken wappneten sich die Mönche gegen die »Versuchungen des Teufels«: Wie heute erwiesen, entfalten die in den Hopfendolden enthaltenen Bitterstoffe bei Männern anaphrodisierende, die Libido dämpfende Effekte.

Bei Männern, die über Jahre viel Bier trinken, stellt sich häufig eine Verweiblichung ein – augenfällig erkennbar an der Entwicklung von Brustansätzen.

Und so sprach man(n) dem Bier hinter klösterlichen Mauern auch reichlich zu. Bis zu fünf Liter, so lässt sich alten Ordensregeln entnehmen, waren den Brüdern täglich gestattet.

Dass der Bierkonsum solche Ausmaße annahm, mag sicherlich auch in der harten Klosterarbeit und in der Tatsache begründet liegen, dass Bier einiges an Nährwert zu bieten hat. Die Gesundheitsregeln aus Salerno geben nicht umsonst zu bedenken, dass Bier nicht nur die »Kräfte erhöhet«, sondern auch »das Fleisch im Körper mehret«. Und schließlich hieß es ja auch, »liquida non frangunt ienum«, »Flüssiges bricht das Fasten nicht«. Dennoch sollte Bier stets weniger dem Nahrungsersatz in Fastenzeiten dienen als vielmehr bei der praktischen Umsetzung des Keuschheitsgelübdes hilfreich sein.

Johanniskraut *(Hypericum perforatum)*

Volksnamen: Berggraupen, Blutkraut, Teufelsflucht, Teufelsfuchtel, Teufelsbanner, Jageteufel, Johannisblut, Wundkraut, Konradskraut, Jesuwundenkrautflechte, Blutlungenmoos, Fiebermoos

Zur Botanik

Familie: Hartheugewächse (Hypericaceae)
Blütezeit: Juni bis Juli
Sammelzeit: Während der Blütezeit
Herkunft: Johanniskraut ist im gesamten europäischen Raum und weltweit in gemäßigten Klimaregionen verbreitet. Zu medizinischen Zwecken verwendet werden Blüten und Blätter, keine Wurzeln.

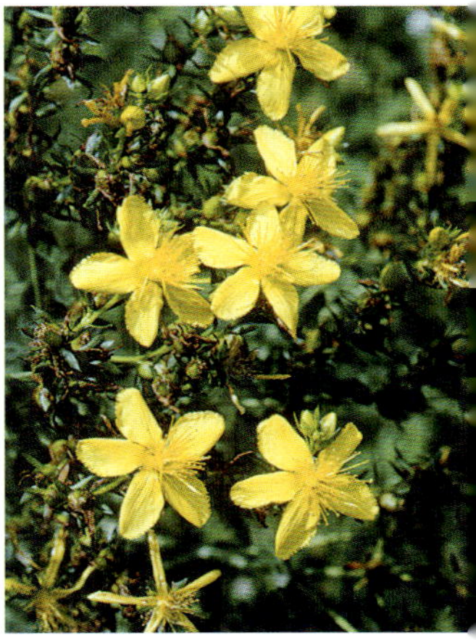

Die bei uns bekannteste Art ist das Tüpfel-Johanniskraut, dessen Blätter kugelige Sekretbehälter enthalten. Sobald Licht durch die Blätter scheint, sehen sie deshalb wie durchlöchert aus, woraus sich auch der botanische Name »perforatum« herleitet.

Anwendung einst und jetzt

Seit alters wird Johanniskraut als Arzneimittel genutzt. Bei dem römischen Naturforscher und Arzt Plinius (23–79 n. Chr.) findet sich beispielsweise ein Hinweis, wonach ein Kraut namens »Hypereikon« ein probates Mittel gegen Verbrennungen sei. Auch wird Johanniskraut als Zutat eines Heiltranks aufgeführt, den Kaiser Nero von seinem Leibarzt Andromachus (1. Jh. n. Chr.) erhielt.

Im Mittelalter und in der frühen Neuzeit nutzte man Johanniskraut erstmals gegen psychische Beschwerden – damals freilich als »fuga daemonum«, als Mittel, das den Teufel austreiben sollte.

Und so avancierte das Johanniskraut alsbald zum unentbehrlichen Requisit beim Exorzismus: Die katholische Kirche setzte Zubereitungen mit Johanniskraut gezielt dazu ein, um den Teufel und anderes Ungemach aus den Körpern der »Besessenen« zu vertreiben. Ferner sollten die Hypericum-Trunke auch Gefolterten, denen der Tod auf dem Scheiterhaufen drohte, das Geständnis abringen, mit dem Teufel im Bunde zu stehen. Man vermutet heute, dass die Johanniskrautauszüge den Sinn hatten, psychisch Kranke, die damals als vom Teufel besessen erachtet wurden, zu beruhigen und aus ihrer depressiven Stimmungslage zu befreien. Ähnliches nimmt man von den »Geständnistrunken« an: Sie sollten den unter qualvollen Schmerzen Leidenden die Tortur, die erst durch ihren Tod in den Flammen ein Ende fand, wenigstens psychisch ein wenig erleichtern.

Johanniskraut wurde schon früh bei seelischen Beschwerden eingesetzt. So steht in einem Kräuterbuch aus der ersten Hälfte des 17. Jahrhunderts bereits sehr aktuell zu lesen: »Johanniskraut hilft gegen den Schwindel und gegen die fürchterlichen melancholischen Gedanken.«

Sinnbild des Glücks

Paracelsus liebste Heilpflanze galt quer durch die Epochen als ein Sinnbild des Glücks. Bis in die Mitte des letzten Jahrhunderts hinein wurden junge Burschen in der Johannisnacht am 24. Juni mit Johanniskraut umkränzt, um sie so vor Unglück, Leid und übel wollenden Menschen zu bewahren.

Dem Teufel, den bösen Geistern und allen Mächten der Finsternis konnte das »Blutkraut« widerstehen; daher rühren auch die alten Volksnamen wie beispielsweise »Teufelsflucht, Teufelsfuchtel, Teufelsbanner und Jageteufel«.

Der offizielle Name Johanniskraut leitet sich von Johannes dem Täufer ab, dem die christlichen Völker des Abendlandes diese Pflanze weihten. Damals glaubte man, dass Johanniskraut seiner strahlenförmigen Blütenstände wegen besonders mit den Kräften des Himmels verbunden sei.

Zerreibt man die gelben Blüten des Johanniskrauts zwischen den Fingern, tritt ein dunkelroter Saft heraus. Hierbei, so will es die Legende, soll es sich um das Blut des Märtyrers Johannes handeln, der für seinen Glauben auf Wunsch Salomes geköpft wurde.

Die Sache mit dem roten Saft hat dem Johanniskraut zu einem weiteren Beinamen verholfen: Johannisblut. Der Besonderheiten nicht genug: Hält man die Blätter gegen die Sonne, sehen sie dank ihrer durchschimmernden, an ätherischen Ölen reichen Sekretbehälter wie durchstochen aus.

Der Teufel selbst, so ein weiterer alter Volksglaube, soll, erbost über des Johanniskrauts Macht gegen böse Geister, die Blätter eines Nachts wütend durchstochen haben.

Johanniskraut zeigt auch bei Angstzuständen gute Wirksamkeit und – wie der Volksmedizin schon lange bekannt – erweist sich auch bei Bettnässen als hilfreich.

Johanniskraut hat in den letzten Jahren zahlreiche wissenschaftliche Prüfungen bestanden. Seine Wirksamkeit bei leichten und mittelschweren Depressionen ist heute durch Studien hinreichend belegt: Johanniskraut ist ebenso wirksam wie synthetische Antidepressiva. Worin es ihnen jedoch überlegen ist, sind seine Verträglichkeit und seine wesentlich geringeren Nebenwirkungen. Nicht umsonst laufen die Extrakte bei der Behandlung von leichten bis mittelschweren Depressionen ihren synthetischen Pendants den Rang ab.

Wirkungen

Johanniskraut enthält Flavonoide (Rutin, Hyperosid, Querzitrin), ätherisches Öl, Harze, Gerbstoffe und Rhodan sowie Hypericin und Hyperforin. Letzteres ist maßgeblich an der Wirkung beteiligt:

Hyperforin hemmt bereits in relativ geringen Konzentrationen die Wiederaufnahme von Serotonin und Noradrenalin. Dies führt zur Erhöhung der Konzentration dieser beiden Nervenbotenstoffe – der Wirkmechanismus aller Antidepressiva. Johanniskraut löst also ähnliche Vorgänge aus wie synthetische Medikamente gegen Depressionen. Allerdings hat es eine breitere Wirkpalette: Eine ähnlich starke Hemmwirkung wie auf die Wiederaufnahme von Serotonin und Noradrenalin besteht auch für Dopamin, Gammaaminobuttersäure (GABA) sowie L-Glutamat. Bei Letzteren handelt es sich um Nervenbotenstoffe, die bei der Entstehung depressiver Störungen ebenfalls eine wichtige Rolle spielen. Hyperforin beeinflusst insgesamt also fünf Neurotransmitter – ein richtiger »Breitbandhemmer«. Keines der bekannten Standardmittel gegen Depressionen hat eine ähnlich große Palette an Wirkungen. Denn andere Antidepressiva greifen auf nur einer oder maximal zwei Ebenen an.

Lichtblick für dunkle Tage: Johanniskraut hilft auch gegen winterlichen Trübsinn, bekannt als saisonal abhängige Depression, kurz SAD. Bei diesen leichten depressiven Störungen, die typischerweise ausschließlich in den Wintermonaten auftreten, versprechen Johanniskrautextrakte ebenfalls gute Erfolge.

Zubereitungen

Traditionell wird Johanniskraut als Öl oder als Tee angewandt. Der Fokus liegt heute jedoch auf der Anwendung standardisierter Extrakte. Nur diese enthalten die wirkrelevanten Inhaltsstoffe in ausreichender Menge und gewährleisten so die Wirksamkeit.

Was Sie beachten müssen

- Johanniskraut erhöht die Lichtempfindlichkeit der Haut: Sie reagiert schneller und stärker als gewohnt auf UV-Strahlen. Dieser Photosensibilisierung genannte Effekt betrifft vor allem hellhäutige Menschen. Während der Einnahme von Johanniskraut sollten Sie also mit dem Sonnenbaden vorsichtiger sein und sicherheitshalber einen höheren Lichtschutzfaktor als sonst verwenden.
- Erwarten Sie keine Sofortwirkung: Die antidepressive Wirkung von Johanniskraut stellt sich nicht von heute auf morgen ein. Seien Sie also nicht entmutigt, wenn sich nach einigen Tagen noch »nichts tut«. Bei der Behandlung mit Johanniskraut ist ebenso wie bei der mit synthetischen Antidepressiva etwas Geduld gefragt – wenigstens zehn Tage, bis die ersten Effekte spürbar werden.
- In höherer Dosierung sind Wechselwirkungen mit anderen Arzneimitteln bekannt geworden, die sich in einer Wirkungsverminderung von z.B. Digoxin, Ciclosporin und Phenprocoumon äußern. Dies gilt es zu berücksichtigen, falls Sie die genannten Medikamente anwenden.

Kamille *(Matricaria recutita L.)*

Volksnamen: nicht bekannt

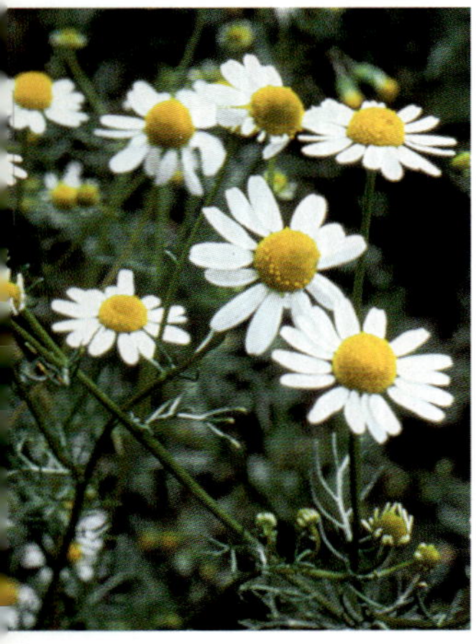

Ein Kamillendampfbad ist angezeigt bei Akne sowie zur Inhalation bei Schnupfen und Bronchitis.

Zur Botanik

Familie: Korbblütler (Asteraceae)
Blütezeit: Mai bis September
Sammelzeit: April bis Juli
Herkunft: Echte Kamille kommt in Süd- und Osteuropa vor. Zu medizinischen Zwecken verwendet werden die getrockneten Blütenkörbchen.

Anwendung einst und jetzt

Die Kamille ist heute wie früher ein vielseitig eingesetztes Hausmittel. Heute finden aus den Blüten gewonnene Extrakte Anwendung bei Krämpfen und entzündlichen Beschwerden des Magen-Darm-Trakts sowie der Mundhöhle. Zur äußerlichen Anwendung sind sie bei entzündlichen Haut- und Schleimhauterkrankungen angezeigt.

Wirkungen

Der wichtigste Inhaltsstoff der Kamille ist das ätherische Öl. Es hat entzündungshemmende und krampflösende Wirkungen und besitzt zudem bakterien- und pilztötende Eigenschaften. Darüber hinaus hemmt es die Freisetzung des Verdauungsenzyms Pepsin im Magen und bewirkt damit eine Linderung von Beschwerden, die auf eine erhöhte Bildung von Magensäure zurückgehen.

Was Sie beachten müssen

- Wer allergisch auf Korbblütler, zu denen auch die Kamille gehört, reagiert, sollte von ihrer Anwendung besser absehen.

Zubereitungen

Kamillenpräparate sind zum einen als Tee oder Tinktur erhältlich, zum anderen als Extrakte aus den Blüten.

Keuschlamm *(Vitex agnus-castus L.)*

Volksnamen: Abrahamstrauch, Keuschbaum, Mönchspfeffer

Zur Botanik

Familie: Eisenkrautgewächse (Verbenaceae)
Blütezeit: Juni bis September
Sammelzeit: Herbst
Herkunft: Keuschlamm ist im gesamten Mittelmeergebiet bis nach Westasien verbreitet. Zu medizinischen Zwecken werden die getrockneten Früchte verwendet.

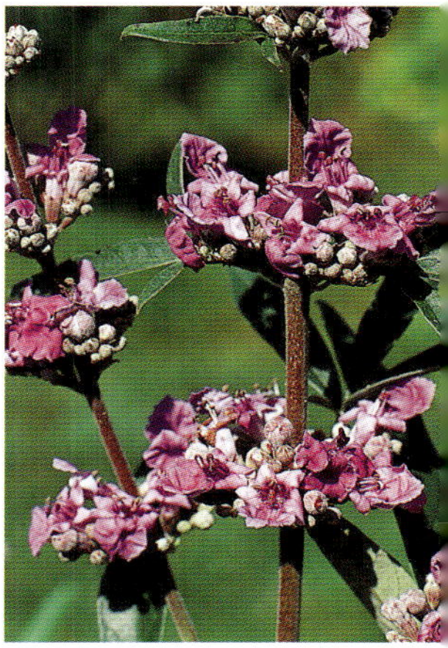

Keuschlamm rangiert vielfach auch unter dem Namen Mönchspfeffer – wenn Sie mal die eine, mal die andere Bezeichnung hören, nicht irritiert sein. Es handelt sich stets um Vitex agnus-castus …

Anwendung einst und jetzt

»Getrunken mäßigt er den Drang zum Beischlaf«, ließ Dioskurides die Leser seiner »Materia medica« wissen: Beim Mönchspfeffer handelt es sich ihm zufolge um ein durch und durch keusches Pflänzchen. Dies blieb auch den Botanikern nicht verborgen und demgemäß nicht ohne Wirkung auf die Namensgebung: Agnus castus heißt zu Deutsch das keusche Lamm, zusammen genommen wurde Keuschlamm daraus, die zweite, heute gebräuchlichere Bezeichnung für den Mönchspfeffer.
Die Damenwelt des antiken Hellas legte sich die Zweige unter die Matratze, um nicht unschicklichen Versuchungen zu erliegen. Auch Männer, so wusste man früh, macht Agnus castus lammfromm. »Dissen samen, krut vnd blomen«, steht beispielsweise im Hortus sanitatis, einem berühmten Heilpflanzenmanual des Spätmittelalters, zu lesen, »mogen nutzen man vnd frauwen die vnkuscheit begirde do mit zu stillen.« Männern mögen dem Hortus zufolge ihr »gemecht« mit einer Abkochung der Samen und Blüten waschen, um ein »ragen« desselben zu verhindern.
Ein Ereignis, das ganz besonders der Klerus zu vermeiden strebte. Woraus sich erklärt, dass der Mönchspfeffer eine nicht unbedeutende Rolle im klösterlichen Leben spielte: den Mönchen nicht Pfeffer zu geben, sondern vielmehr das genaue Gegenteil. Hierzu wurde den »geistlich lude« angeraten, Blätter und Blüten vom Mönchspfeffer in ihr Bett zu streuen, um vor den Anfechtungen fleischlicher Begierden gefeit zu sein. Novizen bekamen hingegen Keuschlammblätter auf ihrem Weg ins Kloster vor die Füße gestreut. Zum Ende dieses historischen Exkurses soll nicht unerwähnt bleiben, dass die Statue des Gottes der Heilkunde, Asklepios,

»Und diese Pflanze wird deshalb Keuschlamm genannt, weil ihre Samen, Blätter und Blüten die bösen unkeuschen Gelüste nehmen und den Menschen keusch wie ein Lamm machen.« (Aus dem Hortus sanitatis, Mainz 1485)

aus dem weichen Holz des Mönchspfefferstrauches geschnitzt war. Dem Demeter- und Artemiskult geweiht, war der Mönchspfeffer über die Jahrhunderte hinweg immer auch Symbol des Fraulichen und Mütterlichen. Außer zur Minderung der männlichen wie weiblichen Libido verordnete ihn bereits die Ärzteschaft von dazumal gegen Menstruationsbeschwerden und Erkrankungen der Gebärmutter sowie zur Förderung des Milchflusses.
Schon Dioskurides empfahl den Mönchspfeffer bei Menstruationsbeschwerden. Dass Agnus castus die Symptome des prämenstruellen Beschwerdekomplexes wirksam und nachhaltig bessert, belegen viele Studien. Und nicht zuletzt auch die Erfahrungen zahlreicher Patientinnen.
Präparate mit Extrakten aus den Früchten des Mönchspfeffers werden heute zur Therapie beim prämenstruellen Syndrom, bei Menstruationsstörungen und bei Brustspannen vor der Menstruation – der so genannten Mastodynie – angewandt.

Wirkungen

Prolaktin wird von der Hirnanhangdrüse, der Hypophyse, abgegeben, der eine bedeutende Rolle im Spiel der Hormone zukommt.

Die Früchte des Mönchspfeffers entfalten Effekte, welche die Waagschalen des Hormonhaushalts wieder auf Gleichstand bringen. Die Inhaltsstoffe, die dafür verantwortlich zeichnen, sind so genannte Dopamin-Antagonisten: Stoffe namens Diterpene, die den Nervenbotenstoff Dopamin hemmen und so die Ausschüttung des Hormons Prolaktin senken. Damit reduzieren sich auch die prämenstruellen Beschwerden, insbesondere das schmerzhafte Spannen der Brüste. Denn ein erhöhter Prolaktinspiegel ist die Hauptursache für Beschwerden vor und während der Periode. Auslöser für die überschießende Abgabe des Hormons Prolaktin sind meist dauerhafte psychische und körperliche Überlastung und der damit einhergehende Stress.
Außer der Ausschüttung von Prolaktin bremst Keuschlamm auch die Freisetzung des follikelstimulierenden Hormons (FSH). So wird das Östrogen-Gestagen-Verhältnis in Richtung Gestagen verschoben – was weiterhin zur Linderung der prämenstruellen Störungen beiträgt.

Zubereitungen

Trockenextrakte oder Tinkturen aus Keuschlammfrüchten gibt es als Filmtabletten, Kapseln oder Tropfen in Apotheken.

Kürbis *(Cucurbita pepo)*

Volksnamen: Flaske, Kerbs, Kerwes, Malune, Pepone, Plutzer

Zur Botanik

Familie: Kürbisgewächse (Cucurbitaceae)
Blütezeit: Juni bis August
Sammelzeit: Oktober
Herkunft: Nach der Entdeckung Amerikas wurde der Kürbis in Europa eingeführt und von dort weltweit verbreitet. Zu medizinischen Zwecken verwendet werden die von der Schale befreiten Samen.

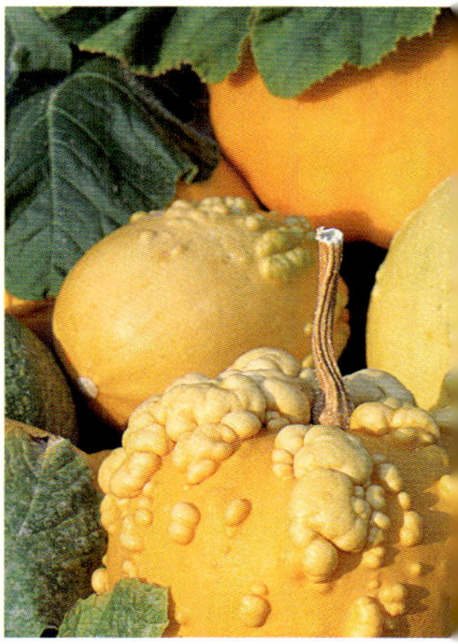

Durch Pressen wird das intensiv grüne und nussig schmeckende Kürbiskernöl gewonnen – ein sehr gesundes und beliebtes Speiseöl.

Anwendung einst und jetzt

In der Volksmedizin wurden Kürbissamen als Mittel gegen Wurmerkrankungen eingesetzt. Darüber hinaus galten sie als gutes harntreibendes Mittel. Packungen und Wickel mit zerstampften Kürbissamen kamen bei schlecht heilenden Wunden zur Anwendung.
Kürbissamenextrakte werden heute gegen Beschwerden beim Wasserlassen, besonders im Zuge einer Vergrößerung der Prostata (Prostataadenom Stadium I bis II), und bei Reizblase eingesetzt. Der Extrakt wird dazu vielfach mit anderen pflanzlichen Prostatamitteln kombiniert.

Wirkungen

Kürbissamen enthalten Phytosterine sowie Aminosäuren, Selen, Tocopherol, fettes Öl und Eiweiße. Kürbiskernextrakt bewirkt eine Abnahme von Dihydrotestosteron im Prostatagewebe. Dadurch sinkt die Konzentration eines Antigens im Blut, das mit am Krankheitsgeschehen beim Prostataadenom beteiligt ist. Darüber hinaus haben Kürbissamen eine kräftigende Wirkung auf die Blasenmuskulatur und normalisieren die Funktionen der Harnblase.

Zubereitungen

Kürbissamen werden entweder pur geknabbert oder als Extrakt aus den Samen angewandt. Auch das fette Öl der Kürbissamen wird häufig in Präparaten eingesetzt.

Mariendistel *(Silybum marianum)*

Volksnamen: Milchdistel, Frauendistel, Fieberkraut, Gottesgnadenkraut

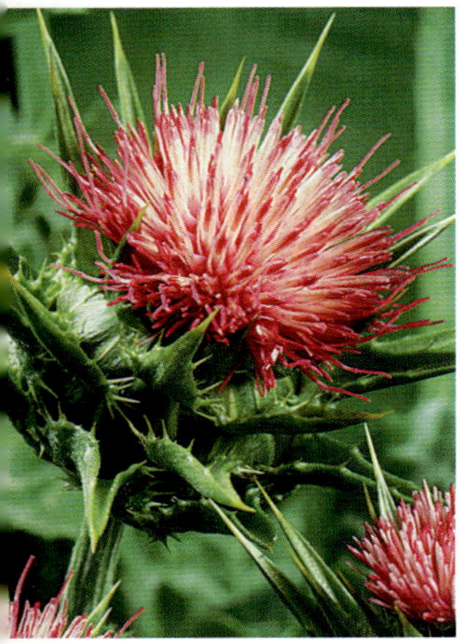

Ihren Namen verdankt die Mariendistel einer alten Legende. Dieser zufolge ließ sich Maria während der Flucht nach Ägypten zum Stillen einmal im Schutz der dornigen Blätter einer Distel nieder. Dabei tropfte etwas Muttermilch auf die grünen Blätter, woraufhin diese weiße Flecken bekamen.

Zur Botanik

Familie: Korbblütler (Asteraceae)
Blütezeit: Juni bis September
Sammelzeit: August bis September
Herkunft: Ursprünglich im Mittelmeerraum beheimatet, trifft man die Mariendistel inzwischen auch hierzulande verwildert an. Zu medizinischen Zwecken werden die Samen mit Schale verwendet.

Anwendung einst und jetzt

Als Heilpflanze ist die Mariendistel bereits sehr lange bekannt. Die Volksmedizin setzte sie in Form von Wickeln und Kompressen bei Unterschenkelgeschwüren (Ulcus cruris) und als Tee bei Krampfadern ein. Auch die leberschützende Wirkung wurde früh genutzt: Kuren mit Mariendisteltee sollten die Leberfunktion unterstützen und den Körper allgemein entschlacken und entgiften.
Heute werden Extrakte aus Mariendistelfrüchten bei chronisch-entzündlichen Lebererkrankungen und Leberzirrhose eingesetzt.

Wirkungen

Mariendistelfrüchte enthalten Bitterstoffe, ätherisches Öl, Harze, Silymarin, Silydianin und Silychristin. Letztgenannte Inhaltsstoffe wirken antagonistisch gegenüber zahlreichen leberschädigenden Giften – das gilt besonders für das Silymarin. Zum einen verhindert dieses, dass Lebergifte in das Innere der Leberzellen eindringen können. Zum anderen fördert es die Regenerationsfähigkeit der Leber.

Zubereitungen

Da beim Überbrühen der Mariendistelfrüchte viel von dem wirkrelevanten Inhaltsstoff Silymarin verloren geht, setzt man überwiegend standardisierte Mariendistelextrakte ein. Diese sind als feste Zubereitungen zum Einnehmen in Apotheken erhältlich.

Melisse *(Melissa officinalis L.)*

Volksnamen: Bienenkraut, Frauenwohl, Herztrost, Zitronenkraut

Zur Botanik

Familie: Lippenblütengewächse (Lamiaceae)
Blütezeit: Juli bis September
Sammelzeit: Kurz nach der Blüte
Herkunft: Die Heimat der Melisse liegt in den östlichen Mittelmeerländern. Zu medizinischen Zwecken verwendet werden die Blätter.

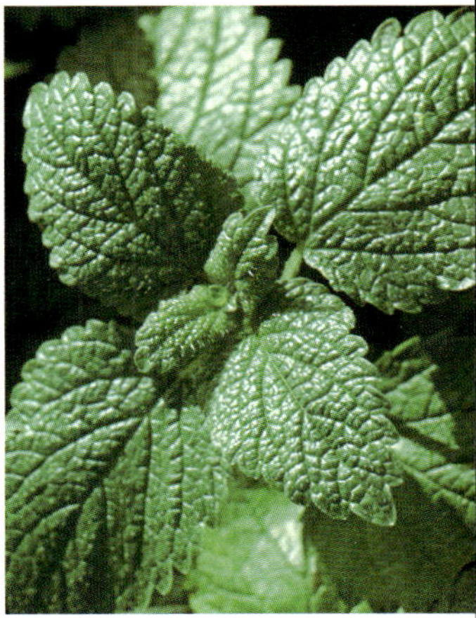

Anwendung einst und jetzt

Ihr Volksname Herztrost deutet bereits an, welche Beschwerden sie unter anderem bessern sollte: nervöse Herzbeschwerden, denn wie der mittelalterliche Volksmund wusste, »tröstet Melisse das Herz und bläst alle Traurigkeit weg«.

Darüber hinaus standen Rezepturen mit Melisse immer schon in ärztlichen Diensten zur Beruhigung der Nerven. Eine der wichtigsten Darreichungsformen ist der Melissengeist – ursprünglich destilliert von den Karmelitermönchen und eines der universalsten Heilmittel.

Der aus den Blättern gewonnene Extrakt wird in Kombination mit Baldrianwurzelextrakten bei Unruhezuständen und nervös bedingten Einschlafstörungen eingesetzt. Einzeln für sich ist Melissenextrakt angezeigt bei funktionellen Magen-Darm-Beschwerden, Gastritis, Magen- und Darmkrämpfen. Ebenso wird er zur lokalen Behandlung von Herpes labialis empfohlen.

Der Name Melisse kommt vom griechischen »melissa«, zu deutsch Honigbiene, da die Pflanze während der Blütezeit bei den Insekten besonders beliebt ist.

Wirkungen

Melisse enthält Gerbstoffe, Bitterstoffe, Flavonoide und ätherisches Öl. Alle diese Stoffe wirken dämpfend auf das zentrale Nervensystem. Hierfür sind weniger die Einzelbestandteile verantwortlich als vielmehr deren Zusammenspiel.

Zubereitungen

Melissenblätter werden als Tee, Tinktur oder Extrakt angewandt.

Mistel *(Viscum album L.)*

Volksnamen: Hexenbesen, Bocksfutter, Donnerbesen, Geißkraut, Heil aller Schäden, Hexenkraut, Immergrüne, Kinster, Leimmistel, Marentaken, Misple, Mistele, Nistel, Wespe, Wispen, Druidenfuß

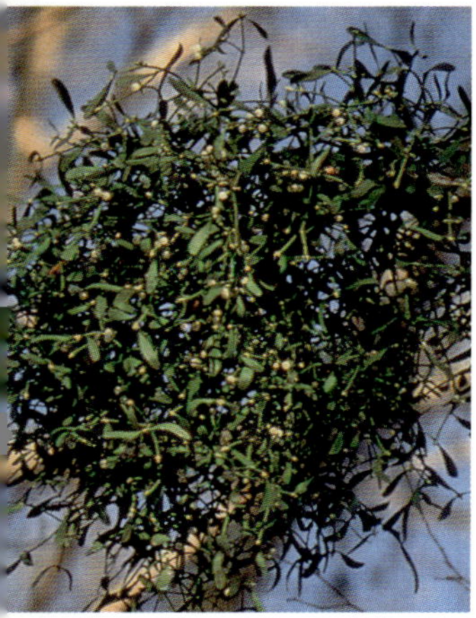

Zur Botanik

Familie: Mistelgewächse (Loranthaceae)
Blütezeit: März bis Mai
Sammelzeit: März und April sowie Oktober und November
Herkunft: Misteln sind in ganz Europa und Asien beheimatet.
Zu medizinischen Zwecken verwendet werden die jungen Zweige mit Blättern, Blüten und Früchten.

Anwendung einst und jetzt

Sie »hat krafft und gewalt für böse gespenst«, sagte ihr bereits Hieronymus Bock 1551 in seinem »Kreuterbuch« nach: Die Mistel war stets mythenumrankt; sicherlich auch deshalb, weil sie als Halbschmarotzer, der die Wasser- und Nährstoffleitungen seiner Wirtspflanzen für den Eigengebrauch anzapft, botanisch aus der Reihe tanzt. Da zwischen dem Ungewöhnlichen und dem geheimnisvoll Okkulten vielfach nur ein schmaler Grat liegt, haben Pflanzen wie die Mistel den Volksglauben rege inspiriert: über Jahrhunderte hinweg galt sie als probater Abwehrzauber gegen finstere Mächte. Den Druiden, den Priestern der Kelten, war die Mistel die »heilige, alles heilende« Pflanze, die sie mit goldenen Sicheln abschnitten. Aus Ehrfurcht vor ihren sagenhaften Kräften, welche – wie wir dank Goscinny und Uderzo, den geistigen Vätern von Asterix und Obelix, wissen – dazu befähigten, ganze Legionen von römischen Soldaten in die Flucht respektive in die Luft zu schlagen...
Doch Viscum album ist auch ein lange bewährtes Arzneimittel, dessen Gebrauch bis zurück ins fünfte vorchristliche Jahrhundert datiert: Die ersten schriftlichen Aufzeichnungen über die Heilkräfte der Mistel finden sich in den hippokratischen Schriften.
Dioskurides widmete sich ausführlich der Mistel und Plinius notierte in seiner »Naturalis historiae«, dass die Mistel gegen Fallsucht und Schwindelanfälle wirksam sei. Die Heilkundigen des Mittelalters verordneten sie auch bei Migräne, Gicht und Ruhr sowie gegen Kreislaufstörungen.

Hieronymus Bock (1498–1554) wie auch P. A. Matthiolus (1501–1577) vermerkten in ihren Schriften heilende Eigenschaften von Mistelsalbe bei Geschwüren und eitrigen Wunden, während Paracelsus (1493–1541) und später Hufeland (1762–1836) Mistelblätter gegen Epilepsie empfahlen. Sebastian Kneipp wiederum setzte sie zur Stillung von Blutflüssen und bei einem gestörten Blutkreislauf ein.
Der stimulierenden Wirkungen auf das Abwehrsystem wurde man jedoch erst zu Beginn des 20. Jahrhunderts gewahr. Gerhard Madaus legte um 1930 schließlich ein schulmedizinisch begründetes Konzept zur Anwendung bei Tumorerkrankungen vor und begann mit der systematischen Untersuchung der Inhaltsstoffe der Mistel.
Aufgrund ihrer belegten stimulierenden Wirkungen auf das Immunsystem bewähren sich Mistelauszüge heute zur Unterstützung der Therapie bei bösartigen Tumorerkrankungen – da Mistelpräparate auch eine Verbesserung der Lebensqualität bewirken, gut verständlich.

Dem aktuellen Wissensstand entsprechende Mistelpräparate werden als rationale Phytopharmaka und nicht im Sinne einer anthroposophischen Therapie eingesetzt.

Wirkungen

Als wirksamkeitsbestimmender Inhaltsstoff gelten die Mistellektine. Auf sie lassen sich die tumorhemmenden Wirkungen der Mistel überwiegend zurückführen. Die Eiweißverbindungen stimulieren das Immunsystem, indem sie Zahl und Aktivität der natürlichen Killerzellen steigern. Zudem können Mistellektine Krebszellen auch direkt abtöten – besitzen also ein eigenes zytostatisches Potenzial.
Darüber hinaus lindert Mistel die Nebenwirkungen der Chemotherapie, allen voran die behandlungsbedingte Müdigkeit. Durch die unterstützende Therapie mit Mistellektinen kann sowohl die immunologische Reaktionslage verbessert wie auch die Lebensqualität erhöht werden.

Was Sie beachten müssen

- Bei bekannter Überempfindlichkeit gegenüber Eiweiß und bei chronisch-fortschreitenden Infektionen wie Tuberkulose dürfen Mistelpräparate nicht angewandt werden.

Zubereitungen

Zur Anwendung empfohlen sind nur wässrige Auszüge aus Mistelkraut oder unverholzten Mistelzweigen mit Blättern.

Passionsblume *(Passiflora incarnata)*

Volksnamen: Nicht bekannt

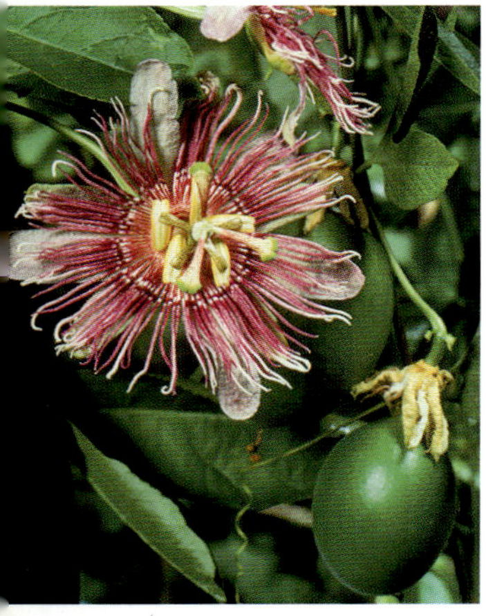

Ein spanischer Missionar sah in den Blüten Symbole des Martyriums Christi – daher der Name »Passionsblume«.

Zur Botanik

Familie: Passionsblumengewächse (Passifloraceae)
Blütezeit: April bis Oktober
Sammelzeit: Während der Blütezeit
Herkunft: Nahezu alle Arten der Passiflora sind in den tropischen Regenwäldern Mittel- und Südamerikas beheimatet. Zu medizinischen Zwecken verwendet werden die oberirdischen Pflanzenteile.

Anwendung einst und jetzt

Die Maya und Azteken sowie die Völker im südlichen Nordamerika machen von den nervenberuhigenden, stärkenden und entkrampfenden Eigenschaften der Passiflora schon seit Jahrhunderten Gebrauch. Bis heute wird Passionsblumenkraut von indianischen Heilern gegen Verstopfung, Schlaflosigkeit und Nervosität angewandt – die beiden Letztgenannten sind jene Heilanzeigen, bei denen die Passiflora auch hierzulande Anwendung findet. Extrakte aus Passionsblume werden gegen nervöse Unruhezustände und Schlafstörungen angewandt – meist in Kombination mit anderen beruhigend wirksamen Heilpflanzen wie Baldrian und Hopfen. Als Monopräparat findet man Passifloraextrakte bislang nicht.

Wirkungen

Im Passionsblumenkraut enthalten sind Umbelliferon und Cumarin sowie Maltol und Flavonoide – die beiden Letzteren sind für die beruhigende Wirkung der Passionsblume verantwortlich.

Zubereitungen

Präparate, die Passionsblumenextrakt enthalten, bekommen Sie als Kombinationsmittel in Apotheken. Daneben können Sie Passionsblumenkraut in Form von Tees oder Aufgüssen anwenden.

Pfefferminze *(Mentha piperita L.)*

Volksnamen: Katzenkraut, Mutterkraut, Priminzen, Prominzen, Schmecker

Zur Botanik

Familie: Lippenblütler (Lamiaceae)
Blütezeit: Juli bis September
Sammelzeit: Ernten sind zwischen Juli und September möglich.
Herkunft: Die Pfefferminze kommt überall in Europa und Nordamerika in gemäßigten Klimaregionen vor. Zu medizinischen Zwecken verwendet werden die getrockneten Blätter und blühenden Zweigspitzen sowie das ätherische Öl.

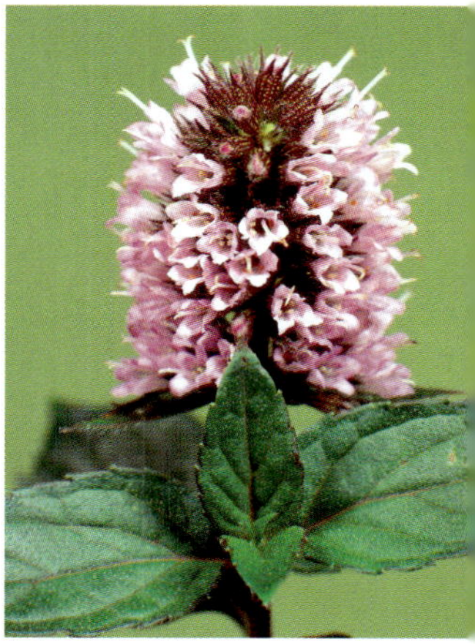

Anwendung einst und jetzt

Die Pfefferminze kann auf eine lange Geschichte zurückblicken: Minzen dienten bereits den Ärzten des alten Ägypten als wertvolles Heilmittel gegen eine ganze Reihe von Beschwerden. Um welche Minzeart oder -arten es sich dabei allerdings handelte, wird wohl ungeklärt bleiben. Es gibt zahllose verschiedene Arten, wie man schon im Mittelalter wusste: »Wenn aber einer die Kräfte und Arten und Namen der Minze samt und sonders zu nennen vermöchte, so müsste er gleich auch wissen, wie viele Fische im Roten Meere wohl schwimmen.« So steht's bei Wahlafried Strabo zu lesen, dem heilkundigen Abt, der das berühmte botanische Lehrgedicht »Hortulus« verfasste.
Um die Wirksamkeit der Minze gegen Kopfschmerzen wussten auch viele andere Heilkundige quer durch die Epochen. »Frische Minze und Ladanum reibt man mit Essig und streicht es auf die Stirn: es heilt wunderbar!«, lässt eine mittelalterliche Medizinschrift ihre Leser wissen.
Auch die wohltuende Wirkung bei Magenbeschwerden war bekannt, denn »zur Erwärmung des Magens« rät eine alte Rezeptur zur Einnahme eines Absuds »von Raute, Dill, Minze und Sellerie je ein Bund in drei Bechern Wasser«. Ebenso findet sich ein Bund Minze als Zutat in einem Essigmet gegen Magenschmerzen und alle Arten von Wechselfieber. Interessant ist die Anwendung zerriebener Minzeblätter gegen »Geschwüre am Kopf«, auf die betroffenen Stellen aufgelegt.
Heute werden Pfefferminzölpräparate bei krampfartigen Beschwerden im Magen-Darm-Bereich und bei Beschwerden der Gallenblase und

»Nimmer fehle mir auch ein Vorrat gewöhnlicher Minze, so verschieden nach Sorten und Arten, nach Farben und Kräften. Eine nützliche Art soll die rauhe Stimme, so sagt man, wieder zu klarem Klang zurückzuführen vermögen, wenn ein Kranker, den häufige Heiserkeit quälend belästigt, trinkend einnimmt als Tee ihren Saft mit nüchternem Magen.«
(Aus dem Hortulus)

-wege eingesetzt. Dies umfasst Beschwerden wie Bauchschmerzen, Blähungen, Völlegefühl, Verstopfung und Durchfall. Die offizielle Indikation lautet dann »funktionelle und motialitätsbedingte Magen-Darm-Störungen, Gastritis, Magen- und Darmkrämpfe sowie bei Ulcus ventriculi und duodeni«.
Daneben wird das ätherische Öl zur Behandlung von Katarrhen der oberen Luftwege und von Mundschleimhautentzündungen empfohlen. Äußerlich kommt das Öl bei Muskel- und Nervenschmerzen, rheumatischen Erkrankungen, bei Kopfschmerzen und bei Migräne zur Anwendung. Und natürlich der Pfefferminztee – kaum ein Hausmittel, das häufiger bei Magen-Darm-Beschwerden und Übelkeit, aber auch bei Menstruationsschmerzen zum Einsatz kommt.

Wirkungen

Der wichtigste Wirkstoff der Pfefferminze ist ihr ätherisches Öl, das Menthol. Es hat ausgeprägte schmerzlindernde und entzündungshemmende Wirkungen. Daneben macht es die Pfefferminze zu einem guten Mittel gegen Blähungen und entfaltet auch krampflösende Effekte. Zusätzlich bewirkt Pfefferminzöl eine Erhöhung der Gallenproduktion, weshalb die Pflanze sich auch bei Verdauungsbeschwerden bewährt. Die gute Wirksamkeit von Pfefferminzöl bei Muskel- und Nervenschmerzen sowie Kopfschmerzen beruht darauf, dass Menthol auf der Haut einen Kältereiz ausübt und damit schmerzlindernd wirkt.

Was Sie beachten müssen

- Das ätherische Öl sollten Sie zur innerlichen Anwendung stets in Wasser verdünnen, da es ansonsten die Schleimhäute des Verdauungstrakts zu stark reizt.
- Sowohl Tee als auch ätherisches Öl sollten Sie nicht über einen längeren Zeitraum einnehmen. Denn das kann zu Magenreizungen führen.
- Wenn Sie zu Sodbrennen neigen, sollten Sie kein Pfefferminzöl innerlich anwenden, ebenso keine Fertigpräparate mit dem Öl. Denn damit können sich die Beschwerden noch verschlimmern.
- Bei Gallensteinen sollten Sie vor Anwendung von Pfefferminzpräparaten Ihren Arzt befragen.

Ringelblume *(Calendula officinalis L.)*

Volksnamen: Sonnenwende, Studentenblume, Totenblume, Weinblume, Marigold, Sonnenblümli, Jesusblume

Zur Botanik

Familie: Korbblütler (Asteraceae)
Blütezeit: Juni bis August
Sammelzeit: Juli bis Oktober
Herkunft: Die Ringelblume kommt in Mittel-, Süd- und Osteuropa vor. Zu medizinischen Zwecken verwendet werden die Zungenblüten oder die ganzen getrockneten Blütenkörbchen.

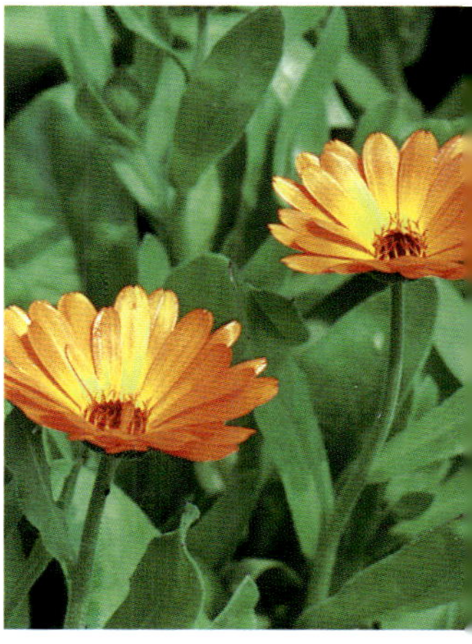

Im Mittelalter war die Ringelblume der »Saffron des armen Mannes« und wanderte als Gewürz in Pfannen und Töpfe.

Anwendung einst und jetzt

Ringelblumensalbe ist nahezu jedem als Wundmittel bekannt. Auch als Tinktur fand und findet die Ringelblume Anwendung bei Sportverletzungen und Blutergüssen.
Äußerlich werden Präparate mit Ringelblume auch bei Entzündungen von Haut und Schleimhäuten, auch im Mund- und Rachenbereich, angewandt.

Wirkungen

Die Inhaltsstoffe, unter anderem Karotinoide und ätherische Öle, fördern die Wundheilung und wirken entzündungshemmend.

Was Sie beachten müssen

- Wenn Sie eine Allergie gegen Korbblütler haben, zu denen auch die Ringelblume gehört, sollten Sie Präparate mit dieser Pflanze nicht anwenden.

Zubereitungen

Ringelblumensalbe ist zweifelsohne das am häufigsten verwendete Präparat, daneben finden Sie Tinkturen und Teemischungen im Sortiment der Apotheken.

Rosskastanie *(Aesculus hippocastanus)*

Volksnamen: Judenkastanie, Gichtbaum, Vixirinde

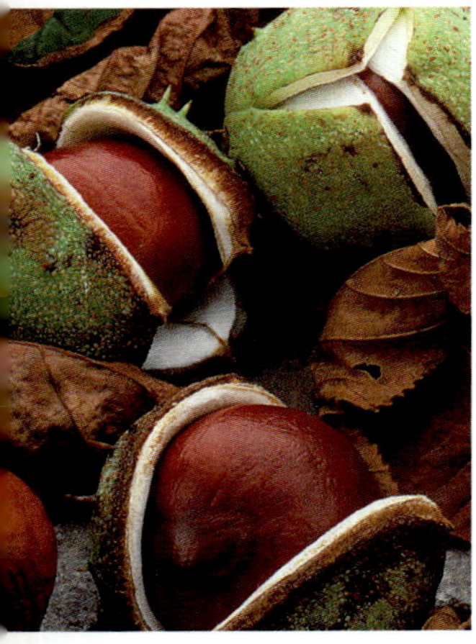

Zur Botanik

Familie: Rosskastaniengewächse (Hippocastanaceae)
Blütezeit: April und Mai
Sammelzeit: September und Oktober
Herkunft: Rosskastanien sind in ganz Europa, ferner in Kleinasien, Nordindien und dem Kaukasus beheimatet. Zu medizinischen Zwecken werden die Samen verwendet.

Anwendung einst und jetzt

Die Volksmedizin setzte die Rosskastanie vor allem gegen Blutergüsse, Menstruationsbeschwerden, Durchblutungsstörungen und rheumatische Erkrankungen ein. Seit langem traditionell angewandt werden die Samen auch bei Venenleiden, was sich heute durch wissenschaftliche Untersuchungen als vollauf berechtigt erwiesen hat.

Matthiolus und andere Verfasser mittelalterlichen medizinischen Schriftwerks empfahlen Rosskastanie gegen »Blutspeyen, Bauchflüsse« und die »rote Ruhr«.

Wirkungen

Wirksamkeitsbestimmend sind Triterpensaponine, allen voran Aescin. Es wirkt entzündungshemmend und entfaltet antioxidative Aktivitäten – kann also die schädlichen Wirkungen freier Radikale mindern. Daneben besitzt Aescin eine vorbeugende Wirksamkeit gegen Wasseransammlungen, so genannte Ödeme.

Was Sie beachten müssen

- Vereinzelt können bei der Einnahme von Rosskastanienextrakten Juckreiz, Übelkeit und Magenbeschwerden auftreten.

Zubereitungen

Rosskastanienpräparate bekommen Sie zur Einnahme sowie als Creme oder Badezusatz.

Sägepalme *(Serenoa repens)*

Volksnamen: Sägezahnpalme, Zwergpalme, Deichpalme, Sabalpalme

Zur Botanik

Familie: Palmengewächse (Arecaceae)
Blütezeit: Frühsommer
Herkunft: Die Sägepalme ist in den Südstaaten der USA heimisch. Zu medizinischen Zwecken werden die getrockneten Früchte verwendet.

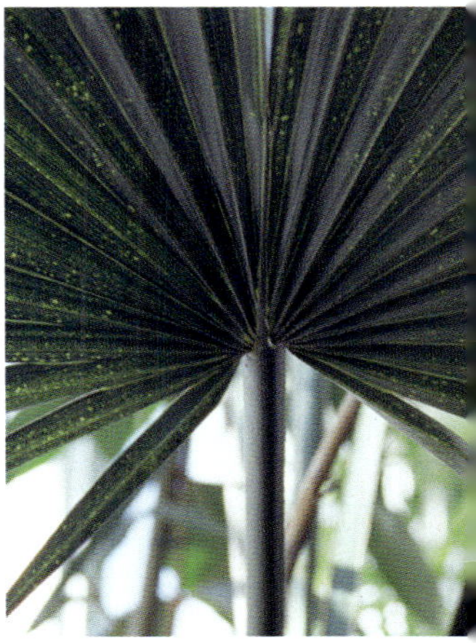

Die von Florida bis North Carolina verbreitete Sägepalme wurde erst zu Beginn des 20. Jahrhunderts in den europäischen Arzneimittelschatz aufgenommen.

Anwendung einst und jetzt

In ihrer Heimat fanden sowohl die Früchte als auch die Blätter breite Anwendung in der traditionellen Medizin der nordamerikanischen Ureinwohner. Präparate mit Extrakten aus Sägepalmenfrüchten werden heute bei uns gegen Beschwerden beim Wasserlassen infolge einer gutartigen Prostatavergrößerung in den Stadien I und II eingesetzt.

Wirkungen

Als wichtige Inhaltsstoffe der Sägepalmenfrüchte wurden Steroide, Flavonoide, wasserlösliche Polysaccharide und fettes Öl ausgemacht.
Sägepalmenfrüchte wirken antiandrogen: Sie hemmen vorübergehend die Wirkung der männlichen Geschlechtshormone, der so genannten Androgene. Das Gleiche betrifft, wenn auch schwächer ausgeprägt, die weiblichen Geschlechtshormone, die Östrogene. Auch diese werden durch Sägepalmenextrakte vorübergehend in ihrer Wirkung abgeschwächt. Darüber hinaus besitzt die Pflanze entzündungshemmende Eigenschaften.

Zubereitungen

Extrakte aus den Früchten der Sägepalme bekommen Sie als Monopräparat oder in Kombination mit Extrakten aus Brennnesselwurzeln.

Was Sie beachten müssen

- Selten kann es bei der Einnahme zu Magenbeschwerden kommen.

Salbei *(Salvia officinalis L.)*

Volksnamen: Salver, Sabikraut, Scharlachkraut, Scharlei, Chüechli chrut, Müsliblätter, Salbine

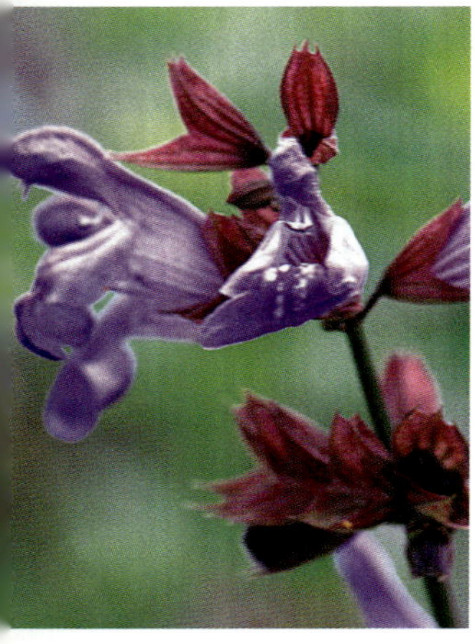

▮ »Leuchtend blühet Salbei ganz vorn am Eingang des Gartens, süß von Geruch, voll wirkender Kräfte und heilsam zu trinken. Manche Gebresten der Menschen zu heilen, erwies sie sich nützlich.« (Aus dem Hortulus) ▮

Zur Botanik

Familie: Lippenblütler (Lamiaceae)
Blütezeit: Mai bis Juli
Sammelzeit: Juli bis Dezember
Herkunft: Der offizinelle Salbei ist heute im gesamten mediterranen Raum verbreitet. Zu medizinischen Zwecken verwendet werden die getrockneten Blätter.

Anwendung einst und jetzt

Dem Lippenblütler mit den charakteristischen grünweißen Blättern und dekorativen violetten Blüten wurde bereits in den frühen Hochkulturen eine außerordentliche Wertschätzung zuteil: Die Blätter des Salbei standen seit der Antike sinnbildlich für das ewige Leben und galten entsprechend als universale Medizin und wirksames Zauber- und Liebesmittel. Das gesamte Mittelalter hindurch war die Salbeipflanze als heiligende Ratgeberin der Natur in jedem Klostergarten vertreten.
Heute wird Salbei bei Störungen im Magen-Darm-Trakt sowie bei Entzündungen der Atemwege angewandt.

Wirkungen

Eine universal wirksame Medizin ist Salbei sicher nicht. Aufgrund seiner Inhaltsstoffe, die der Wissenschaft heute bekannt sind, ist es aber jedenfalls entzündungshemmend, schwach bakterizid sowie krampf- und blähungslösend.

Zubereitungen

Salbei kommt sowohl in Form von Tee als auch als alkoholische Tinktur zur Anwendung.
Extrakte aus Salbeiblättern finden Sie zudem als Zutat pflanzlicher Kombinationspräparate.

Teufelskralle *(Harpagophytum procumbens)*

Volksnamen: nicht bekannt

Zur Botanik

Familie: Sesamgewächse (Pedaliaceae)
Blütezeit: Jeweilige Regenzeit
Sammelzeit: Nach der Blütezeit
Herkunft: Die Teufelskralle ist in den Savannenregionen Südafrikas und Namibias beheimatet. Zu medizinischen Zwecken werden die Seitenwurzeln verwendet.

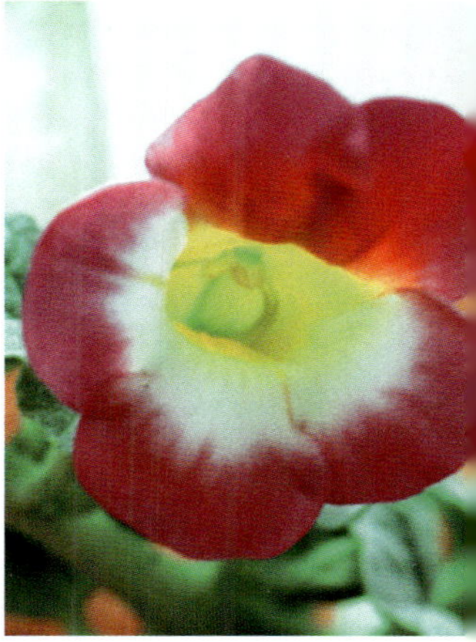

Ihren Namen verdankt die Teufelskralle ihren »Trampelkletten« – den mit raffiniert gestellten Widerhaken ausgestatteten Früchten. Diese bohren sich grasenden Weidetieren nur allzu leicht ins Maul und verursachen ihnen auf diese Weise wahrhaft teuflische Schmerzen.

Anwendung einst und jetzt

Die Wurzeln der Teufelskralle finden im südafrikanischen Hochland seit Jahrhunderten medizinische Verwendung.
Extrakte aus Teufelskralle bewähren sich bei rheumatischen Erkrankungen zur Unterstützung der Therapie mit anderen Arzneimitteln.

Wirkungen

Die Wirksamkeit von Teufelskralle geht überwiegend auf Harpagid und Harpagosid zurück. Sie regen die Magensaftsekretion an. Teufelskralle wirkt daneben entzündungshemmend, schmerzstillend und antiarthritisch.

Was Sie beachten müssen

- Wenn Sie an einem Magen- und Zwölffingerdarmgeschwür leiden, dürfen Sie Präparate mit Teufelskralle nicht anwenden.
- In höherer Dosierung können leichte Störungen im Magen-Darm-Trakt auftreten.
- Wenn Sie Gallensteine haben, müssen Sie vor Beginn der Therapie Ihren Arzt befragen.

Zubereitungen

Extrakte aus Teufelskrallenwurzel bekommen Sie in Apotheken.

Thymian *(Thymus vulgaris L.)*

Volksnamen: Demut, Zimis, Gundelkraut, Kunerle

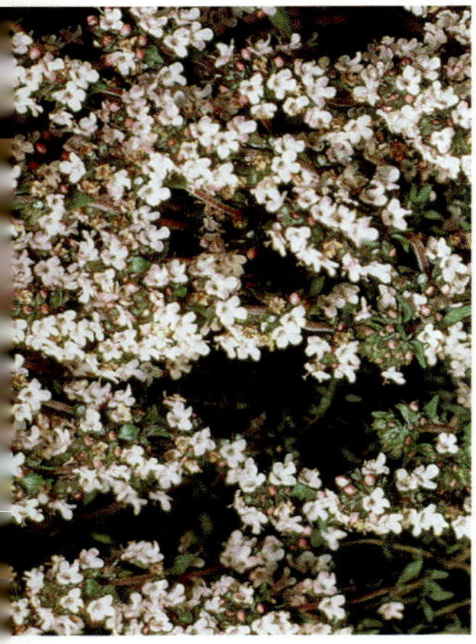

Zur Botanik

Familie: Lippenblütler (Lamiaceae)
Blütezeit: Mai bis September
Sammelzeit: Vor und während der Blüte
Herkunft: Thymian wächst in ganz Mittel- und Südeuropa sowie in Nordafrika. Zu medizinischen Zwecken verwendet werden die Blätter und Blüten.

Anwendung einst und jetzt

Im Mittelalter fand sich Thymiankraut in Zubereitungen, die gegen eine Vielzahl von Beschwerden und gewissermaßen als Allheilmittel angelegt waren.
In unseren Tagen werden Thymianpräparate bei Atemwegserkrankungen eingesetzt.

Im alten Ägypten nutzte man das Kraut als duftende Beigabe bei der Einbalsamierung der Toten. In der Antike war Thymian der Liebesgöttin Aphrodite geweiht.

Wirkungen

Die wichtigsten Inhaltsstoffe sind ätherisches Öl, Gerbstoff und Thymol. Neben der krampf- und schleimlösenden Wirkung hat Thymian auch einen harntreibenden und verdauungsfördernden Effekt.

Was Sie beachten müssen

- Bei einer Allergie gegenüber Lippenblütengewächsen dürfen Sie Thymianpräparate nicht einsetzen. Auch bei Birkenpollen- oder Sellerieallergie sollten Sie Thymianzubereitungen nicht anwenden. (Gefahr einer Kreuzallergie).

Zubereitungen

Thymianpräparate sind als Tee, Tropfen und Lutschtabletten wie auch als Badezusatz erhältlich. Die Extrakte sind meist mit anderen Pflanzen kombiniert.

Traubensilberkerze *(Cimicifuga racemosa L.)*

Volksnamen: Wanzenkraut

Zur Botanik

Familie: Hahnenfußgewächse (Ranunculaceae)
Blütezeit: Juli
Sammelzeit: Herbst (nach der Fruchtreife)
Herkunft: Die Traubensilberkerze ist im östlichen Nordamerika beheimatet. Zu medizinischen Zwecken verwendet werden die Wurzelstöcke.

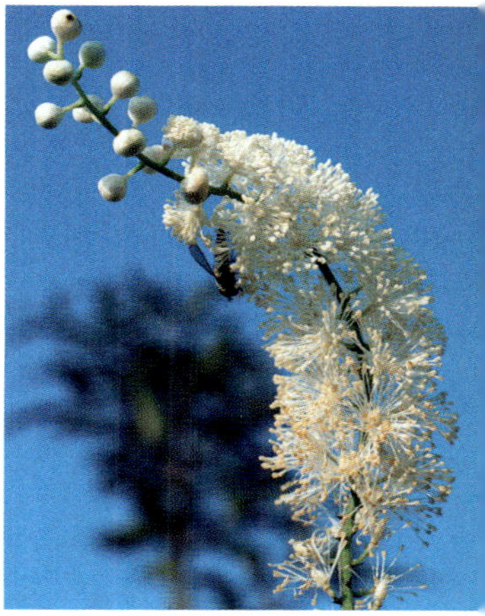

Anwendung einst und jetzt

Die Wogen des hormonellen Wechselspiels der Menopause lassen sich mit Zubereitungen aus der Traubensilberkerze glätten – bereits im 19. Jahrhundert war dies bekannt. Heute ist hinreichend belegt: Extrakte aus den Wurzeln von Cimicifuga racemosa bewähren sich als Alternative zur Hormontherapie bei Wechseljahrsbeschwerden.

Bereits 1743 wurde die Traubensilberkerze in Europa in die Frauenheilkunde eingeführt – heute gehört sie zu den besterforschten Pflanzen in diesem Bereich.

Wirkungen

Der Therapieerfolg, jenem der Hormontherapie vergleichbar, beruht auf den in dieser Pflanze enthaltenen Phytoöstrogenen. Diese entfalten östrogenähnliche Wirkungen, womit sie jenen Beschwerden entgegenwirken, die durch das Nachlassen der Östrogenproduktion verursacht sind.

Was Sie beachten müssen

- Traubensilberkerzenpräparate sollten Sie nicht länger als sechs Monate anwenden.

Zubereitungen

Extrakte aus dem Wurzelstock der Traubensilberkerze sind nur als Monopräparate in Apotheken erhältlich. Bei einigen der Präparate handelt es sich um Tinkturen, die Mehrheit enthält jedoch einen Trocken- oder Fluidextrakt.

Weißdorn *(Crataegus monogyna Jacq.)*

Volksnamen: Hagedorn, Haynerholz, Mehlbaum, Mehlbeerbusch

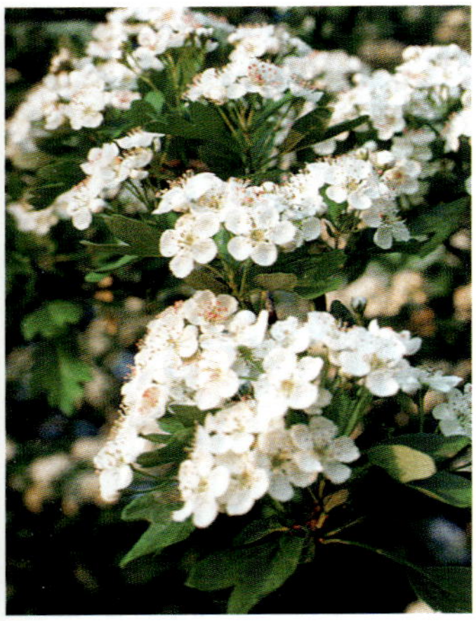

Der Gattungsname Crataegus kommt von dem griechischen Wort »cratus«, was Stärke bedeutet und sich auf die große Härte des Holzes bezieht.

Zur Botanik

Familie: Rosengewächse (Rosaceae)
Blütezeit: Mai bis Juni
Sammelzeit: Mai bis Oktober
Herkunft: Der Weißdorn ist in ganz Europa beheimatet. Zu medizinischen Zwecken werden die Blüten und Blätter verwendet.

Anwendung einst und jetzt

Seit alters steht der Weißdorn in Diensten der Gesundheit, allen voran der Gesundheit des Herzens. Bereits die Ärzte der Antike schätzten ihn wegen seiner stärkenden Wirkung auf den Herzmuskel, über Epochen und Kontinente hinweg bewährte er sich als Tonikum für Herz und Kreislauf.

Das Rosengewächs wurde allerdings auch als Therapeutikum bei nervös bedingten und psychischen Störungen angewandt. Viele Zubereitungen aus Blüten, Blättern und Früchten des Weißdorns sind explizit zur Behandlung dieser Beschwerden genannt. Auf der Liste der traditionellen Heilanzeigen vertreten sind ferner fieberhafte Erkrankungen der Atemwege sowie Diarrhö und Ruhr, was auf die adstringierenden (zusammenziehenden) Wirkungen der Heilpflanze zurückgeführt wird.

In seiner größten Artenvielfalt ist der Weißdorn in Nordamerika und entsprechend zahlreich im Arzneischatz der dort ehemals beheimateten Volksstämme vertreten. Die nordamerikanischen Ureinwohner setzten die diversen Weißdorn-Spezies vor allem als Tonikum zur allgemeinen Stärkung der Gesundheit ein. Weit verbreitet war die Anwendung als Herzschutzmittel. Jene, »die um die Geheimnisse wissen«, wie die Nativen ihre Heilkundigen nannten, wussten auch um die Wirksamkeit des Weißdorns für die Kräftigung des Herzens.

Die Kunde von den heilenden Kräften des Weißdorns kursierte jedoch nicht nur an den indianischen Lagerfeuern. Auch weit jenseits des Atlantiks, im Fernen Osten, wusste man um seine Fähigkeiten. Allen voran jene, die Gesundheit des Herzens zu schützen und wiederherzustellen. Die ersten Schritte auf seinem Weg in die Offizinen der Apotheken ge-

langen dem Weißdorn dann Ende des 19. Jahrhunderts. Der Stern des Weißdorns leuchtete mit jedem Jahr heller am Himmel der Pharmazie. Sein guter Ruf als Herztonikum eilte ihm überallhin voraus und ließ die Zahl seiner Befürworter stetig steigen: »Ich würde ihn nicht als Allheilmittel für das Herz bezeichnen«, hielt ein New Yorker Kardiologe in den 20er Jahren des vergangenen Jahrhunderts fest, »doch kein anderes Medikament führt zu Therapieergebnissen, die mit denen des Weißdorns auch nur annähernd zu vergleichen wären. Selbst in fortgeschrittenen Stadien von Herzschwäche zeigt er herausragende Wirkungen.«
Die hohe Wirksamkeit bei nachlassender Leistungskraft des Herzens ist heute durch zahlreiche Studien hinreichend belegt. Bei Herzschwäche im frühen Stadium (NYHA II) ist der Extrakt deshalb eine wirksame Alternative zu chemisch-definierten Medikamenten.

Wirkungen

Die wirksamkeitsbestimmenden Inhaltsstoffe des Weißdorns sind Flavonoide (Hyperosid, Rutin und Vitexin) sowie oligomere Procyanidine. Der Schutzschild, den diese Wirkstoffe vor das Herz halten, ist weit gefächert. Sie steigern die Kontraktionskraft und damit die Leistungsfähigkeit des Herzens, erweitern die Blutgefäße, verbessern die Durchblutung der Herzkranzgefäße und optimieren den Sauerstoff- und Energieverbrauch des Herzens. Darüber hinaus zeitigt der Einsatz von Weißdorn ausgeprägte antioxidative Effekte und senkt den Gefäßwiderstand der Arterien.
Eine Facette seines Wirkprofils rückt immer mehr in den Mittelpunkt des medizinischen Interesses: Weißdorn schützt das Herz auch wirksam vor den schädlichen Effekten von Stress. Nicht umsonst empfahl man Weißdorn früher stets auch bei nervlicher Anspannung, Schlafstörungen und anderen nervös bedingten Beschwerden.

Die heute in Deutschland angewandten Weißdornextrakte werden aus einer Mischung der Blüten und Blätter der Arten Crataegus laevigata oder Crataegus monogyna Jacquin gewonnen.

Zubereitungen

Trocken- oder Fluidextrakte aus Weißdornblättern mit -blüten bekommen Sie als Monopräparate in Apotheken. Andere Zubereitungen aus Weißdorn werden als Tropfen, Ampullen, Filmtabletten, Kapseln, Frischpflanzensaft und Tees angeboten.

Gesund unterwegs

Gut geschützt rund um den Erdball – so bereiten Sie sich richtig vor

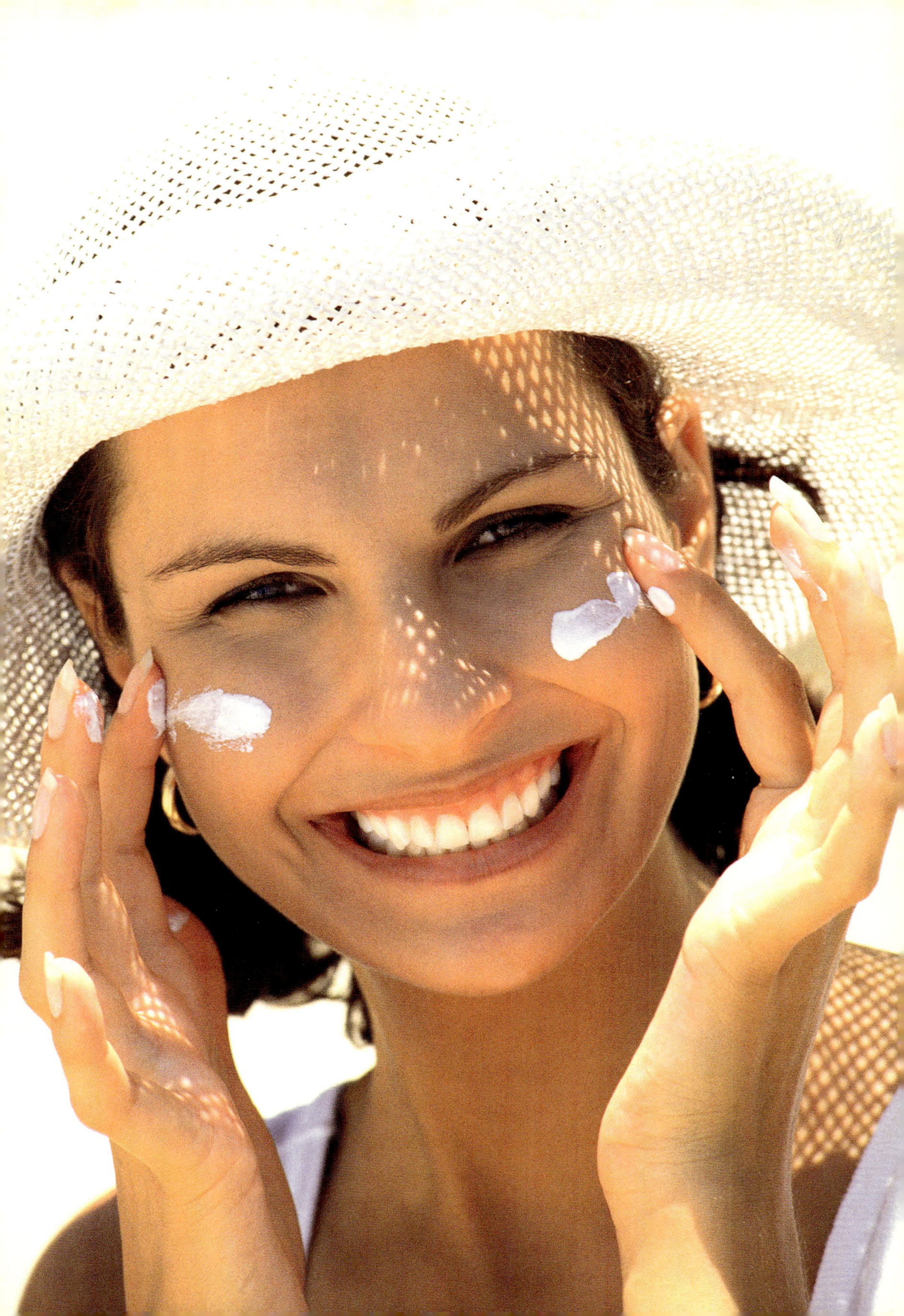

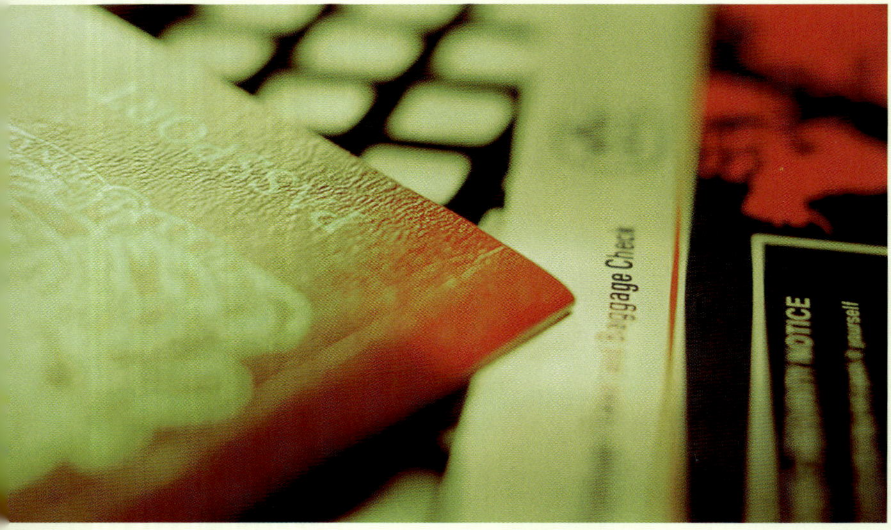

Eine Reisekrankenversicherung, die einen Rücktransport bei schweren Erkrankungen oder Unfällen beinhaltet, kann Ihnen viel Ärger und vor allem auch Kosten ersparen.

Die Risiken gering halten

»Unvorbereitetes Wegeilen bringt unglückliche Wiederkehr ...«, warnte Johann Wolfgang von Goethe einst seine Zeitgenossen. Er musste es wissen, schließlich war der Dichterfürst bekanntermaßen ein ausgesprochener Globetrotter. Was zu Goethes Lebzeiten wenigen Privilegierten vorbehalten war, ist heute alltäglich. Die Welt ist klein geworden, zumindest für die Menschen in den Industrienationen.

Das bringt allerdings nicht nur Vorteile mit sich – so manches Reisemitbringsel hätte man sich lieber erspart. Denn proportional mit der Reiselust steigt auch die Häufigkeit von Krankheiten an, die hierzulande nicht vorkommen beziehungsweise längst als ausgerottet galten. Malaria und Gelbfieber sind beispielsweise solche Fälle, die auch bei uns wieder auftreten. So weit muss es aber gar nicht erst kommen – ein im Vergleich dazu »banaler« Reisedurchfall genügt bereits vollauf.

Damit die »schönsten Wochen des Jahres« Ihre Erwartungen auch erfüllen, sollten Sie einige Vorsorge treffen.

Pack die Medikamente ein

... und zwar die richtigen. Denn um Goethes Rat Folge zu leisten, gilt es allen voran, eine gut ausgestattete Reiseapotheke im Gepäck zu haben. Neben Arzneimitteln, die Sie permanent einnehmen müssen, sollten Sie auch Präparate mitnehmen, die es Ihnen im Notfall ermöglichen, sich selbst zu helfen. Zumindest so lange, bis Sie in ärztliche Behandlung kommen – abhängig von Ihren Beschwerden. Mit dem, was wir Ihnen im Folgenden empfehlen, kommen Sie auch in Gegenden zurecht, in denen nicht sofort ärztliche Hilfe in Anspruch genommen werden kann. Sicher ist sicher ...

DIE ARZNEIMITTEL

- Schmerzmittel wie Diclofenac, z. B. Voltaren dispers oder Diclac dispers, bei Kopf-, Ohren- oder Zahnschmerzen, entzündlichen Schwellungen und Verstauchungen, schmerzhafter Periode, rheumatischen Beschwerden sowie zur ersten Linderung bei Knochenbrüchen,
- zusätzlich Acetylsalicylsäure, Ibuprofen oder Paracetamol,
- Verdauungsstärkung z. B. mit Enzym Lefax oder Paractol,
- Elektrolytlösung, z. B. Elotrans, Saltadol oder WHO-Lösung (s. S. 75),
- Mittel gegen Durchfall wie Loperamid, z. B. Imodium, stellen den Darm für einige Stunden ruhig,
- Mittel gegen Übelkeit und Erbrechen, z. B. Vomex,
- Breitband-Antibiotikum, z.B. Ciprofloxacin (Tavanic, Ciprobay oder Tarivid); ist allerdings nicht rezeptfrei, deshalb vom Arzt ein Rezept ausstellen lassen,
- Desinfektionsmittel wie Polyvidon, z. B. Betaisodona, möglichst frühzeitig anwenden, um die Infektionsgefahr einzugrenzen,
- Augentropfen, z.B. Yxin, bei Entzündungen, Reizung durch Trockenheit oder Staub,
- antibakteriell wirksame Augentropfen (mit Antibiotika), z. B. Floxal AT, zur Sicherheit, falls Sie eine bakterielle Augeninfektion bekommen. Allerdings nicht rezeptfrei, deshalb vom Arzt ein Rezept ausstellen lassen,
- Venenmittel, z.B. Venoruton intens, gegen Wasseransammlungen im Gewebe (dicke Beine),
- Schlafmittel, z. B. Dolostan, Halbmond-Tabletten, Hevert-Dorm oder Sleepia,
- leichtes Beruhigungsmittel, z. B. Präparat mit Baldrianextrakt,
- Insektenschutzmittel, z. B. Autan, bei rechtzeitiger Anwendung sehr gut wirksam,
- Antirheumatikum (NSAR), z. B. Elmetacin-Lösung, zur äußerlichen Anwendung bei Prellungen, Verstauchungen, Sonnenbrand und Insektenstichen,
- Brand- und Wundheilsalbe, z. B. Bepanthen, bei Schnittwunden, Splittern, leichten Verbrennungen,
- Abführmittel, z. B. Früchtewürfel,
- Hustenlöser, z. B. Acetylcystein (am besten Brausetabletten, wiegen weniger als Hustensaft in der Glasflasche).

DAS VERBANDMATERIAL

- Wundschnellverband, 6 cm breit,
- elastische und feste Mullbinden, 8 cm breit,
- Klett-Haft-Binde (Gazofix),
- sterile Kompressen,
- Wundpflaster in verschiedenen Größen,
- 1 Rolle Heftpflaster.

ZUSÄTZLICH MITNEHMEN

- Taschenlampe,
- Fieberthermometer,
- Einmalhandschuhe,
- Einmalspritzen,
- Pinzette,
- Schere,
- Zeckenzange,
- Sonnenschutzmittel,
- Mittel zur Insektenabwehr; hilfreich ist, sich vor Ort nach den gebräuchlichen Mitteln zu erkundigen,
- Mittel zum Schutz gegen Quallen (z.B. Safer Sea),
- Kondome.

Wogegen impfen?

Fragen Sie nach der Ankunft im Hotel am besten gleich nach einem Arzt, der Deutsch oder wenigstens Englisch spricht – im Notfall geht es dann schneller.

Für viele Länder werden Schutzimpfungen empfohlen, doch die Empfehlungen ändern sich – galt eine Region bislang als sicher, kann sich das schon wieder geändert haben. Deshalb erkundigen Sie sich für Ihr spezielles Reiseland am besten selbst und rechtzeitig – möglichst drei Monate vor Antritt der Reise – bei Ihrem Arzt oder einem Tropeninstitut, welche Impfungen Sie benötigen. Die Empfehlungen zur Malaria-Vorbeugung sind ohnehin ein Fall für sich. Sie wechseln je nach Reiseziel und werden zudem aufgrund neuer Erkenntnisse ständig aktualisiert. Besprechen Sie Notwendigkeit und Durchführung der Vorbeugung deshalb mit Ihrem Arzt.

Ein Mitbringsel, das man sich sparen kann

Durchfälle sind heute die häufigsten Beschwerden, die Reisende in die Heimat mitbringen. Zumal von Reisen in subtropische und tropische Gefilde: Hier ist knapp die Hälfte der Heimkehrer betroffen. Dass einen Montezumas Rache, wie das Ungemach in Mittelamerika heißt, ungeachtet aller Warnungen so häufig ereilt, erstaunt wenig. Schließlich befolgen laut aid infodienst in Bonn lediglich fünf Prozent der bundesdeutschen Reisenden die bekannten Maßnahmen zur Vorbeugung; die übrigen handeln sich oft unnötige Beschwerden ein.

Unter diesen steht die schon zu Kolonialzeiten ausgegebene Maxime »koche es, schäle es oder vergiss es« noch immer an erster Stelle. Rohe Lebensmittel bergen schlicht und einfach die größten Risiken, sich einen Durchfall einzuhandeln. Gleich dahinter auf der Gefahrenskala stehen Leitungswasser und Eiswürfel. Die alten Regeln sollten Sie mithin unbedingt befolgen – soll heißen, penible Nahrungsmittelhygiene betreiben. Denn die meisten Infektionskeime werden über Nahrung und Getränke aufgenommen.

Die vorbeugende Einnahme von Antibiotika wird heute nur noch in Ausnahmefällen empfohlen. Diese betreffen unter anderem Patienten mit schweren Herzerkrankungen, chronisch entzündlicher Darmerkrankung oder insulinpflichtigem Diabetes sowie AIDS-Patienten.

Je nach Erreger kann sich ein Durchfall über mehrere Wochen hinziehen. Ist Ihr Darm einem Angriff von Parasiten erlegen, kann Ihnen das durchaus passieren. Vergleichsweise »Glück« haben Sie dagegen bei Coli-Bakterien wie – dann haben Sie es normalerweise in drei bis fünf Tagen überstanden.

Hat es Sie erwischt, lautet das oberste Gebot, den Verlust an Flüssigkeit und Salzen auszugleichen – einerlei, welche Erreger Sie an die Toilette fesseln. Was eine Elektrolytlösung enthalten muss und wie diese herzustellen ist, lesen Sie im Behandlungsteil auf S. 75. Hier finden Sie auch alles Weitere, was Sie zur Vorbeugung und Therapie einer Diarrhö wissen müssen. Ganz generell sollten Sie einen Reisedurchfall nur kurzzeitig – maximal zwei Tage – selbst behandeln. Denn mit diesem unliebsamen Reisebegleiter ist nicht zu spaßen: Nicht nur angesichts der Erreger einer Diarrhö sollte diese immer genau untersucht und keinesfalls auf die leichte Schulter genommen werden.

Der Gesundheitsdienst des Auswärtigen Amtes gibt für die meisten Tropenländer folgende Empfehlungen: Impfungen gegen Hepatitis A, Typhus, Polio (Kinderlähmung), Tetanus und Diphtherie. Die beiden Letzteren sollten auch innerhalb Deutschlands nicht länger als zehn Jahre zurückliegen.

So kommen Sie über lange Strecken

Stundenlanges Fliegen schlaucht – wie man auch in der Economy Class über lange Strecken kommt, lesen Sie im Anschluss –, das sollten Sie übrigens auch als First- und Business-Class-Passagier berücksichtigen:

- Trinken Sie viel, mehr noch als am Boden. Gut sind Säfte, besonders Tomatensaft, und Mineralwasser.
- Auf alkoholische Getränke sollten Sie besser verzichten. Zum einen wirkt Alkohol wegen des anderen Drucks über den Wolken wesentlich stärker, zum anderen belastet er den Kreislauf zusätzlich.
- Tragen Sie weite Kleidung und Schuhe, die nicht abschnüren. Achten Sie darauf, sich warm genug anzuziehen; halten Sie eventuell einen Pulli oder einen warmen Schal im Handgepäck bereit. Die Klimaanlage kühlt mitunter mehr, als einem lieb und angenehm ist.
- Stehen Sie regelmäßig auf und gehen Sie in den Gängen auf und ab. Das hält den Kreislauf in Schwung und beugt Thrombosen vor.
- Ein paar Minuten Gymnastik pro Stunde halten nicht nur beweglich, sondern verkürzen auch die Reisezeit. Falls einer grinst, laden Sie ihn gleich zum Mitmachen ein – ist nur zu seinem Besten.
- Die trockene Luft im Flugzeug führt leicht zu Reizungen der Augen. Deshalb sollten Sie als Träger von Kontaktlinsen während des Fluges lieber Ihre Brille aufsetzen.

Ready to take off?

Wer ist wann flugtauglich? Grundsätzlich wird Menschen mit schweren Herzkrankheiten, schweren Allgemeinerkrankungen und psychiatrischen Erkrankungen, ansteckenden Krankheiten sowie Frauen im letzten Schwangerschaftsdrittel dringend vom Fliegen abgeraten.

Nehmen Sie in jedem Fall Ihren Impfpass zum Nachweis des Impfschutzes, vor allem vor Gelbfieber, mit – er wird von vielen Staaten bei der Einreise verlangt. Ob das der Fall ist, können Sie ebenfalls bei den genannten Behörden sowie beim Auswärtigen Amt erfragen.

Mittlerweile dürfen auch niedergelassene Ärzte, die auf Reisemedizin spezialisiert sind, gegen Gelbfieber impfen. Adressen nennt Ihnen auch die für Sie zuständige Ärztekammer.

Informationen über die Lage am Zielort

Berlin: Landesinstitut für Tropenmedizin, Tel.: 030-274 60; Robert-Koch-Institut, Tel.: 030-454 722 63,
Hamburg: Hygieneinstitut Hamburg, Impfzentrum, Tel.: 040-428 544 420,
Hamburg: Bernhard-Nocht-Institut Hamburg, individuelle Reiseberatung, Tel.: 040-4 28 18-800,
Leipzig: Universität, Medizinische Klinik und Poliklinik IV, Abteilung für Infektions- und Tropenmedizin, Tel.: 0341-972 4971,
Stuttgart: Landesgesundheitsamt, Tel.: 0711-184 9223,
Düsseldorf: Zentrum für Reisemedizin, Tel.: 0211-904 290,
München: Abteilung für Infektions- und Tropenmedizin, Tel.: 089-218 013 500.

Im world wide web

www.tropinst.med.uni-muenchen.de
Diese Seite bietet im Auftrag der Abteilung für Infektions- und Tropenmedizin der Universität München eine reisemedizinische Beratung sowie eine Impfsprechstunde.

www.auswaertiges-amt.de
Unter der Rubrik Reiseinformationen findet sich viel Wissenswertes – nicht nur in gesundheitlicher Hinsicht – über das jeweilige Reiseziel.

www.m-ww.de/reisemedizin/reiselaender/index.html
Reiseinformationen des Web-Portals medicine worldwide.

www.crm.de
Centrum für Reisemedizin, das aktuelle Informationen über die Gesundheitslage im Reiseland bietet und deutschlandweit Beratungsstellen in Arztpraxen und Apotheken nennt.

www.fit-for-travel.de
Bietet einen guten Service zur Vorabinformation.

www.die-reisemedizin.de
Ein Portal, das sich ausschließlich mit Reisemedizin beschäftigt und viele nützliche Tipps gibt.

www.gesundes-reisen.de
Hier finden Sie reisemedizinische Gesundheitstipps, News über Gesundheitsrisiken weltweit, Länderdaten und Hintergrundinfos über Ihr Reiseland.

www.drtm.de
Die Website der Deutschen Gesellschaft für Reise- und Touristik-Medizin e.V.

www.konsulate.de
Hier erhalten Sie Informationen zu Diplomatischen Vertretungen in über 200 Ländern, Visaanträge, Einreise- und Sicherheitsbestimmungen und vieles mehr.

Wenn Sie an einer chronischen Erkrankung leiden, sprechen Sie unbedingt vor Antritt der Reise mit Ihrem Arzt über mögliche Risiken.

Economy-Class-Thrombose

Schon mal gehört? Ist inzwischen ein fester Begriff unter Medizinern und steht für Thrombosen in den Beinen aufgrund des langen Sitzens in den engen Sitzen der Economy-Class. So gesehen nicht ganz korrekt, denn auch in der Business- oder First-Class sind die Passagiere nicht dagegen gefeit. Was zu den gefährlichen Blutpfropfen führt, ist Blutstau in den Beinen. Der Rückstrom des Blutes in den Venen ist behindert, womit die Thrombosegefahr steigt. Gefährdet sind vor allem Ältere, Übergewichtige, Raucher, Schwangere und Frauen, die die Pille nehmen.
Das Risiko, während eines Langstreckenflugs eine Thrombose zu erleiden, können Sie mit einfachen Mitteln deutlich senken. Zum einen, indem Sie die Empfehlungen der vorigen Seiten befolgen. Zum anderen können Sie mit Stütz- oder Kompressionsstrümpfen geschwollenen Beinen und somit einer Thrombose vorbeugen. Gehören Sie zu den Risikopersonen, sollten Sie vor Reiseantritt mit Ihrem Arzt über mögliche medikamentöse Vorsorgemaßnahmen sprechen.

Wenn sich Thromben in den Venen lösen, kann es zu lebensbedrohlichen Embolien in der Lunge kommen.

Angst vorm Fliegen?

Herzrasen und Schweißausbrüche, dringendes Fluchtbedürfnis beim Betreten des Flughafens oder gar schon beim Kofferpacken – Zustände, die so manchem aus eigener Erfahrung bekannt sind. Übrigens nicht gerade wenigen: 15 Prozent der Bundesbürger leiden an Flugangst, wie das Institut für Demoskopie Allensbach herausfand. Weitere 20 Prozent fühlen sich beim Fliegen mehr oder weniger unwohl. Jeder dritte Fluggast sieht dem Start mithin mit mulmigen Gefühlen entgegen.
Wer Flugangst hat, weiß auch selbst, dass das Flugzeug zu den sichersten Verkehrsmitteln überhaupt gehört, dem die gefürchteten Turbulenzen in der Regel kaum etwas anhaben können. Was aber gegen die Panikattacken unternehmen? Einfach auf dem Boden zu bleiben, können sich die wenigsten erlauben – zumal das auch keine Lösung darstellt. Wirklich hilfreich sind letztlich nur professionelle Maßnahmen: In Seminaren lernt man unter psychologischer Betreuung, Körperreaktionen und Verhalten besser zu kontrollieren. Dazu klären erfahrene Piloten über Ausstattung und Funktion des Flugzeugs sowie Abläufe und Geräusche während des Fliegens auf.

Erst ab März 2005 soll eine neue Kennzeichnungsvorschrift es uns Verbrauchern leichter machen. Dann muss auf allen Kosmetikprodukten, die länger als 30 Monate haltbar sind, eine Frist angegeben werden, wie lange diese nach dem Öffnen bei sachgemäßem Gebrauch haltbar sind.

Wie lange hält sich Sonnencreme?

Diese Frage stellt sich, sobald die ersten warmen Sonnenstrahlen locken, spätestens aber zu Urlaubsbeginn. Wenn Sie auf Nummer sicher gehen wollen, verwenden Sie angefangene Produkte aus der vergangenen Saison besser nicht mehr. Insbesondere, wenn das Sonnenschutzmittel längere Zeit starker Sonneneinstrahlung oder großer Hitze ausgesetzt war oder durch Sandkörnchen verunreinigt ist. Deshalb auch der Rat, Sonnenschutzmittel, sobald sie angebrochen wurden, im Kühlschrank zu lagern.

Grundsätzlich gilt bezüglich der Haltbarkeit die Regel: Je mehr Wasser ein Produkt enthält, desto verderblicher ist es. Auch die Lichtschutzfilter zersetzen sich mit der Zeit und verlieren ihre schützende Wirkung gegen die UV-Strahlung. Sichere Anzeichen für einen Verderb sind unangenehmer Geruch, veränderte oder ungleichmäßige Konsistenz und Verfärbungen.

Die Lufthansa veranstaltet bereits seit 1981 »Seminare für entspanntes Fliegen«. Daneben bieten inzwischen eine ganze Reihe anderer Organisationen derartige Kurse an. Einige davon und deren Adressen finden Sie am Ende des Buches.

Jetlag

Endlich im Hotel angekommen und den Koffer ausgepackt, überfällt Sie eine bleierne Müdigkeit. Logisch, denn nach Langstreckenflügen Richtung Osten verkürzt sich der Tag für den Körper, und man hat Schwierigkeiten, zur angemessenen Ortszeit einzuschlafen. Umgekehrt wird auf Reisen gen Westen der Tag in die Länge gezogen, und man wird zu früh müde. Was hinter dem Ungemach wie Schlafstörungen, Erschöpfung und womöglich noch Übelkeit steckt, ist unsere innere Uhr. Sie tickt langsamer, als wir fliegen – kann sich nur nach und nach auf den neuen Tag-Nacht-Rhythmus umstellen. Das bekommen Sie zu spüren. Wie sehr, können Sie allerdings steuern.

Zwar lässt sich die Zeitumstellung nicht verhindern, Sie können sich aber darauf vorbereiten:

- Gewöhnen Sie den Körper schon einige Tage vor dem Abflug an die neue Zeitzone: Vor Flügen nach Osten gehen Sie früher als üblich ins Bett, umgekehrt bleiben Sie vor Flügen nach Westen länger auf.
- Stellen Sie schon im Flugzeug Ihre Armbanduhr auf die neue Ortszeit um und orientieren Sie sich mit den Mahlzeiten danach.

- Meiden Sie alkoholische Getränke und möglichst auch Medikamente, um den Körper nicht zusätzlich zu belasten.
- Versuchen Sie, gleich nach der Landung gemäß der neuen Tag-Nacht-Rhythmik zu leben: Bleiben Sie im Westen auf, auch wenn Sie müde sind. Eiweißreiche Kost hilft Ihnen übrigens, länger aktiv zu bleiben. Im Osten sollten Sie versuchen, sich zu entspannen; kohlenhydratreiche Speisen erleichtern das Einschlafen.
- Halten Sie sich am ersten Urlaubstag möglichst viel im Freien auf. Nehmen Sie sich aber nicht zu viel vor, um den Körper nicht zu überfordern.
- Bei anhaltenden starken Kopfschmerzen, Übelkeit, Durchfall oder seelischen Verstimmungen sollten Sie einen Arzt aufsuchen.

Über Langzeitwirkung und mögliche Nebenwirkungen von Melatonin, das auf die Zirbeldrüse im Gehirn wirkt und die innere Uhr angeblich »zurückstellt«, ist noch wenig bekannt. Deshalb wird es bislang bei uns nicht empfohlen.

Locker über die Wolken

Gymnastik hilft Ihnen, beweglich zu bleiben und verhindert, dass das Blut in den Beinen absackt. Wiederholen Sie die folgenden Übungen jeweils zehnmal:

- **Wadenpumpe:** bei aufgestellten Füßen abwechselnd Zehen und Ferse hochziehen,
- **Kniegelenk:** Unterschenkel abwechselnd vor- und zurückklappen,
- **Hüfte:** die Knie abwechselnd Richtung Kinn ziehen,
- **Lendenwirbel:** Bauch anspannen und Rücken an die Lehne drücken, dann den Bauch wieder weit nach vorne strecken,
- **Bauch:** Muskeln anspannen und wieder locker lassen, Bauch einziehen und wieder rausstrecken,
- **Brustwirbel:** den oberen Rücken, an die Lehne gedrückt, mit kleinen Bewegungen hin und her bewegen,
- **Schultern:** abwechselnd zucken – als wollten Sie sagen, Sie haben keine Ahnung ...,
- **Brustbereich:** Füße flach aufstellen, gerade sitzen; die Handinnenseiten vor der Brust gegeneinander legen, dabei die Ellenbogen zur Seite strecken; dann jeweils beim Einatmen die Hände fest zusammendrücken und beim langsamen Ausatmen wieder nachlassen,
- **Halswirbel:** abwechselnd Kopf nach rechts und links drehen, dann das Kinn Richtung Brust drücken. Nun den Kopf jeweils rechts und links vorsichtig Richtung Schultern abknicken, dann wieder nach vorne neigen.

Auf den Spuren alten Heilwissens

Pflegen Sie Körper und Seele!
Von Kneipp bis Yoga

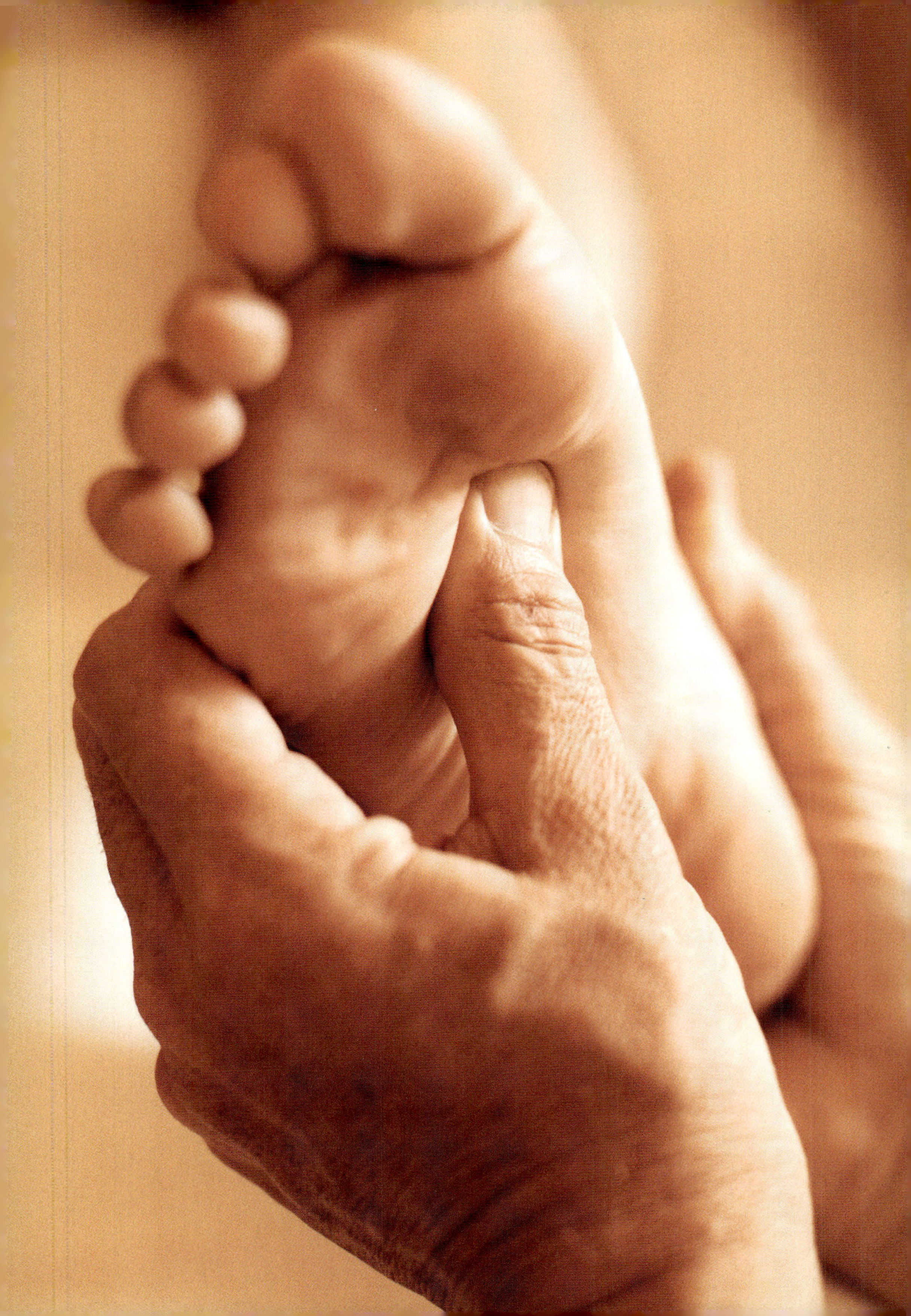

Altes Heilwissen für unsere Zeit

▮ »Die natürlichen Reize des Lichtes und der Luft, der Wärme und des Wassers haben einen wohltuenden Einfluss auf die Lebenskraft.« (Christoph Wilhelm Hufeland) ▮

Ob der Essigstrumpf zum Senken von Fieber oder der Zwiebelwickel bei Erkältungen: Das tradierte Heilwissen vergangener Tage feiert sein Comeback. Gerade bei einfachen Alltagsbeschwerden greifen viele Menschen erst einmal zu alten Hausmitteln. Oft braucht man nur den Wasserhahn aufzudrehen oder in die Küche zu gehen, denn so manches Heilmittel ist Nahrung und Medizin zugleich. Hausapotheke kann mithin im besten Sinn wörtlich genommen werden.

▮ Als eigentlicher Begründer der Hydrotherapie gilt der römische Ehrenbürger Antonius Musa: Er soll im Jahr 23 v. Chr. Kaiser Augustus mit kalten Bädern geheilt haben. ▮

Nicht nur unter Laien, auch in wissenschaftlichen Kreisen besinnt man sich auf das heilkundliche Vermächtnis früherer Generationen. Schließlich gründet darauf, und das darf man nicht vergessen, die moderne Medizin. Das ist nicht nur historisch interessant, sondern kann auch unsere heutigen medizinischen Kenntnisse bereichern. Denn Medizin ist eine Wissenschaft, die auf Erfahrung beruht. Heilmittel und Therapien, die sich bewährten, wurden immer wieder angewandt. Wir sollten keinen Alleinanspruch auf Wissenschaftlichkeit erheben und die Bestrebungen nach Erkenntnisgewinn vergangener Zeiten nicht ignorieren. Zumal auch das, was wir heute als gesichert erachten, von künftigen Generationen als Irrtum entlarvt werden könnte.

Kneippness: Das Erbe der »Wasserhähne«

Wasserbehandlungen sind seit Jahrtausenden bekannt. Bereits im antiken Griechenland wusste man um deren heilkräftige Wirkungen. Die alten Römer bauten öffentliche Bäder – Vorläufer unserer heutigen Kurorte. Doch erst mit Sebastian Kneipp wurden Wassertreten & Co. wissenschaftlich salonfähig – nicht nur in der »Heilanstalt«.

Elementare Medizin

Die Hydrotherapie – zu Deutsch: Behandlung mit Wasseranwendungen – macht sich den Temperaturunterschied zwischen Körper und Wasser zu Nutze: Die Wirkungen der verschiedenen Anwendungen beruhen auf

Temperaturreizen. Trifft Wasser auf die Haut, löst es einen Reiz aus, der über die Nerven zum Gehirn geleitet und hier verarbeitet wird. Je nach Wassertemperatur und natürlich auch nach Ort und Dauer der Anwendung entfalten die hydrotherapeutischen Maßnahmen ihre Effekte: Kalte Wasserbehandlungen regen beispielsweise die Durchblutung der inneren Organe an und wirken belebend. Warme Anwendungen fördern die Durchblutung von Haut und Muskeln und entspannen. Die gesteigerte Durchblutung stärkt das Immunsystem, regt den Lymphfluss und damit die Ausscheidung von Schlacken aus dem Körper an und verbessert die Nährstoffversorgung der Zellen. Neben den thermischen Reizen werden auch die gelenkentlastenden Wirkungen von Wasser genutzt – gymnastische Übungen im nassen Element sind heute eine anerkannte Therapiemaßnahme, allen voran bei orthopädischen Erkrankungen.

Die »Wasserhähne«

So wurden die Pioniere der Wasserheilkunde von ihren Zeitgenossen genannt: Die Doktoren Siegmund Hahn (1664–1742) und sein Sohn Johann Siegmund Hahn (1696–1773), die Wasseranwendungen wieder populär machten, die bereits in der antiken Naturheilkunde bekannt waren.

Der Wasserdoktor

Kneipp wurde in eine Zeit hineingeboren, in der sich ein grundlegender Wandel in der Medizin vollzog. Rudolf Virchow legte mit seiner Zellularpathologie den Grundstein der modernen Heilkunde, Max Pettenkofer begründete die wissenschaftliche Hygiene, Gregor Mendel entdeckte die Gesetzmäßigkeiten der Vererbung. Große Forscher, mit deren Lebenswerk die Medizin nunmehr Naturwissenschaft – »objektiv« – wurde, wie es ein Zeitgenosse 1870 formulierte.

»Die Wasserbehandlung öffnet der Natur allemal den von ihr selbst für richtig erkannten Weg zur Heilung. Der Arzt kann die Heilung nur einleiten. Was den Gesunden erhält, macht auch den Kranken wieder gesund …« (Johann Siegmund Hahn)

In dem von der Aufklärung geprägten 19. Jahrhundert wird mithin ein neues Kapitel in der Medizin aufgeschlagen, das auch Gesundheit und Krankheit anders definiert. Galt körperliches Leiden bislang als rein mechanische Störung des Körpers oder Ergebnis sündhaften Tuns, wird es nun einer naturwissenschaftlichen Erklärung zugeführt. Virchow hatte die Zelle als »Mittelpunkt der vitalen Erscheinungen« erkannt, in der alle Lebensprozesse, auch Krankheiten ihren Anfang nehmen.

Mit diesen Umwälzungen und der Neubewertung des Begriffs Natur erlebten auch die Naturheilverfahren einen Aufschwung: Seit Jahrtausen-

■ In Kneipps Todesjahr 1897 wurde der Kneippbund gegründet, der unter anderem mit dazu beigetragen hat, dass sich die Therapien aus dem Allgäu zum anerkannten Heilverfahren entwickelten. ■

den bekannte, mit der Zeit in Vergessenheit geratene Behandlungsansätze wurden wieder zum Leben erweckt. Unter ihnen auch die Hydrotherapie: Nachdem Vinzenz Prießnitz 1826 im schlesischen Gräfenberg eine »Kaltwasserheilanstalt« eröffnet hatte, gewann die Wasserheilkunde immer mehr Anhänger. 1878 wurde sie in Berlin schließlich zur Wissenschaft erklärt. Sich im Zuge von Trink- und Wasserkuren zu kurieren, kam immer mehr in Mode – Besuche in renommierten Kurorten und Seebädern gehörten zum guten Ton. Dies ebnete den Weg zum unaufhaltsamen Aufstieg der Kneippschen Therapien.

Das Werk »Meine Wasserkur« fiel auf fruchtbaren Boden. Es erreichte bereits sechs Jahre nach seinem Erscheinen 1886 die fünfzigste Auflage und machte Sebastian Kneipp europaweit berühmt. Prinzen, Kardinäle und Erzherzöge reisten ins Allgäu, um unter seiner Obhut zu gesunden. So gedieh das kleine Dorf im Allgäu flugs zum berühmten Kurort mit Sanatorien und Badeärzten. Kneipp war schließlich pragmatisch genug, auch Schulmediziner in seine Kurmethoden einzubeziehen. Nicht nur, um Vorwürfen der Scharlatanerei zu entgehen, sondern auch, um seiner Methode ein breiteres und anerkannteres Forum zu bieten. Deren Ruhm währt bis heute: Die Kneippsche Kur gilt nach wie vor als Inbegriff der Naturheilkunde. Prozeduren mit Wasserschlauch und Gießkanne, Wassertreten und die berühmten Wickel finden sich vereint mit Heilkräuterzubereitungen, gesunder Ernährung und Bewegungsmaßnahmen – eine umfassend wirksame Kombination.

Frühjahrsputz für Körper und Seele

Nach den kalten Wintermonaten den Körper von Stoffwechselschlacken sowie von Giftstoffen befreien und das Blut »reinigen« – dies fand traditionell im Rahmen der »Frühjahrskuren« statt. Über Generationen hinweg entrümpelte man so Körper wie Seele von allem Schädlichen und Überflüssigen. Auch Kneipp war ein großer Anhänger des alljährlichen Großreinemachens. Er empfahl beispielsweise eine vierwöchige Erdbeerkur im Frühsommer zur Blutreinigung: Dazu waren täglich 150 g frische, zerdrückte Walderdbeeren mit einem halben Liter Milch gleich morgens nach dem Aufstehen zu verzehren.

Was Generationen vor uns Jahr für Jahr exerzierten, ist durchaus nachahmenswert. Die »Blutreinigungskuren« unserer Großmütter haben zweifelsohne ihr Gutes: Sie entlasten den Stoffwechsel, klären die Haut, regen das Immunsystem an und lassen ganz nebenbei so manches überflüssige Pfund purzeln.

Die klassische Kneippkur

So breit die Palette an Kneippschen Anwendungen ist, so viele Heilanzeigen haben diese. Der Wörishofener kurierte eine Vielzahl von Erkrankungen mit seinen Kuren. Daran hat sich bis heute kaum etwas geändert. Die wichtigsten Indikationen sind Herz-Kreislauf-Erkrankungen, vegetative oder nervös bedingte Beschwerden wie Schlafstörungen und Herzrasen, depressive Verstimmungen und orthopädische Erkrankungen. Wer allerdings unter einer Psychose oder Schilddrüsenüberfunktion leidet, für den sind die Kneippschen Maßnahmen nicht geeignet.
Wasseranwendungen sind zweifelsohne die tragende Säule einer Kneippkur. Diese umfasst jedoch noch weitere Behandlungen.

▮ Ernährungstherapie: Auf den Tisch kommen sollte vollwertige, abwechslungsreiche Kost mit wenig Fett und Zucker, dafür aber reichlich Obst und Gemüse, Getreide und Kartoffeln, Milch und Milchprodukte. Um Kaffee, Alkohol und Zigaretten sollte ein Bogen gemacht werden.

▮ Bewegungstherapie: Angesagt sind besonders Ausdauersportarten wie Wandern, Walken und Joggen sowie Radfahren und Schwimmen.

▮ Phytotherapie: Heilpflanzen kommen als Badezusatz, als Tee, in Säften oder Tabletten zur Anwendung.

▮ Ordnungstherapie: Ihre Maßnahmen sollen den Abbau von Stress und psychischen Konflikten fördern, da diese bekanntermaßen den Gesundheitszustand beeinträchtigen und Krankheiten den Weg ebnen können. Die Methoden der Ordnungstherapie umfassen zum einen Entspannungstechniken wie Yoga oder Autogenes Training, zum anderen Strategien zum besseren Zeitmanagement und Gesprächstherapien, bei denen gezielt mögliche Lösungsansätze für Probleme erarbeitet werden.

▮ Wie nachhaltig die klassische Kneippkur wirkt, zeigte eine Langzeitstudie an 363 Patienten: Noch sechs Monate nach der Kur war deren Befinden deutlich besser als zuvor. Schmerzen und Schlafstörungen gingen bereits während der Kur zurück, die Stresstoleranz nahm zu. Zudem waren Medikamentenverbrauch und Anfälligkeit für Infekte gesunken. ▮

H_2O – heilsame Reize

Der Mann aus dem Allgäu konnte erstaunliche Heilerfolge verzeichnen, jedoch nicht so recht begründen, worauf diese beruhten. Heute entschlüsselt die Forschung nach und nach die Wirkmechanismen des Kneippschen Therapiekanons. Inzwischen kann man so einiges einer wissenschaftlichen Erklärung zuführen.
Wasser fungiert als Medium, als Mittler von Wärme- und Kältereizen. Welche Wirkungen diese auf den Körper haben, hängt davon ab, wo, wie lange, mit welcher Temperatur, wann und wie häufig er ihnen ausgesetzt wird. Darin gründet auch die Kneippsche Maxime, nie kaltes Wasser auf kalte Haut zu lassen. Vielmehr muss der Körper vor einer Kaltwasserbe-

handlung stets erwärmt werden. Dann wird der Kältereiz als weniger unangenehm empfunden – die Temperaturwahrnehmung gewissermaßen kurzzeitig umgepolt.

Dafür, dass wir »kalt« und »warm« fühlen, sorgen die Thermorezeptoren. Kleine Fühler in der Haut, die, winzigen Thermometern gleich, Signale an das Gehirn weiterleiten. Hier werden diese Impulse gesammelt und in Temperaturempfindungen übersetzt – andernfalls könnten wir den Reiz überhaupt nicht wahrnehmen. Die Antworten auf die Temperaturreize betreffen nahezu den ganzen Körper. Besonders empfänglich für Kneippsche Reize ist das vegetative Nervensystem – jene Schaltzentrale, die Funktionen steuert, die wir willentlich nicht beeinflussen können, wie den Herzschlag, die Atmung oder den Blutdruck. Dem Vegetativum obliegt auch die Kontrolle über innere Organe und Blutgefäße: Nach einem Kältereiz erteilt es das Kommando an die Gefäße in der Haut, sich flugs zusammenzuziehen und sich nach Abklingen des Reizes wieder weit zu stellen, was die Durchblutung ankurbelt. Es erklärt auch, warum bei einem kalten Guss die Haut erst blass, danach wieder rosig wird und sich dann ein angenehmes Wärmegefühl breit macht. Letzteres resultiert daraus, dass die Hirnanhangdrüse als Reaktion auf einen als unangenehm empfundenen Kältereiz das Hormon ACTH ausschüttet. Dieses sorgt in der Nebennierenrinde für die Freisetzung des Stresshormons Kortisol.

In Untersuchungen zeigte sich, dass bereits nach drei Wochen Kneippen und wiederholten Kaltwasserbehandlungen Kältereize nicht mehr zur Ausschüttung des Stresshormons führen. Der Körper wird also gewissermaßen gegen Stress abgehärtet – immun gemacht.

Unsere Haut verfügt über durchschnittlich sechsmal so viele Thermorezeptoren für Kälte wie für Wärme.

Wie erwähnt, beschränkt sich die Reaktion auf Temperaturreize nicht nur auf die Stelle, an der kaltes oder warmes Wasser auf die Haut trifft. Vielmehr ist fast der gesamte Körper mit einbezogen. Das liegt daran, dass unser Körper mit einem weit verzweigten Netz von Nervenbahnen durchzogen ist und so die einzelnen Bereiche miteinander in Verbindung stehen. Ein kalter Guss an den Unterschenkeln kann also durchaus für eine gesteigerte Durchblutung in einem anderen Körperteil sorgen – »konsensuelle Reaktion« sagt der Wissenschaftler dazu.

So ist heute erwiesen, dass ein kalter Knieguss reflektorisch die Durchblutung in den Händen steigert, ebenso wie ein ansteigendes Armbad die Durchblutung in den Unterschenkeln ankurbelt. Ein Essigwickel am linken Arm lässt die Hauttemperatur am rechten Arm in die Höhe klettern. Warme Fußbäder stellen die Blutgefäße in der Nasenschleimhaut weit und sorgen so dafür, dass Sie wieder besser durchatmen können.

Soweit erste Fundstücke aus der Schatztruhe der Hydrotherapie – um deren Wirkprinzipien vollends zu entschlüsseln, ist jedoch noch einige Detektivarbeit nötig.
Trotz der noch offenen Fragen haben sich die Kneippschen Anwendungen einen festen Platz in der modernen Medizin erobert und werden zur Unterstützung so mancher Therapie eingesetzt.

Auf dem wissenschaftlichen Prüfstand

Auch die eine oder andere Studie bestätigt das alte Wissen um die Heilkräfte des nassen Elements – Ergebnisse, mit deren Hilfe die Puzzleteilchen allmählich zu einem vollständigen Bild zusammengefügt werden könnten.

▮ Am Klinikum Benjamin Franklin in Berlin konnte nachgewiesen werden, dass dreimal täglich durchgeführte wechselwarme Wasseranwendungen bei Herzschwäche nach sechs Wochen sowohl die Lebensqualität verbesserten als auch die Krankheitssymptome verminderten. Die Berliner Wissenschaftler erklären dies damit, dass die Anwendungen die Stresstoleranz der Patienten erhöht haben.

▮ 2001 stellte sich an der Medizinischen Hochschule Hannover heraus, dass kalte Gesichtsgüsse kombiniert mit kalten Nackenwickeln die Hirnleistung älterer Menschen verbessern. Man vermutet, dass die Kältereize an Gesicht und Nacken die Blutfließgeschwindigkeit und den Stoffwechsel im Gehirn steigern.

▮ Eine Untersuchung an der Herz- und Kreislaufklinik der LVA Schwaben in Bad Wörishofen kam zu dem Schluss, dass regelmäßige wechselwarme Arm- und Kniegüsse einen erhöhten Blutdruck senken.

▮ Dass Saunen gesund hält, ist mittlerweile ebenfalls wissenschaftlich gut belegt: Wer regelmäßig schwitzt, wappnet sich wirksam gegen Viren und Bakterien. Ein bis zwei Saunabesuche in der Woche stählen die Abwehrkräfte. Was nicht am Schwitzen an sich, sondern am anschließenden Kältereiz unter der Dusche oder im Tauchbecken liegt. Wie auch bei anderen Kaltwasseranwendungen trainiert der wiederholte Kältereiz das Herz-Kreislauf-System und kurbelt die Durchblutung in Händen und Füßen an. Damit erhöht sich der Blutfluss in der Nasen- und Rachenschleimhaut, wodurch mehr Zellen des Immunsystems an die Orte gelangen, die sich der Attacken von Krankheitserregern erwehren müssen. Die Trainingseinheiten für die Gefäße bewirken zudem, dass sich ein erhöhter Blutdruck langfristig nach unten reguliert. Weiterhin verbessert Saunen die Atmung und regt die Schleimsekretion der Nase an.

▮ Saunen wird besonders Patienten mit chronischen rheumatischen Beschwerden, Durchblutungsstörungen, Blutdruckproblemen und depressiven Verstimmungen empfohlen. ▮

Vom Armbad bis zum Zwiebelwickel

»Die Natur heilt, der Arzt behandelt die Krankheiten.«

Christoph Wilhelm Hufeland

Nachfolgend lesen Sie, wie Sie Armwickel, Fußbad & Co. zu Hause durchführen können. Trotz ihrer Einfachheit erfordern auch diese Anwendungen eine sorgfältige Beachtungen der Anleitungen und der Hinweise, wann von ihrem Einsatz abzuraten ist.
Achten Sie weiterhin darauf, Kneippsche Anwendungen nicht kurz vor oder nach einer Mahlzeit oder körperlichen Anstrengungen durchzuführen. Ebenso sollten Sie den Genuss von Alkohol, Nikotin oder Kaffee direkt vor und nach der Anwendung vermeiden.

Auch die Anwendung volksheilkundlicher Mittel erfordert die Berücksichtigung bestimmter Empfehlungen und Grenzen.

Das Kneippsche Repertoire

Bürsten
Zum Trockenbürsten eignen sich am besten Bürsten aus Naturfasern und Handschuhe aus Sisalfasern. Beides bekommen Sie in Apotheken, medizinischen Fachgeschäften oder Drogerien.

Gießhandstück
Für Kneippsche Güsse zu Hause besorgen Sie sich in Sanitärgeschäften oder gut sortierten Apotheken ein Gießhandstück als auswechselbaren Aufsatz für die Dusche. Daraus rinnt das Wasser weich und mit wenig Druck über den Körper. Alternativ können Sie auch den Duschkopf von der Brause abschrauben – auch auf diese Weise lässt sich der Wasserstrahl ganz gut dosieren.

Heublumensack
Einige Kneippkliniken fertigen sie noch selbst nach alter Tradition. Ihnen sei dennoch empfohlen, den Heublumensack fertig in Apotheken oder Drogerien zu kaufen. Das spart einiges an Zeit und Mühe.

Nasse Strümpfe
Wem das Wadenwickeln zu umständlich ist, kann so genannte »Kneippsche Nasse Strümpfe« verwenden. Die bekommen Sie in Apotheken oder medizinischen Fachgeschäften. Erst den Innenstrumpf aus Leinen nass anziehen und dann den Überstrumpf aus Schurwolle trocken darüber.

Wickeltücher
Wickel bestehen aus drei Schichten: einem Innentuch aus grobem Leinen, das angefeuchtet und auf die Haut gelegt wird, einem Zwischentuch aus Leinen oder Baumwolle und einer äußeren Hülle, meist eine Woll- oder Flanelldecke. Fertigsets mit Wickeltüchern in unterschiedlichen Abmessungen erhalten Sie in der Apotheke oder im medizinischen Fachgeschäft. Sie können aber auch getrost Geschirr-, Bett- und Frotteetücher verwenden, die Sie ohnehin im Haus haben.

Kaltes Armbad

Ein kaltes Armbad erfrischt weitaus mehr und hält nachhaltiger wach und munter als eine Tasse Kaffee – sagen zumindest Kneipp-Therapeuten. Eine gute Alternative also und ideal für zwischendurch. Beispielsweise fürs Büro, wenn Sie sich vor (oder sogar während) einer ermüdenden Konferenz wieder fit machen wollen. **Angezeigt bei:**
- Durchblutungsstörungen,
- schwachem Kreislauf,
- niedrigem Blutdruck,
- körperlicher und geistiger Erschöpfung.

Anwendungsdauer: 10 Sekunden.

Nicht anwenden bei Angina pectoris, organischen Herzleiden und Gefäßkrämpfen. Sollten Kreislaufbeschwerden auftreten, brechen Sie das kalte Armbad ab.

So geht's
- Legen Sie beide Arme in eine mit kaltem Wasser gefüllte Armbadewanne oder ein Waschbecken.
- Nach spätestens 10 Sekunden nehmen Sie die Arme wieder heraus und streifen das Wasser von der Haut ab.
- Durch kräftiges Schütteln oder Kreisen der Arme erwärmen Sie diese wieder. Falls zur Hand, bürsten Sie die Arme mit einem Massagehandschuh trocken.

Hilfsmittel für die Anwendungen – Armbadewanne, Lattenrost, Massagebürsten oder Gießhandstücke – erhalten Sie in medizinischen Fachgeschäften.

Warmes Armbad

Macht den ganzen Körper im Nu wohlig warm, entspannt und fördert im Falle von Atemwegserkrankungen den Auswurf; lindert so den Hustenreiz. **Angezeigt bei:**
- nichtinfektiösen Atemwegserkrankungen,
- nichtentzündlichen rheumatischen Erkrankungen.

Anwendungsdauer: 15 Minuten.

▮ Nicht anwenden bei Bluthochdruck, Herzleiden und Lymphödemen in den Armen. ▮

So geht's

▮ Legen Sie beide Arme in eine mit 35–38° C warmem Wasser gefüllte Armbadewanne oder in ein Waschbecken.
▮ Nach 15 Minuten nehmen Sie die Arme wieder heraus und trocknen sie mit dem Handtuch ab.

Apfelessig

In der Volksmedizin hat Apfelessig eine lange Tradition: Innerlich genommen, lindert dieses alte Hausmittel Müdigkeit, Kopfschmerzen, Bluthochdruck, Halsschmerzen sowie Pilzinfektionen. Äußerlich angewandt, ist es ein wirksames keimtötendes und adstringierendes Mittel bei Sonnenbrand, Ohrentzündungen und vielem mehr. Nicht zu vergessen der fiebersenkende Effekt von Essig.
Unseren Großmüttern galt Essig jedoch nicht nur als unverzichtbar zur Behandlung zahlloser Leiden, sondern auch als Schönheitsmittel – morgens vor dem Frühstück in einem Glas Wasser mit etwas Bienenhonig versetzt.

▮ Kaltes Wasser oberhalb der Gürtellinie wirkt belebend, kaltes Wasser unterhalb der Gürtellinie beruhigend. ▮

Gusskunde

Es gibt Teilgüsse, bei denen beispielsweise die Unterschenkel oder der Brustkorb behandelt werden. Weiterhin Vollgüsse, bei denen der ganze Körper nass wird. Ferner unterscheidet der Kneipp-Experte zwischen Flachgüssen, bei denen der Wasserstrahl mit geringem Druck auf die Haut zielt, und Druckstrahl- oder Blitzgüssen. Bei diesen wird der Wasserstrahl mit mittlerem oder starkem Druck (bis zu 3 Bar) auf den Körper gerichtet.
Generell gilt: kaltes Wasser nur auf warme Haut! Dann wird der Kältereiz als weniger unangenehm empfunden. Wärmen Sie den Körper deshalb vor einer Kaltwasseranwendung durch temperiertes Wasser oder durch Bewegung auf. Wechselwarme Anwendungen sind stets mit kaltem Wasser zu beenden, da der Kältereiz der wichtigere für die Reaktionen im Körper ist.
Danach trocknen Sie sich nicht mit einem Handtuch ab, sondern streifen das Wasser nur mit den Händen ab – damit nutzt man den Verdunstungs- und Kühlungseffekt.
Bei regelmäßiger Anwendung – das soll heißen: möglichst täglich und über mehrere Wochen – senken wechselwarme Arm- und Kniegüsse einen zu hohen Blutdruck.

Augenspülung und -waschung

Damit können Sie Fremdkörper aus dem Auge entfernen, überanstrengte Augen beruhigen und Bindehautentzündungen lindern.
Angezeigt bei:
- Bindehautentzündungen,
- Fremdkörpern im Auge,
- übermüdeten Augen,
- Gerstenkorn,
- Lidrandentzündungen.

Anwendungsdauer: 3 bis 5 Minuten.

▮ Zur Beruhigung juckender und brennender Augen machen Sie Kompressen mit Fenchel-, Kamillen- und Pfefferminztee. Praktisch sind Teebeutel, die man kurz in heißem Wasser ziehen und auf Körpertemperatur abkühlen lässt, bevor man sie auf die geschlossenen Augen legt. ▮

So geht's

- Für eine Spülung füllen Sie eine Augenbadewanne (aus Apotheke oder medizinischem Fachhandel) mit einer Mischung aus Tee und Wasser im Verhältnis 1:1. Den Tee sollten Sie zuvor durch ein Filterpapier, beispielsweise einen Kaffeefilter, abseihen, um sicherzugehen, dass er vollkommen klar ist.
- Legen Sie sich ein Handtuch wie eine Serviette um und drücken Sie das Wännchen bei gerade gehaltenem Kopf fest, aber vorsichtig auf das zu behandelnde (noch geschlossene) Auge – und zwar so, dass keine Flüssigkeit auslaufen kann.
- Dann beugen Sie Ihren Kopf nach hinten, öffnen das Auge und bewegen die Pupille für 3 bis 5 Minuten hin und her.
- Anschließend nehmen Sie die Augenbadewanne vom Gesicht und trocknen sich mit dem Handtuch ab.
- Für Augenwaschungen tränken Sie einen Wattebausch mit Wasser oder Kräuterauszügen und reinigen das Auge mit vorsichtigen Wischbewegungen von außen nach innen.

Beinguss

Erfrischt und belebt den ganzen Körper – ideal nach langen Wanderungen oder ermüdenden Einkaufsbummeln. **Angezeigt bei:**
- Kopfschmerzen und Migräne,
- Krampfadern,
- geschwollenen Beinen,
- müden und schmerzenden Füßen,
- Darmträgheit und Verstopfung.

Anwendungsdauer: 30 bis 60 Sekunden.

▮ Nicht anwenden bei Unterleibsbeschwerden und Blasen- sowie Harnwegsentzündungen. ▮

So geht's

- Der Guss erfolgt mit kaltem Wasser. Steigen Sie in die Badewanne, halten Sie den Duschschlauch zuerst an die rechte Ferse und führen Sie ihn langsam über die Wade und Kniekehle nach oben bis zur Hüfte.
- Über Oberschenkel, Knie und Schienbein führen Sie den Wasserstrahl schließlich wieder hinunter zu den Zehen und zur Fußsohle.
- Danach verfahren Sie mit dem linken Bein ebenso.
- Streifen Sie das Wasser von der Haut ab und ziehen Sie sich warme Wollsocken oder Strümpfe an.

Brustwickel

Je nach Beschwerde und erwünschter Wirkung legt man kalte oder heiße Brustwickel an: Heiße Brustwickel wirken schleimlösend und entkrampfend auf die Bronchien. Kalte fördern dagegen die Durchblutung im Brustraum, senken Fieber und lindern Schmerzen.

Heißer Brustwickel ist angezeigt bei:

- Bronchitis,
- Asthma.

Kalter Brustwickel ist angezeigt bei:

- fieberhaften Erkältungskrankheiten,
- Hals- und Kehlkopfentzündung.

Anwendungsdauer: Beim heißen Brustwickel so lange, wie er als warm empfunden wird, etwa 30 Minuten. Beim kalten so lange, bis eine gute Durchwärmung eingetreten ist, etwa 45 bis 60 Minuten.

So geht's

▮ Heiße Brustwickel nicht anwenden bei hohem Fieber. Kalte dann nicht, wenn Sie frösteln oder frieren. ▮

- Ein Leinentuch (40 x 190 cm) mit kaltem oder heißem Wasser (eventuell mit Kräuterzusätzen) tränken, auswringen, faltenlos und straff um die Brust wickeln und mit Sicherheitsnadeln befestigen.
- Darüber kommt zuerst ein trockenes Baumwolltuch (50 x 190 cm) und dann ein trockenes Wolltuch (45 x 190 cm). Diese Tücher ebenfalls mit Sicherheitsnadeln fixieren. Generell gilt: Der Brustwickel sollte vom untersten Rippenbogen bis zu den Achselhöhlen reichen und fest, aber nicht zu stramm sitzen. Sie dürfen sich nicht unwohl und in der Atmung behindert fühlen.
- Den heißen Brustwickel so lange aufgelegt lassen, wie er als warm empfunden wird; den kalten so lange, bis eine gute Durchwärmung eingetreten ist. Nachdem der Brustwickel abgenommen wurde, legen Sie sich noch für etwa 20 Minuten warm zugedeckt ins Bett.

Einlauf

Klistiere, wie Einläufe auch heißen, gehörten in früheren Zeiten zum Standardrepertoire jedes Hausarztes.
Bei allen Unpässlichkeiten im Magen-Darm-Bereich, bei fieberhaften Erkältungen, sogar bei Kopfschmerzen griff man zu Klistierspritze und Schlauch.
Das Einlaufgerät, bestehend aus Einlaufrohr (20 cm lang), Spülgefäß und Klysopompspritze, erhalten Sie in der Apotheke oder im medizinischen Fachgeschäft. **Angezeigt bei:**

- Verstopfung,
- allen fieberhaften und chronischen Beschwerden zur Entgiftung,
- Darminfektionen,
- Kopfschmerzen.

Anwendungsdauer: Mit Vorbereitung etwa 30 Minuten.

So geht's

- Füllen Sie das Spülgefäß mit einem Liter warmem Wasser (etwa 38° C, bei hohem Fieber nur 25° C) und hängen Sie es im Bad über die Türklinke oder über einen Handtuchhalter. Lassen Sie dann zuerst die Luft probeweise aus dem Schlauch ins Waschbecken oder die Badewanne entweichen.
- Dann stecken Sie das Einlaufrohr an das harte Ansatzstück des Irrigatorschlauches und fetten das Ende des Rohrs mit Vaseline oder einer anderen fetten Hautcreme ein.
- Gehen Sie nun in Hockstellung oder knien Sie auf dem Boden und stützen Sie den Oberkörper mit den Ellbogen ab, um das Darmrohr langsam in den After einzuführen.
- Lassen Sie das Wasser gleichmäßig in den Darm laufen und schieben Sie dabei das Rohr nach und nach weiter in den Darm hinein. Atmen Sie ruhig ein und aus.
- Halten Sie das Wasser so lange im Darm, bis Sie Stuhldrang spüren (meist nach etwa 3 bis 5 Minuten).

Fußbad

Kneipps Lieblingsanwendung – ob kalt, ansteigend oder warm. Fußbäder regen den Kreislauf an, fördern die Durchblutung und regulieren den Wärmehaushalt. Zudem wirken sie entspannend und ausgleichend auf die Psyche.

Kaltes Fußbad

▮ Nicht anwenden bei akuten Harnwegsinfektionen wie Blasenentzündungen und anderen Unterleibsbeschwerden, arteriellen Durchblutungsstörungen sowie Wadenkrämpfen. ▮

Angezeigt bei:
- Kopfschmerzen und Migräne,
- müden und geschwollenen Beinen,
- Nasenbluten,
- Krampfadern,
- Zerrungen und Prellungen (als Sofortbehandlung),
- Schlafstörungen.

Anwendungsdauer: 15 bis 30 Sekunden.

So geht's

- Füllen Sie Fußbadewanne oder Badewanne mit kaltem Wasser (etwa 15° C) und stellen Sie die Füße hinein.
- Nach 15 bis 30 Sekunden nehmen Sie die Füße wieder heraus und streifen das Wasser von der Haut ab. Nicht abtrocknen, sondern trockene Wollsocken anziehen und gegebenenfalls etwas ausruhen.

Ansteigendes Fußbad

▮ Wenn Sie einen schwachen Kreislauf oder ein Venenleiden haben, sollten Sie Fußbäder nur nach vorheriger Absprache mit Ihrem Arzt durchführen. ▮

Verleiht ein wohliges Wärmegefühl, das den gesamten Körper durchzieht. Es fördert die Durchblutung, besonders die der Nasenschleimhäute, und stärkt die körpereigenen Abwehrkräfte. **Angezeigt bei:**
- Erkältungen,
- Nasennebenhöhlenentzündungen,
- Bronchitis,
- kalten Füßen,
- Schüttelfrost.

Anwendungsdauer: 15 bis 20 Minuten.

So geht's

- Stellen Sie die Fußbadewanne in die Badewanne und gießen Sie 1 l heißes Wasser hinein (wenn Sie keine Fußwanne haben, führen Sie das Fußbad in der Badewanne durch). Dann füllen Sie sie mit so viel kaltem Wasser auf, bis eine Temperatur von etwa 33° C erreicht ist.
- Stellen Sie dann Ihre Füße in die Wanne und erhöhen Sie im Laufe von 15 bis 20 Minuten durch schrittweises Zugießen von heißem Wasser die Temperatur – so heiß, wie Sie es vertragen, aber nicht über 42° C.
- Danach nehmen Sie die Füße aus dem Wasser, trocknen sie mit dem Handtuch gut ab und ziehen Wollsocken an.

Warmes Fußbad

Diese Anwendung empfiehlt sich besonders bei Unterleibsbeschwerden, denn sie fördert die Durchblutung und entspannt die Organe in diesem Bereich. Bei kalten Füßen an Wintertagen oder bei Regenwetter lassen sich damit Erkältungen schon im Vorfeld bekämpfen.

■ Nicht anwenden bei erhöhtem Blutdruck, Venenleiden und Krampfadern. ■

Angezeigt bei:
- kalten Füßen,
- Schlafstörungen,
- Infekten von Niere und Blase,
- Nervosität,
- ausbleibender Periode.

Anwendungsdauer: 10 bis 15 Minuten.

So geht's
- Gehen Sie wie beim kalten Fußbad vor, verwenden Sie jedoch Wasser mit einer Temperatur von 35° bis 40° C.
- Nach 10 bis 15 Minuten beenden Sie das Fußbad mit einem kurzen kalten Guss vom rechten Fuß bis zum Knie (mit dem Duschschlauch) und anschließend am linken Fuß.
- Streifen Sie das Wasser nur von der Haut ab und ziehen Sie sich dann trockene Wollsocken an.

Gurgelspülung

Hier werden Mund und Rachenraum mit unverdünntem Tee oder Tinktur intensiv gespült, wodurch sich die heilenden Wirkstoffe der Gurgelzusätze voll entfalten können.

Ein sehr positiver Nebeneffekt: Durch das Gurgeln massiert man kräftig das Lymphgewebe des Rachenrings, der dadurch besser durchblutet und in seiner Abwehrkraft gestärkt wird. Womit Sie gurgeln – ob nur mit Wasser oder mit Tees – richtet sich nach Ihren Beschwerden und persönlichen Vorlieben.

■ Wenn Sie nichts anderes im Haus haben, eignet sich zum Gurgeln auch ein Klecks Zahnpasta, den Sie in einem Glas lauwarmem Wasser auflösen. Denn die Inhaltsstoffe der meisten Zahnpasten wirken antibakteriell und entzündungshemmend. ■

Angezeigt bei:
- Halsschmerzen,
- Mandelentzündungen,
- Mundschleimhautentzündungen,
- Zahnschmerzen und Zahnfleischentzündungen,
- Mundgeruch.

Anwendungsdauer: 1 bis 2 Minuten.

So geht's

- Nehmen Sie einen kräftigen Schluck der Gurgelflüssigkeit in den Mund.
- Dann gurgeln Sie 1 bis 2 Minuten lang und lassen die Lösung auch etwas in den Hals hinunterlaufen – aber nicht hinunterschlucken.
- Zum Abschluss »ziehen« Sie die Flüssigkeit noch kurz zwischen den Zähnen hin und her und spucken sie wieder aus.

Halswickel

Halswickel werden meist kalt angewandt, warm nimmt man sie selten. Je nach Beschwerde und gewünschter Wirkung können Sie Varianten mit Lehm (Heilerde), Kartoffeln, Quark oder Senf anwenden. Nachfolgend sind neben dem normalen Halswickel auch Kartoffel- und Lehmwickel beschrieben, die Sie in der gleichen Weise natürlich auch an anderen Körperregionen anwenden können. **Angezeigt bei:**

- Nasennebenhöhlen- und Mandelentzündung,
- Mundhöhlen- und Kehlkopfentzündung,
- Schnupfen.

Anwendungsdauer: 30 bis 60 Minuten.

So geht's

- Befeuchten Sie ein Leinentuch (10 x 70 cm) mit kaltem oder warmem Wasser, legen es schmal zusammen und wickeln es um den Hals.
- Darüber kommt ein trockenes Leinentuch (15 x 70 cm) und zum Abschluss ein trockenes Wolltuch (12 x 70 cm).
- Der Halswickel sollte nach 30 bis 60 Minuten – spätestens aber, sobald er sich erwärmt hat – abgenommen werden. Über Nacht können Sie ihn natürlich bis zum Aufwachen angelegt lassen.

Kartoffelwickel

Dieser Wickel entfaltet durch seine Wärme schmerzstillende Wirkung. **Anwendungsdauer: Bis der Wickel abgekühlt ist.**

So geht's

- Kochen Sie 1 bis 2 Kartoffeln, bis sie weich sind, zerstampfen Sie sie zu Brei und schlagen Sie diesen noch heiß in ein sauberes Leinentuch ein. Dann legen Sie das Tuch so um den Hals, dass er vollkommen umschlossen ist.

- Prüfen Sie vor dem Anlegen die Temperatur: Der Wickel sollte heiß sein, aber nicht unangenehm.
- Darüber kommt ein trockenes Leinen- und ein schmaleres trockenes Wolltuch.

Lehmwickel

Die heilkräftigen Wirkungen von Lehm finden in Kurbädern bereits seit langem erfolgreichen Einsatz – was vor allem auf den hohen Gehalt an Kieselsäure zurückzuführen ist. Da Heilerde heute in jeder Apotheke erhältlich ist, sind Sie nicht auf einen Kuraufenthalt angewiesen, um in den Genuss ihrer Effekte zu kommen. Die entzündungshemmenden Eigenschaften der Heilerde empfehlen diese Variante für Entzündungen im Mund- und Rachenraum.
Anwendungsdauer: 30 bis 60 Minuten.

So geht's

- Verrühren Sie 3 EL Heilerde mit Wasser zu einem festen Brei und stellen Sie ihn für 10 Minuten in den Kühlschrank.
- Dann streichen Sie den Heilerdebrei messerrückendick auf ein feuchtes Leinentuch und legen es mit der bestrichenen Seite um den Hals.
- Darüber kommen ein trockenes Leinen- sowie ein Wolltuch.
- Nach 30 bis 60 Minuten, sobald der Wickel trocken ist, nehmen Sie ihn wieder ab und waschen die Haut mit Wasser ab.

Heilerde für den innerlichen wie äußerlichen Gebrauch gibt es in Apotheken und Reformhäusern.

Heilerde

Heilerde gehört mit zu den ältesten Heilmitteln unserer Volksheilkunde. Ihre heilsamen Wirkungen beruhen auf ihrer Fähigkeit, Darmgifte, Schlackenstoffe und überschüssige Säure im Körper zu binden und der Ausscheidung zuzuführen. So wird sie seit Jahrhunderten, innerlich wie äußerlich, bei zahllosen Alltagsbeschwerden angewandt: Innerlich genommen (1–2 TL auf 1 Glas Wasser), schätzte man Heilerde gegen Sodbrennen, Magenbeschwerden aller Art, Durchfall, Blähungen, Verstopfung, Zahnfleischbluten sowie Mandel-, Mund- und Rachenentzündungen. Äußerlich nahmen sie unsere Großmütter in Form von Packungen oder Masken bei Eiterungen, Hautentzündungen und -ausschlägen und Wundsein. Dazu verrührt man 4 EL mit etwas lauwarmem Wasser zu einem Brei und trägt diesen pur auf die Haut oder auf ein Leinentuch auf, das auf die zu behandelnde Stelle gelegt wird.

Heublumenbad

▮ Nicht anwenden bei Allergie gegen Heublumen (Heuschnupfen), Herz-Kreislauf-Beschwerden und Blutdruckstörungen, da diese Anwendung den Kreislauf belastet. Bei Schwindelgefühlen, Kreislaufstörungen und Herzrasen brechen Sie das Bad sofort ab. ▮

Im Allgäu werden Heublumen von alters her zu Heilzwecken verwendet, doch erst seit Kneipp sind sie ein Klassiker. Das Bad fördert die Durchblutung, entspannt und lindert Schmerzen, gleich welcher Art, schnell und nachhaltig – eine Wohltat, nicht nur an kranken Tagen.

Angezeigt bei:

- Schmerzzuständen,
- Muskelverspannungen und -krämpfen,
- nichtentzündlichen rheumatischen Beschwerden,
- Rückenschmerzen,
- Durchblutungsstörungen,
- Schuppenflechte.

Anwendungsdauer: 20 bis 30 Minuten.

So geht's

- Übergießen Sie 500 g Heublumen in einem großem Topf mit 2 l kochendem Wasser, lassen dies 15 Minuten ziehen und gießen dann die Heublumen ab.
- In der Zwischenzeit lassen Sie warmes Wasser (36–40° C) in die Badewanne einlaufen und geben den Heublumensud hinein.
- Baden Sie maximal 20 Minuten, reiben Sie sich dann mit einem kalten Waschlappen ab und legen Sie sich warm zugedeckt 15 Minuten zum Nachruhen ins Bett.

Heublumensack

▮ Nicht anwenden bei Krampfadern, Kreislaufproblemen und Hautentzündungen sowie bei Allergie gegen Heublumen (Heuschnupfen). ▮

Das Morphium Kneipps – so wird der Heublumensack aufgrund seiner beruhigenden und schmerzlindernden Wirkung genannt. Und wirklich ist er seit Generationen vor allem zur Beruhigung und Linderung von Schmerzen, aber auch seiner entkrampfenden und durchblutungsfördernden Wirkung wegen geschätzt. Bei der klassischen Kneippkur bekommen Sie den warmen Stoffsack schon um fünf Uhr morgens aufgelegt – als Rückenschmerzgeplagter beispielsweise auf den Rücken.

Angezeigt bei:

- Blähungen,
- Bronchitis,
- Blasen- und Nierenentzündungen,
- Magenschmerzen,
- ausbleibender und schmerzhafter Periode,

- Muskelverspannungen,
- Gicht,
- nichtentzündlichen rheumatischen Beschwerden,
- Rückenschmerzen,
- nervös bedingten Beschwerden, Schlafstörungen.

Anwendungsdauer: 20 Minuten.

Der Heublumensack darf nicht zu heiß aufgelegt werden, da er sonst Verbrühungen verursachen kann. Deshalb lassen Sie ihn nach dem Erwärmen in Wasserdampf (über einem Topf mit kochendem Wasser) für 10 Minuten abkühlen, bevor Sie ihn auf die Haut legen. Darüber kommt ein trockenes Handtuch und dann eine Wolldecke. Sie können den Sack auch direkt in heißem Wasser erhitzen, müssen ihn dann aber sorgfältig ausdrücken.

So geht's

- Bringen Sie in einem Topf Wasser zum Kochen, legen 2 Kochlöffel über Kreuz auf den Rand und darauf den Heublumensack. Erwärmen Sie den Sack in dem aufsteigenden Wasserdampf, bis er sich auf 45° C erwärmt hat. Dann nehmen Sie ihn vom Topf und legen ihn auf die zu behandelnde Stelle auf.
- Alternativ legen Sie den Heublumensack in eine große Schüssel, gießen kochendes Wasser darüber und lassen ihn 10 Minuten ziehen. Dann drücken Sie ihn fest aus, bis kein Wasser mehr heraustropft. Wenn er auf eine Temperatur von 45° C abgekühlt ist, legen Sie den Sack auf.
- Decken Sie den Sack mit einem Handtuch und einer Wolldecke ab.
- Nach 20 Minuten nehmen Sie den Heublumensack wieder ab. Reiben Sie sich mit einem Handtuch trocken und legen Sie sich noch für 10 Minuten gut zugedeckt ins Bett.

Kopfdampfbad (Inhalation)

Ob mit Kamillentee, Eukalyptusöl oder Emser Salz: Das Einatmen von heißem Wasserdampf lindert Beschwerden der oberen Atemwege, besonders bei Nasennebenhöhlenentzündungen, Schnupfen und Husten. Denn der heiße Dampf reinigt die Schleimhäute und steigert ihre Durchblutung. **Angezeigt bei:**

- Erkrankungen der oberen Atemwege,
- Heiserkeit,
- Husten und Bronchitis,

▮ Nicht anwenden bei entzündlichen Hauterkrankungen, Augenleiden, sehr niedrigem Blutdruck und Kreislaufstörungen. Bei Schwäche- und Schwindelgefühlen brechen Sie die Inhalation ab. ▮

- Mittelohrentzündungen,
- Ohrenschmerzen,
- Kopfschmerzen,
- Hautunreinheiten und Akne.

Anwendungsdauer: 10 bis 15 Minuten.

So geht´s

- Stellen Sie einen großen Topf oder eine Porzellanschüssel auf einen Tisch, füllen Sie diese bis knapp unter den Rand mit kochend heißem Wasser und geben Sie die gewünschten Inhalationszusätze (je nach Beschwerde) hinein.
- Dann setzen Sie sich vor den Tisch, legen sich ein Handtuch über den Kopf und beugen sich über Topf oder Schüssel. Nicht zu tief, immer einen »Sicherheitsabstand« von zwei Handbreiten einhalten, damit Sie sich nicht verbrennen.
- Breiten Sie das Handtuch so über Kopf und Schüssel, dass kein Dampf entweichen kann.
- Nun atmen Sie die aufsteigenden Dämpfe mit tiefen Atemzügen durch Nase und Mund ein.
- Nach 10 bis 20 Minuten nehmen Sie das Handtuch vom Kopf und waschen Ihr Gesicht mit lauwarmem Wasser ab. Nach dem Inhalieren sollten Sie nicht ins Freie gehen und sich auch keiner Zugluft aussetzen. Am besten legen Sie sich für eine Weile gut zugedeckt ins Bett.

Moorbad

Nicht anwenden bei schwachem Kreislauf, niedrigem Blutdruck und Herzbeschwerden.

»Moorbäder sind kein Allheilmittel, aber 50 Heilmittel gleichzeitig«, soll Kneipp einst gesagt haben. Die Entstehung von Moor geht auf geologische Prozesse zurück: Ausgehend vom Torf, einem Gemisch von Pflanzenteilen, die durch Ausschluss von Sauerstoff über Jahrtausende »verlandet« sind, kommt es in Kombination mit Wasser, ständiger Feuchtigkeit und entsprechenden klimatischen Einflüssen zur Moorbildung. Für Moorextrakte wird der frisch gestochende Torf gereinigt, zu Pulver zermahlen, mit heißem Meer- oder Quellwasser verdünnt und durch Wasserdampf auf etwa 40 Grad Celsius erhitzt. In dieser Weise aufbereitet, sind in Apotheken Moorextrakte zu kaufen, deren heilkräftige Wirkungen Sie in Form von Bädern und Packungen nutzen können.

Angezeigt bei:

- nichtentzündlichen rheumatischen Beschwerden,
- Muskelverspannungen und -krämpfen,

- Hautentzündungen,
- Durchblutungsstörungen,
- Menstruations- und Wechseljahrsbeschwerden.

Anwendungsdauer: 10 bis 15 Minuten.

So geht's

- Lassen Sie warmes Wasser (38–40° C) in die Badewanne einlaufen, geben den Moorextrakt hinein und verrühren ihn gut (halten Sie sich dabei an die Empfehlungen auf der Packung).
- Nachdem der Moorbrei gut verrührt und aufgequollen ist, legen Sie sich für 10 Minuten ins »Schwarzwasser«. Nicht länger, auch wenn es angenehm ist, denn diese Anwendung fordert dem Kreislauf Höchstleistungen ab.
- Nach dem Bad duschen Sie sich mit warmem Wasser sauber, trocknen sich ab und legen sich noch für 20 Minuten gut zugedeckt zum Nachruhen ins Bett.

▮ Keine Angst vor schwarzen Rändern in der Badewanne – die Moorspuren lassen sich durch klares Wasser mühelos beseitigen. ▮

Nackenguss

▮ Nicht anwenden bei Bluthochdruck und Schilddrüsenüberfunktion. ▮

Sorgt für angenehme Entspannung im Kopf- und Nackenbereich und wirkt daher oft kleine Wunder – allen voran bei Kopfschmerzen, die auf verspannte Nacken- und Schultermuskeln zurückgehen. Die wohlige Erwärmung lindert auch Nervosität und hilft Ihnen bei Abgespanntheit schnell wieder auf die Beine.

Angezeigt bei:

- Kopfschmerzen und Migräne,
- Nacken- und Schulterverspannungen,
- Durchblutungsstörungen in Armen und Händen.

Anwendungsdauer: 3 bis 5 Minuten.

So geht's

- Schrauben Sie den Brausekopf vom Duschschlauch ab.
- Beugen Sie sich über die Badewanne und führen Sie den warmen Wasserstrahl (38 – 40° C) von der rechten Hand langsam nach oben zur Schulter und am Nacken mehrmals hin und her.
- Über die linke Schulter führen Sie den Wasserstrahl wieder über den Arm hinab zur Hand.
- Danach streifen Sie das Wasser von der Haut, ziehen sich einen Bademantel oder etwas anderes Bequemes an und legen sich für 10 Minuten hin.

Nasenspülung nach Dr. Dibbert

Salz und Zucker, ein bewährtes Duo bei vielen Beschwerden im Nasen-Rachen-Raum: Außer bei Schnupfen und Nasennebenhöhlenentzündungen empfiehlt sich die Nasenspülung zur Reinigung von Staub und Bakterien sowie zum Befeuchten trockener Schleimhäute. Die Nasendusche lässt Sie wieder leichter durchatmen, falls Sie nachts mit verstopfter Nase schlecht schlafen oder auch tagsüber, wenn ein hartnäckiger Schnupfen für eine nasale Tonlage sorgt.

Außerdem verpasst die Spülung dem Immunsystem einen Kick. Regelmäßig angewandt ist der Schub durch die Nase eine gute Vorbeugung vor Erkältungen und Bronchitis sowie vor Allergien.

Was die Nasenspülung so wirkungsvoll macht, ist zum einen die Zusammensetzung der Spülflüssigkeit. Die spezielle Glukose-Salz-Lösung hat einen günstigen pH-Wert und reizt nicht. Dazu ist sie geschmacksneutral, wenngleich der Geschmackssinn besonders bei Schnupfen ohnehin vorübergehend ausfällt. Zum anderen beruht die gute Wirkung der Nasendusche auf einem einfachen physikalischen Prinzip: Durch das Spülen wird ein Unterdruck erzeugt. Dadurch lösen sich oft bereits beim ersten Spülgang festsitzender Schleim und Borken aus den Nasenmuscheln. Und schon haben Sie wieder freie Fahrt in der Nase ... Die Spüllösung entlastet darüber hinaus die angegriffenen Zellen der Nasenschleimhaut und reguliert deren Funktionen.

▮ Bewahren Sie das Pulver für die Nasenspülung trocken und bei Zimmertemperatur auf. Prinzipiell ist die Mischung mehrere Monate haltbar; ist sie allerdings verklumpt oder verfärbt, sollten Sie sie nicht mehr verwenden. ▮

Die Grundlage für die Spüllösung mischt man Ihnen in der Apotheke – in folgender Zusammensetzung für 100 g:

72,73 g Glukose (H_2O-frei),
12,72 g Natriumchlorid,
9,10 g Natriumhydrogencarbonat,
5,45 g Kaliumchlorid.

Angezeigt bei:

- Erkältungskrankheiten (besonders solchen mit Schleimbildung),
- Nasennebenhöhlenentzündungen,
- verstopfter Nase,
- zur Stärkung der Abwehrkräfte.

Anwendungsdauer: 1 bis 2 Minuten.

So geht's

- Geben Sie 1 TL (etwa 3 g) dieser Mischung in 1 Glas (100 ml) lauwarmes Wasser (aus der Leitung oder abgekocht) und rühren so lange, bis sich das Pulver vollständig aufgelöst hat.

- Dann halten Sie Ihre Nase in das Glas, tauchen sie in die Lösung ein und ziehen kräftig hoch. Entweder gleich durch beide Nasenlöcher oder nacheinander – dann jeweils abwechselnd eines der beiden zuhalten. Am besten ist es, Sie beugen sich dabei über ein Waschbecken. So können getrost einige Tropfen daneben gehen. Die Spülflüssigkeit soll an jeden Winkel im verzweigten Röhrensystem des Nasen-Rachen-Raumes gelangen.
- Führen Sie die Nasenspülung am bestens morgens gleich nach dem Aufstehen und abends vor dem Schlafengehen durch. Anfänglich sicher gewöhnungsbedürftig, doch das Nasenduschen geht schnell über in die morgendliche Routine – wie Zähneputzen.

Quarkwickel

Quark gilt als »Antibiotikum« der Naturmedizin, denn er besitzt eine starke entzündungshemmende Wirkung, senkt Fieber und lindert kurzfristig Schmerzen. Entsprechend beliebt ist der »Topfenwickel«. Er wird häufig in Form eines Halswickels angewandt, kann aber auch an jedem anderen Körperteil angelegt werden. **Angezeigt bei:**

- Mandel- und Nasennebenhöhlenentzündungen,
- entzündlichen Prozessen,
- rheumatischen Beschwerden,
- Prellungen und Verstauchungen,
- Fieber.

Anwendungsdauer: Bis der Quark trocken ist, etwa 1 Stunde.

So geht's

- Streichen Sie 100 – 200 g gekühlten Speisequark messerrückendick auf ein schmales Leinentuch und wickeln Sie dieses mit der bestrichenen Seite um den zu behandelnden Körperteil.
- Darüber kommt ein trockenes Baumwolltuch und zum Abschluss ein Wolltuch.
- Sobald der Quark durch die entzogene Wärme trocken geworden ist, nehmen Sie den Wickel ab und reinigen die Haut mit klarem Wasser.

Sauna

»Nie ist eine Frau schöner als nach der Sauna«, sagt ein finnisches Sprichwort. Aus gutem Grund, denn die Erhöhung der Körpertemperatur beschleunigt sämtliche Stoffwechselvorgänge im Körper – mit dem

Schweiß werden auch Stoffwechselschlacken aus dem Körper entfernt. Und das sieht man Ihnen an.

Doch Saunen bringt noch wesentlich mehr. Durch die Kombination von Heiß- und Kaltreizen werden allen voran die Abwehrkräfte gestärkt und der Blutdruck reguliert. Inzwischen ist nachgewiesen, dass regelmäßige Saunabesuche durch die wechselwarmen Reize die Gefäße trainieren und die Durchblutung ankurbeln. Puls und Blutdruck werden gesenkt und das Immunsystem aktiviert. Der abwehrstärkende Effekt tritt allerdings erst nach drei Monaten auf.

Auch die Seele profitiert vom Schwitzen, besonders bei Nervosität und Stress sowie bei depressiven Verstimmungen. **Angezeigt bei:**

- beginnendem Bluthochdruck,
- Asthma,
- nichtentzündlichen rheumatischen Beschwerden,
- beginnenden Durchblutungsstörungen,
- leichten Depressionen,
- zur Stärkung der Abwehrkräfte.

▮ Nicht durchführen bei akuten Infektionen und Erkältungen, Leber- oder Nierenstörung, Angina pectoris oder Epilepsie. Bei Venenerkrankungen und Herzbeschwerden fragen Sie vorher Ihren Arzt. ▮

Saunaregeln

- Planen Sie genügend Zeit ein – zwei Stunden etwa sollten Sie veranschlagen.
- Gehen Sie nicht hungrig (sonst besteht Kollapsgefahr), aber auch nicht mit vollem Magen in die Sauna.
- Duschen Sie vorher gründlich und trocknen Sie sich gut ab, denn eine trockene Haut schwitzt schneller.
- Aus medizinischer Sicht ist es besser, in der Sauna zu sitzen als zu liegen – die Kollapsgefahr beim Aufstehen ist dann geringer.
- In öffentlichen Saunen sollten Sie sich nicht nackt auf die blanken Holzdielen setzen, da sonst die Gefahr von Scheidenentzündungen durch Bakterien besteht. Deshalb immer ein Handtuch unterlegen.
- Schwitzen Sie nicht zu lange – 10 bis 15 Minuten gelten als gute Richtzeit, recht viel mehr ist nicht mehr gesund.
- Der gesundheitsfördernde Effekt beruht vor allem auf dem Kältereiz nach dem Schwitzen. Deshalb sollten Sie dem Abkühlen einige Aufmerksamkeit widmen.

Beginnen Sie die Abkühlphase zum Auskühlen der Atemwege an der Frischluft. Erst danach kühlen Sie sich mit Kaltwasser durch Güsse (bitte herzfern beginnen) oder durch die Schwallbrause ab. Nachdem der Schweiß abgespült ist, kann sich, wer möchte, kurz ins Tauchbecken wagen. Wer unter Bluthochdruck oder Herzbeschwerden leidet, sollte das Tauchbecken allerdings meiden, da hier der Blutdruck kurzfristig stark ansteigen kann.

- Machen Sie anschließend an die Kaltwasseranwendungen ein knöchelhohes, warmes Fußbad.
- Wenn Sie völlig abgekühlt sind (aber nicht bis zum Frösteln), können Sie einen zweiten Gang einlegen; mehr als drei sollten Sie jedoch nicht machen.
- Nach dem Saunen sollten Sie ausreichend Flüssigkeit zu sich nehmen, um Ihren Mineralstoffhaushalt wieder auszugleichen – idealerweise durch Mineralwässer oder ungesüßte Säfte.
- Alkohol oder Kaffee sollten Sie die ersten beiden Stunden nach dem Saunabaden strikt meiden. Auch schwere und fette Speisen sind nach der Sauna nicht empfehlenswert, denn der Körper ist noch sehr angestrengt. Wenn Sie Hunger haben, greifen Sie zu Suppen oder Obst.

Sitzbad

Mit einem Sitzbad lassen sich die Unterleibsorgane ganz gezielt behandeln. Es wirkt entzündungshemmend, durchblutungsfördernd und macht den Körper wohlig warm.

Angezeigt bei:

- Hämorrhoiden,
- Menstruationsbeschwerden,
- Blasen- und Nierenentzündungen,
- Prostatabeschwerden,
- Analfissuren und Afterjucken.

Anwendungsdauer: 10 bis 20 Minuten.

So geht's

- Setzen Sie sich in eine Sitzbadewanne oder stellen Sie einen Hocker in die normale Badewanne.
- In eine Sitzbadewanne lassen Sie so viel warmes Wasser (36–38° C) einlaufen, dass es Ihnen bis knapp unter den Bauchnabel reicht.
- Ansonsten setzen Sie sich in die Badewanne und lagern Ihre Beine auf einem Hocker. Danach lassen Sie das Wasser einlaufen.
- Nach 10 bis 15 Minuten lassen Sie das Wasser wieder ablaufen, steigen aus der Wanne, trocknen sich ab und legen sich anschließend für 15 Minuten warm zugedeckt ins Bett.

Tautreten

Einfacher geht es nicht: Schuhe und Socken ausgezogen, Hose hochgekrempelt – und los geht's. Wer mit warmen Füßen (sie sind Voraussetzung) morgens in taufrisches Gras tritt, kurbelt innerhalb kurzer Zeit seinen Kreislauf und Stoffwechsel an. Die Durchblutung wird aktiviert, und man fühlt sich fit und munter für den bevorstehenden Tag. Nicht zu vergessen die Abwehrkräfte, die bei regelmäßiger Anwendung gestärkt werden, und die Füße selbst: Das Barfußlaufen auf natürlichem Untergrund stabilisiert und massiert die Fußmuskeln. Nach Hause zurückgekehrt, spülen Sie die Füße ab, stecken sie noch nass in warme Wollsocken und genießen das angenehme Kribbeln, das nach einigen Minuten den ganzen Körper durchzieht ... **Angezeigt bei:**

- Kreislaufstörungen,
- niedrigem Blutdruck,
- Kopfschmerzen und Migräne,
- Krampfadern und anderen Venenleiden,
- zur Abhärtung und Stärkung der Abwehrkräfte,
- Nervosität und Verstimmung.

Trockenbürsten

▮ Nicht anwenden bei Hautverletzungen und -entzündungen, Schuppenflechte, Akne und Schilddrüsenüberfunktion sowie bei entzündeten Krampfadern. ▮

Nach einer morgendlichen Trockenbürstenmassage fühlen Sie sich körperlich wie seelisch erfrischt und bereit für den Tag. Sie sollte deshalb zum festen Bestandteil Ihrer täglichen Körperpflege gehören, zumal wenn Sie zu jenen gehören, die morgens nur schwer in »die Gänge kommen«. Denn das Bürsten der Haut regt die Durchblutung und den Hautstoffwechsel an, verbessert den Kreislauf und entschlackt. Giftstoffe werden abtransportiert, und die Haut wird von überflüssigen Hornschüppchen befreit. Das Gewebe strafft sich, und die Haut wird aufnahmefähig für pflegende Cremes und Öle. Mit das Beste am Trockenbürsten ist jedoch seine ausgleichende Wirkung: Bei Müdigkeit wirkt es anregend, bei Nervosität beruhigend. Ebenso wird ein zu niedriger Blutdruck aktiviert, ein erhöhter dagegen leicht gesenkt.

Angezeigt bei:

- Müdigkeit und Erschöpfung,
- niedrigem Blutdruck,
- Kreislauf- und Durchblutungsstörungen,
- Nervosität und Stress,
- leichten depressiven Verstimmungen,

- Schlafstörungen,
- Muskelverspannungen.

Anwendungsdauer: 5 Minuten.

So geht's

- Beginnend am rechten Fußrücken bürsten Sie über die Fußsohle und anschließend kreisförmig hoch über den Oberschenkel bis zum Po.
- Mit dem linken Bein verfahren Sie genauso und bürsten im Anschluss Ihren Po in kleinen Kreisen.
- Am Oberkörper beginnen Sie ebenfalls am rechten Handrücken, bürsten dann die Außenseite des Arms und anschließend die Innenseite; jeweils in Längsrichtung. Am linken Arm verfahren Sie wieder in genau der gleichen Weise.
- Danach bürsten Sie die Brust zur Mitte, in Richtung Brustbein, den Bauch im Uhrzeigersinn und den Nacken zu den Schultern hin.
- Zum Abschluss kommt der Rücken mit langen, angenehmen Bürstenstrichen dran.

Eine Massagebürste aus Naturfasern mit Schlaufe oder Griff – gut ist auch ein Sisalhandschuh – bekommen Sie in Apotheken, Drogerien und medizinischen Fachgeschäften.

Vollbad

Für viele das Beste, um sich nach einem anstrengenden Arbeitstag zu entspannen und neue Energien zu tanken: den Stress einfach »abspülen«. Oder aber sich an kalten Wintertagen wohlig durchzuwärmen. Auch die Volksmedizin weiß die Vorzüge eines Vollbads zu schätzen und empfiehlt es entsprechend häufig zu Heilzwecken. **Angezeigt bei:**

- Frieren und Frösteln,
- Erkältungskrankheiten,
- Nervosität,
- Schafstörungen,
- Muskelverspannungen und -krämpfen,
- nichtentzündlichen rheumatischen Beschwerden,
- Menstruationsschmerzen und -krämpfen,
- ausbleibender und zu schwacher Periode.

Anwendungsdauer: 10 bis 15 Minuten.

Nicht anwenden bei Herz-Kreislauf-Störungen, sehr niedrigem Blutdruck, Krampfadern und anderen Venenleiden. Nach dem Essen sollten Sie 1 bis 2 Stunden mit den Badefreuden warten. Falls Ihnen schwindelig wird, brechen Sie das Bad ab.

So geht's

- Lassen Sie warmes Wasser (35–38° C) in die Wanne laufen und legen sich hinein. Als Badezusatz eignen sich Heilkräutertees, -öle, -tinkturen oder Meersalz (je nach Beschwerde). Sehr angenehm sind kleine Kissen zum Anlehnen des Kopfes (aus Sanitärgeschäften oder Kaufhäusern).

▮ Nach 10 bis maximal 15 Minuten beenden Sie das Bad und brausen sich kurz, beginnend am rechten Bein, dann am linken, weiter am rechten und linken Arm und zum Abschluss am Bauch und Rücken, mit kaltem Wasser ab.
▮ Trocknen Sie sich gut ab und pflegen Sie sich mit Ölen oder Cremes, denn durch das Baden wird der Haut Feuchtigkeit entzogen.
▮ Im Krankheitsfall sollten Sie sich noch für 15 Minuten gut zugedeckt ins Bett legen, denn das verstärkt die Wirkung des Bades enorm.

▮ Ein warmes Vollbad aktiviert den Parasympathikus: Die Blutgefäße werden weit gestellt, Harnausscheidung und Darmtätigkeit angeregt. Ein kaltes Bad stimuliert dagegen den Sympathikus: Damit wird die Darmaktivität gedämpft und der Blutdruck gesteigert. ▮

Wickel und noch mal Wickel

Die Kneipp-Therapie kennt ihrer viele: feucht-kalte oder -heiße, an Hals, Brust, Lenden oder Waden angelegt, ganz pur oder aber mit Kräuteressenzen, Lehm oder Quark. Wickel sind mit die häufigsten Anwendungen des Wasserdoktors. Denn, einerlei in welcher Variante, sie sind wirksam bei zahlreichen Beschwerden. Das hat auch die heutige Wissenschaft erkannt: Eine Untersuchung zeigte, dass kalte Nackenwickel im Verbund mit kalten Gesichtsgüssen die Hirnleistung älterer Menschen erhöhen. Und dass kalte Wickel, die lange auf der Haut liegen bleiben, eine reaktive Erhöhung der Durchblutung und damit eine Erwärmung des Körpers auslösen. Auf diese Weise fördern sie die Entspannung und lindern Schmerzen. Auch dass Wadenwickel Fieber zu senken helfen, ist inzwischen nachgewiesen.

Wadenwickel

Der Klassiker der Volksmedizin – allem voran bei Fieber als gutes Hausmittel bekannt. Wie alle Kaltanwendungen regt auch der Wadenwickel Durchblutung und Stoffwechsel an, beruhigt und schafft ein wohliges Wärmegefühl am ganzen Körper. **Angezeigt bei:**
▮ Fieber und fieberhaften Erkältungen,
▮ Bronchitis,
▮ Schlafstörungen,
▮ Krampfadern,
▮ leicht erhöhtem Blutdruck,
▮ Durchblutungsstörungen,
▮ Kopfschmerzen.
Anwendungsdauer: Zum Senken der Körpertemperatur 5 Minuten, um die beruhigende und entzündungshemmende Wirkung zu nutzen: 20 Minuten.

So geht's

- Füllen Sie die Badewanne zu drei Viertel Ihrer Wadenhöhe mit kaltem Wasser und stapfen Sie wie ein Storch 30 bis 60 Sekunden lang im Wasser herum. In praxi sieht das so aus, dass Sie sich auf der Stelle bewegen und bei jedem »Schritt« die Beine abwechselnd über den Wasserspiegel heben.
- Anschließend trocknen Sie sich nicht ab, sondern streifen das Wasser mit den Händen von der Haut ab und ziehen sich warme Wollsocken an. Zum Erwärmen bewegen Sie sich etwas oder legen sich für 10 Minuten zugedeckt ins Bett.

Wechselduschen

Ideal für »Morgenmuffel« mit niedrigem Blutdruck, um nach dem Aufstehen besser wach zu werden. Neben ihrer kreislaufanregenden und durchblutungssteigernden Wirkung hat diese Wasseranwendung auch einen stärkenden Effekt auf das Immunsystem. In einer Studie wurde nachgewiesen, dass regelmäßige wechselwarme Ganzkörperduschen wirksam vor grippalen Infekten schützen: Die täglichen Temperaturreize steigern die Durchblutung der Nasen-Rachen-Schleimhäute und stärken somit die Abwehrkräfte.

▮ Bei sehr niedrigem Blutdruck sollten Sie nicht zu lange warm duschen. ▮

Angezeigt bei:

- Durchblutungsstörungen,
- niedrigem Blutdruck,
- Kreislaufstörungen,
- Erschöpfung,
- Nervosität,
- depressiven Verstimmungen,
- Schlafstörungen,
- zur Stärkung der Abwehrkräfte.

Anwendungsdauer: 10 Minuten.

So geht's

- Duschen Sie zunächst für 2 bis 3 Minuten warm und gehen Sie dann zu kaltem Wasser über. Führen Sie den Duschstrahl vom rechten Fuß aufwärts bis zum Po und wiederholen Sie dies am linken Bein. Danach kommt der rechte und anschließend der linke Arm an die Reihe.
- Brust, Bauch und Rücken duschen Sie ebenfalls kurz kalt ab.
- Dann wiederholen Sie die Anwendung und enden mit kaltem Wasser. Trocknen Sie sich nur leicht ab und ziehen sich dann warm an.

Wechselfußbad

Es wirkt entspannend, härtet ab und ist mit Abstand das beste Mittel gegen chronisch kalte Füße. **Angezeigt bei:**

- kalten Füßen,
- Durchblutungsstörungen,
- niedrigem Blutdruck,
- Kreislaufproblemen,
- chronischen Erkältungen,
- Nasennebenhöhlenentzündungen,
- Schlafstörungen,
- Kopfschmerzen,
- zur Stärkung der Abwehrkräfte bei erhöhter Infektanfälligkeit,
- schmerzhafter Periode.

Anwendungsdauer: 10 bis 12 Minuten.

So geht´s

- Stellen Sie zwei Fußbadewannen oder große Plastikeimer in die Badewanne und einen Stuhl davor. Dann füllen Sie die eine Wanne mit kaltem (12–16° C), die andere mit warmem (38–40° C) Wasser.
- Ihre Füße sollten im Wasser hängen und nicht bis zum Boden der Wannen reichen. Tauchen Sie zuerst beide Füße in das warme Wasser und wechseln Sie nach etwa 5 Minuten in das kalte.
- Im kalten Wasser bleiben Sie nur für etwa 30 Sekunden. Anschließend wiederholen Sie die Anwendung noch einmal.
- Nehmen Sie die Füße aus den Wannen, streifen Sie das Wasser nur von der Haut ab und ziehen Sie sich warme Wollsocken an.

Wechselgüsse

▮ Nicht anwenden bei Herzrhythmusstörungen, schweren Durchblutungsstörungen und Neigung zu Thrombosen. Keine Wechselgüsse an Knien und Schenkeln bei Ischias, Harnwegsinfekt, Krampfadern und extrem niedrigem Blutdruck. ▮

Wechselgüsse an Armen, Beinen, Knien oder Schenkeln werden im Prinzip genauso durchgeführt wie die Güsse bei konstanter Temperatur. Der Unterschied ist, dass Sie mehrmals hintereinander zwischen warmem und kaltem Wasser wechseln. Wechselgüsse erfrischen und beleben, helfen schnell wieder auf die Beine und aktivieren Kreislauf und Durchblutung. **Angezeigt bei:**

- niedrigem Blutdruck,
- Erschöpfung,
- Konzentrationsstörungen,
- Muskelkrämpfen und -verspannungen,

- Kreislaufstörungen,
- Nervosität,
- Verstimmungen,
- Spannungskopfschmerzen.

Anwendungsdauer: Warmwasserguss 1 bis 2 Minuten, Kaltwasserguss etwa 20 Sekunden.

So geht's

- Abfolge wie beim Arm-, Bein-, Knie- und Schenkelguss (s. S. 307ff.).
- Beginnen Sie stets mit warmem Wasser (36–38° C), wechseln dann zu kaltem über und wiederholen Sie den Warmguss nochmals.
- In dieser Reihenfolge den Wechselguss so lange wiederholen, bis Sie das kalte Wasser als erfrischend und angenehm empfinden. Enden Sie jedoch immer mit kaltem Wasser.
- Abschließend trocknen Sie sich nicht ab, sondern streifen das Wasser mit den Händen von der Haut und ziehen sich etwas Warmes und Bequemes an.

Zwiebelwickel

Ein Allround-Mittel, das entzündungshemmend und desinfizierend wirkt und Schmerzen lindert. **Angezeigt bei:**

- Blasenentzündungen,
- Husten,
- Asthma,
- Mittelohrentzündungen,
- Magenbeschwerden,
- Mandelentzündungen,
- rheumatischen Beschwerden.

Anwendungsdauer: 1 bis 2 Stunden oder über Nacht.

So geht's

- Hacken Sie 2 bis 3 Zwiebeln klein, füllen Sie sie in ein Säckchen aus dünnem Stoff (am besten Leinen) und binden Sie es oben zu.
- Dann füllen Sie eine Bratpfanne halbvoll mit Wasser, legen einen Topfdeckel darauf und erhitzen das Wasser.
- Die Zwiebelsäckchen legen Sie auf den Deckel, erwärmen sie beidseitig und legen sie noch heiß sofort auf die zu behandelnde Körperstelle. Damit der Zwiebelwickel nicht verrutscht, sollten Sie ihn mit Leukoplast oder Mullbinden fixieren.

▮ Über das Zwiebelsäckchen wickeln Sie ein Wolltuch und legen sich gut zugedeckt ins Bett, bis der Wickel erkaltet ist (das ist etwa nach 1 bis 2 Stunden der Fall). Sie können ihn natürlich auch über Nacht angelegt lassen.

Was entspannt, heilt

Im Behandlungsteil dieses Buches finden Sie unter der Rubrik Naturmedizin bei einigen Beschwerden Methoden aufgeführt, mit denen Sie die Behandlung wirksam unterstützen und die Genesung fördern können: Akupressur, autogenes Training, Yoga und progressive Muskelrelaxation nach Jacobson. Dabei handelt es sich um Verfahren, die als alternative Heilweisen rangieren und, was Akupressur und Yoga angeht, auf eine Jahrtausende alte Tradition ihrer Anwendung zurückblicken können. Allen gemeinsam ist, dass sie den Segen seitens der modernen Wissenschaft erhalten haben. Entsprechend sind sowohl Akupressur und Yoga als auch autogenes Training und Muskelrelaxation anerkannte Methoden – in Begleitung anderer Therapien und in vielen Fällen als eigenständige Behandlung.
Nachfolgend werden diese vier Verfahren kurz vorgestellt – um sie selbst auszuüben und im Rahmen der Selbstbehandlung auch wirklich effizient einsetzen zu können, empfiehlt sich professionelle Anleitung. Deshalb finden Sie hier auch keine expliziten Erklärungen zur Durchführung, sondern Sie erhalten einen ersten Eindruck von den Konzepten, die den Methoden jeweils zu Grunde liegen.

Autogenes Training

Genau genommen müsste es Autosuggestion heißen – denn was ein deutscher Psychologe Mitte der Dreißigerjahre des letzten Jahrhunderts gedanklich entwickelte, verfolgt das Ziel, sich selbst in einen Zustand der tiefen Entspannung zu versetzen.
Johannes Heinreich Schultz hieß der Mann, dessen Methode heute international als wirksame Behandlung zahlreicher Beschwerden anerkannt ist. In fast tausend Studien ist die umfassende Wirksamkeit des autogenen Trainings nachgewiesen worden – kaum eine alternative Heilmethode ist so eingehend untersucht wie Schultzens Ruheformeln. Diese befähigen nicht nur dazu, sich zu entspannen und so mehr Lebensqualität zu finden, sie sind auch eine wirksame Medizin bei vielen körperlichen und psychischen Krankheiten. Auf der Liste der Heilanzeigen stehen

unter anderem Schmerz- und Angstzustände, leichte bis mittelschwere Depressionen und Spannungskopfschmerzen. Daneben lindert autogenes Training rheumatische und klimakterische Beschwerden, Asthma sowie Neurodermitis und wirkt sich positiv auf Bluthochdruck und zu hohe Blutfettwerte aus: Wie Studien zeigten, gehen die Konzentrationen von Triglyzeriden und LDL-Cholesterin – die bösen Fette, die im Blut kreisen und unserem Körper schaden – deutlich zurück. – Das sind aber nur einige der vielen guten Argumente, sich mit der Methode von Seelenarzt Schultz zu befassen.
Dabei gilt es, sich ausschließlich auf seinen Körper zu konzentrieren. Man liegt dazu auf dem Rücken oder befindet sich in der so genannten Droschkenkutscherhaltung und stellt sich ein bestimmtes Körpergefühl vor – beispielsweise »mein linkes Bein wird ganz schwer«. Nach einiger Zeit der Konzentration auf dieses Gefühl empfinden Sie es dann tatsächlich: Ihr Körper hat reagiert. Auf diese Weise können Sie eine Muskelentspannung am ganzen Körper herbeiführen, die meist als Wärme und Schwere erlebt wird. Und die Herzschlag, Atmung und Organfunktionen enorm positiv beeinflusst.

Schwereübung

Zunächst konzentrieren Sie sich auf ein bestimmtes Körperteil, einen Arm oder ein Bein. Ihre Formel könnte lauten: »Mein Arm ist ganz schwer.« Diese Schwere dehnen Sie dann nach und nach auf andere Körperteile und schließlich den gesamten Körper aus.

Wärmeübung

Wie bei der Schwereübung stellen Sie sich vor, dass ein bestimmtes Körperteil sich ganz warm anfühlt. Diese wohltuende Wärme verbreiten Sie dann nach und nach über den ganzen Körper.

Atemübung

Ihre Formel: »Mein Atem ist ganz ruhig.«

Bauchübung

Richten Sie Ihre Konzentration nun auf den Oberbauch: Dabei wird Wärme in diesen Bereich des Körpers geleitet.

Herzübung

Durch die Konzentration auf den Takt Ihres eigenen Herzschlages wird dieser gleichmäßig und ruhig.
Soweit einige Grundübungen zum autogenen Training, die Sie mal ausprobieren können. Um jedoch binnen weniger Minuten in den gewünschten Entspannungszustand hinübergleiten zu können, bedarf es einiger Übung. Deshalb sollten Sie die Technik auch unter professioneller Regie im Rahmen eines Kurses erlernen. Volkshochschulen bieten beispielsweise solche Veranstaltungen an, die meist recht gut und dabei nicht teuer sind.

Das vegetative Nervensystem überlisten

Beim autogenen Training findet statt, was biologisch prinzipiell nicht möglich ist: Atmung, Herzschlag, Blutdruck und andere Prozesse willentlich zu beinflussen. Denn diese Funktionen unterliegen samt und sonders der Kontrolle des vegetativen Nervensystems. Und dieses agiert autonom – sprich, lässt sich nicht reinreden. Sie können nicht bewusst beschließen, dass Ihr Herz nun langsamer schlägt. Es sei denn, Sie tun, was Schultz entdeckte: Sie nehmen einen Umweg über das Gehirn. Körperliche Vorgänge können nämlich beeinflusst werden, da Nervenimpulse den Spannungszustand der Muskeln verändern. Eine Kaskade von Reaktionen sorgt, ausgehend von den grauen Zellen im Oberstübchen, dafür, dass körperliche Funktionen wie Atmung oder Verdauungstätigkeiten entspannter ablaufen. Das vegetative Nervensystem wird also gewissermaßen ausgetrickst – bis das klappt, bedarf es allerdings einiger Übung. Rund zehn Sitzungen zu Anfang und dann dreimal täglich einige Minuten, so raten Experten, ermöglichen es, dem Vegetativum vorübergehend das Kommando zu nehmen. Und den getriebenen Körper wieder auf Ruhe einzutakten.

Progressive Muskelrelaxation

Die Methode der progressiven Muskelrelaxation oder Muskelentspannung geht auf den amerikanischen Physiologen Edmund Jacobson (1885 –1976) zurück. Er entdeckte bereits vor 90 Jahren, dass anhaltender Stress sich negativ auf die körperliche und psychische Gesundheit auswirkt. Basierend auf jahrelangen Beobachtungen etablierte er seine Methode: Jacobson war zu dem richtigen Schluss gekommen, dass permanente Überforderung und die damit einhergehende dauerhafte Ausschüttung von Stresshormonen zu Verspannungen der Muskeln führt. Darauf baute er sein Therapiekonzept auf, demzufolge gezieltes Anspannen und abruptes Entspannen bestimmter Muskelgruppen eine tiefgehende »Relaxation«, wie Jacobson es nannte, herbeiführen kann. Ein einfaches Prinzip – durch die kräftige Anspannung kommt es zu einer verstärkten Durchblutung des betreffenden Muskels. In der anschließenden Entspannungsphase empfindet man das als angenehme Wärme. Diese durchströmt schließlich den gesamten Körper und bewirkt Entspannung rundum.

Jacobsons Verfahren fand über Jahrzehnte hinweg kaum Beachtung. Erst in den letzten Jahren wird zunehmend erkannt, wie wirkungsvoll es ist, was der Physiologe einst erdachte. Wissenschaftliche Untersuchungen zeigen, welche positiven Effekte der Wechsel von An- und Entspannung zeitigt: Über 120 Studien weltweit haben der Muskelrelaxation inzwischen ihre wissenschaftliche Weihe erteilt. Heute gilt Jacobsons Technik als sehr wirksame Behandlungsmethode bei zahlreichen Beschwerden. Angstzustände, Nervosität und Schlafstörungen lassen sich damit nachhaltig lindern, aber auch nicht stress- beziehungsweise nervös bedingte Erkrankungen. Klinische Studien bescheinigen der Muskelrelaxation gute Erfolge bei Schmerzkrankheiten, Asthma, Morbus Crohn und rheumatischen Beschwerden, ferner bei Fibromyalgie und Wechseljahrsbeschwerden. Auch zur Linderung der Nebenwirkungen von Chemotherapien bewährt sich das Verfahren.

Jacobsons Muskelspiele sind, weiterer Pluspunkt, schnell und einfach zu lernen – allerdings unter fachkundiger Anleitung. Kurse werden heute von Bewegungstherapeuten, Psychologen, Ärzten oder Sportlehrern angeboten. Auch viele Kliniken haben Muskelrelaxation bereits für ihre Patienten in den Therapiekanon integriert, ebenso wie sie bei zahlreichen Volkshochschulen und anderen Bildungseinrichtungen inzwischen auf dem Programm steht. Für zu Hause empfehlen sich Kassetten, CDs und Videos, denn auch hier gilt: Übung macht den Meister. Um von den Wirkungen der Muskelrelaxation zu profitieren, sollten dreimal wöchentlich 30 Minuten investiert werden – nur so lernen die Muskeln nämlich, sich schnell und effektiv zu entspannen. Der Zeiteinsatz macht sich bezahlt. Nicht nur zur Linderung bestimmter Beschwerden, sondern ganz generell im täglichen Alltag. Wer gelernt hat, sich progressiv zu entspannen, ist für stressige Situationen besser gewappnet. Und schnell wieder relaxed – ob im Bus, in der Konferenz oder beim Streit mit dem Partner. Denn mit den Muskeln können Sie überall und jederzeit spielen. Ohne dass Ihr Gegenüber überhaupt etwas merkt ...

Akupressur

▮ »Das Allerweichste auf Erden überwältigt das Allerhärteste.« Lao-tse im Tao-te-ching (um 500 v.Chr.), dem heiligen Buch vom Weg und von der Tugend ▮

Gut möglich, dass Lao-tse, der große chinesische Philosoph und Begründer des Taoismus, auch die Druckpunktmassage der traditionellen chinesischen Medizin im Kopf hatte, als er diese Zeilen niederschrieb. Denn Akupressur ist eine »weiche« Heilkunst, die Verstocktes ins Fließen und das System in die Balance bringt. Nach Ansicht der alten Medizin aus dem Reich der Mitte die Grundlage von Wohlbefinden.

Denn Gesundheit ist das ständige Bestreben der Lebenskräfte nach Ausgewogenheit. Wird dieses blockiert oder gestört, verliert der Betreffende seine Balance und damit seine Widerstandskraft gegen krank machende Einflüsse. Die Ursachen aller Krankheiten sind demzufolge im Ungleichgewicht der Lebenskräfte in uns zu suchen, so die alten chinesischen Heilkundigen. Vor diesem Hintergrund wird verständlich, warum man in der traditionellen Medizin Chinas so viel Wert auf die Harmonisierung der Lebensenergien zur Erhaltung der Gesundheit legte. Anliegen allen ärztlichen Handelns war es stets, den Menschen vor Krankheit zu bewahren. So galten im alten China auch nicht jene Ärzte mit den meisten Patienten als die besten, sondern jene, welche die Gesundheit ihrer Klienten am längsten erhalten konnten. Gemäß einem alten chinesischen Sprichwort: »Überragende Ärzte behandeln noch nicht ausgebrochene Krankheiten, unbedeutende Ärzte schon ausgebrochene.«

Archäologische Funde belegen, dass Akupressur in China schon vor etwa 5000 Jahren bekannt war. Als wirkungsvolle Methode zur Selbsthilfe ist sie noch heute jedem Chinesen vertraut. Im Mittelpunkt der Akupressur stehen die Meridiane, die Energiebahnen des Körpers. Sie sind wie ein Netz über die gesamte Körperoberfläche verteilt und stehen miteinander in Verbindung. Durch Stimulieren bestimmter Punkte auf den Meridianen kann der Energiefluss angeregt werden, um so das Gleichgewicht der Energien und damit die Gesundheit zu erhalten oder wiederherzustellen. Dies geschieht mittels Drücken und Massieren – die Information der Energieaktivierung wird über die Meridiane an andere Bereiche des Körpers weitergeleitet. Jeder Akupressur-Punkt hat seine spezifische Funktion und kann auch auf sehr entfernt liegende Körperteile einwirken.

▮ Alle Lebewesen sind in die Gesetzmäßigkeiten und Regeln der Natur eingebunden. Ziel der Akupressur ist es, diese natürliche Ordnung zu fördern, indem sie die Lebensenergie, das Qi, im fließenden Gleichgewicht hält. ▮

Mit Akupressur haben Sie es im wahrsten Sinne des Wortes selbst in der Hand, zur Erhaltung Ihrer Gesundheit beizutragen. Obwohl die Druckpunktmassage vergleichsweise einfach ist, sollte auch diese zunächst unter professioneller Anleitung eingeübt werden. Einige Sitzungen bei einem erfahrenen Akupressur-Therapeuten genügen: Die Griffe und Druckintensitäten werden Ihnen schnell vertraut sein, und dann können Sie unter eigener Regie bei sich Hand anlegen.

Yoga

Was den Geist auf Reisen schickt und die Seele zur Ruhe bringt, regeneriert den Körper. Wie sehr, haben viele Studien inzwischen gezeigt. Und bestätigt, was über Jahrhunderte hinweg zahllose Menschen selbst erfahren haben, inzwischen auch immer mehr im Abendland: Der Westen hat die Asanas entdeckt, nicht erst seit gestern. Die Asanas, die einzelnen Körperstellungen des Yoga, haben jeweils unterschiedliche Wirkung im Körper. Allen gemein ist, dass sie gegensätzliche Kräfte im Körper ausgleichen sollen. Auf ihr regelmäßiges Hatha-Yoga, der in den westlichen Ländern überwiegend praktizierten Form, wollen viele nicht mehr verzichten. Und täglich werden es mehr. Gute Gründe dafür gibt es zuhauf: Regelmäßig betrieben, werden durch die Übungen – die Asanas – des Hatha-Yoga Muskeln, Sehnen, Bänder und Gelenke wieder beweglicher und geschmeidiger. Der gesamte Körper wird besser durchblutet, Muskelverspannungen gelöst, Rücken, Beine und Bauch gekräftigt. Die Übungen schulen das Körperbewusstsein, und die Konzentration auf die Bewegungsabläufe bewirkt obendrein eine tiefe Entspannung. Zugleich mit dem Körper profitiert also auch die Psyche: Yoga ist eine der wirksamsten Methoden zur aktiven Entspannung.

▮ Studien ergaben, dass regelmäßig praktiziertes Yoga unter anderem den LDL-Cholesterinspiegel und den Blutdruck senken kann. ▮

Was Vitalität und Wohlbefinden rundum steigert, hat eine lange Geschichte: Der Begriff Yoga taucht bereits in den alten vedischen Schriften auf. Die Yoga-Sutras stammen aus der Zeit von 200 v. Chr. bis 400 n. Chr. und haben ihre Wurzeln im Hinduismus. Im Laufe der Jahrhunderte entwickelten sich die heute bekannten Yogatechniken. Sie verfolgen alle das gleiche Ziel: eine höhere Bewusstseinsstufe durch »Zügeln des ewig unruhigen Geistes«. Dies besagt bereits der Sanskrit-Ausdruck »yui«, von dem der Begriff Yoga abstammt und der übersetzt so viel wie anspannen, zügeln, jochen bedeutet.

Auch bei Yoga geht es nicht ohne Lehrer, der allerdings den Anforderungen genügen sollte, die der Berufsverband der Yogalehrenden (BDY) stellt. Dazu gehören eine mindestens zweijährige Ausbildung zum Yogalehrer, Lehrproben und Unterrichtspraktika sowie Grundkenntnisse der Yoga-Philosophie, in Anatomie und Physiologie.

Stress-Management

Stress – Zeichen unserer Zeit und ein Zustand, der nahezu allen Menschen vertraut ist. Die WHO bezeichnet ihn bereits als »Seuche des 21. Jahrhunderts«. Nun ist Stress, so lehrt uns die Hirnforschung heute, das Ergebnis dessen, wie Anforderungen wahrgenommen und bewältigt werden. Demgemäß individuell unterschiedlich – aber auch selbst zu beeinflussen. Um Ihren Stress reduzieren zu können, ist es unerlässlich zu erfassen, wie Sie ihn jeweils erleben. Denn »die Umwelt lässt sich nicht verändern, wohl aber das Verhältnis dazu«. Ein Satz, den man im Bemühen um Stressabbau im Gedächtnis behalten sollte. Die Verarbeitung von Stress ist jener Parameter, auf den am besten Einfluss zu nehmen ist: Abbau von Stress bedeutet den Aufbau persönlicher Fähigkeiten, mit alltäglichen Belastungen effektiver umzugehen.

Die zur besseren Bewältigung von Stress erforderlichen Änderungen des Verhaltens sind genau genommen Änderungen der Einstellung: zur Umwelt, zu sich selbst und zu den eigenen Wertvorstellungen. Grundlegende Voraussetzung dazu ist, nach den konkreten Ursachen zu fahnden, die dem persönlichen Stress zu Grunde liegen. Nicht umsonst beginnen Programme zum Stressabbau mit der Maßgabe an die Teilnehmer, sich Fragen zu stellen wie beispielsweise:

- Wie realistisch sind die Ziele, die ich mir stecke?
- Habe ich mir vieles unnötig schwer gemacht?
- Welche Aufgaben fallen mir besonders schwer in ihrer Durchführung?
- Wo verausgabe ich mich umsonst?
- Versuche ich, dort perfekt zu sein, wo es vielleicht gar nicht erforderlich ist?
- Stört mich, was nicht durch mich beeinflussbar ist?
- Ärgert mich, was ich ändern könnte, wo ich aber nicht versuche, mich durchzusetzen?

Diese und andere Fragestellungen können Ihnen helfen, den Quell der 1000 Volt zu finden, die Sie täglich unter Hochspannung setzen. Haben sich Anhaltspunkte dafür ergeben, können Sie darangehen, ein »wirtschaftlicheres« Konzept zur Gestaltung des Alltags zu erstellen. Ziel ist, einen eigenen Weg für sich zu finden, mit Stresssituationen langfristig besser umzugehen. Das beinhaltet, sich Gedanken über eine effektive Zeiteinteilung zu machen und zu überlegen, wo Energieressourcen sinnvoller einzusetzen sind.

Wichtig ist auch, dass Sie sich über Ihre übliche Stressreaktion in belastenden Situationen klar werden. Ebenso empfiehlt es sich, eine Bestandsaufnahme dahingehend vorzunehmen, was bereits zur Stressbewältigung unternommen wird. Daran können dann weitere Strategien anknüpfen.

Tipps zum Stressabbau

- Stellen Sie eine Liste von all dem zusammen, was Ihnen Stress verursacht. Denken Sie dabei über Ihre Freunde, Familie, Schule und andere Aktivitäten nach. Akzeptieren Sie, dass Sie nicht alles kontrollieren können.
- Gönnen Sie sich bewusst Pausen. Planen Sie in Ihrer Agenda mehr freie Zeit ein.
- Verpflichten Sie sich nicht zu etwas, was Sie nicht tun wollen. Wenn Sie beispielsweise am Abend übermüdet sind und nicht mehr ausgehen mögen, sagen Sie Ihren Freunden, dass Sie lieber ein anderes Mal mitkommen werden.
- Lernen Sie, Aufgaben abzugeben und auch einmal Nein zu sagen.
- Gehen Sie liebevoller mit sich selbst um.
- Lernen Sie, Unveränderliches zu akzeptieren.
- Setzen Sie sich erreichbare Ziele.
- Lösen Sie Probleme, anstatt sie aufzuschieben. Oft ist das Vermeiden einer schwierigen Situation oder Auseinandersetzung viel stressiger als der direkte Zugang.
- Setzen Sie Prioritäten – entscheiden Sie, was für Sie am wichtigsten ist.
- Pflegen Sie guten Kontakt mit anderen Menschen.
- Finden Sie jemanden, mit dem Sie reden können, jemanden, der Ihnen auch mal einfach zuhören kann. Das kann helfen, indem es Ihnen Gelegenheit gibt, Ihre Gefühle auszudrücken, mit denen Sie bisher stets allein zurechtkommen mussten.
- Versuchen Sie, Situationen umzudeuten und sie so zu relativieren – etwa: »Es hat auch sein Gutes, es gibt Schlimmeres«.
- Fangen Sie den Stress körperlich ab: Entspannte Muskeln sorgen für entspannte Nerven.
- Denken Sie voraus – einige Dinge kann man bewusst vermeiden. Zum Beispiel, Zeit mit Leuten zu verbingen, die Sie im Grunde nur stören und Unruhe in Ihr Leben bringen. Oder mit dem Auto in der Stoßzeit zu fahren.
- Begeben Sie sich in professionelle Hilfe: Wenn nichts anderes hilft, erlauben Sie einem Psychotherapeuten oder Psychiater, Ihnen aus Ihrer Situation herauszuhelfen.

Glossar

Adaptogen: Stoff, der den Körper gegenüber physikalischen, chemischen und biologischen Einflüssen (Stressoren) widerstandsfähig machen soll, beispielsweise Präparate aus Ginseng-Wurzeln.
Adjuvans: Bestandteil eines Arzneimittels, der dessen Wirkung oder andere therapeutische Maßnahmen verstärkt.
Adstringens: Zusammenziehendes Mittel, das auf Schleimhäuten oder Wunden eine Abdichtung und Schrumpfung des Gewebes hervorruft. Es wirkt dadurch entzündungshemmend, lokal blutstillend, schweißhemmend und fördert die Wundheilung.
Agonist: Eine Substanz, die an einem Rezeptor die gleiche physiologische Reaktion auslösen kann wie die entsprechende körpereigene Substanz.
Alkaloid: Meist basisch reagierender Wirkstoff mit gebundenem Stickstoff und oft starker physiologischer Wirkung. Viele Alkaloide werden als Arzneimittel genutzt, wie unter anderem Atropin, Ephedrin, Kokain und Morphin.
Amin: Organische, von Ammoniak abgeleitete Verbindung. Viele Amine sind in die Regulation wichtiger Abläufe in unserem Körper involviert, so beispielsweise Histamin und die Nervenbotenstoffe Serotonin, Adrenalin sowie Dopamin.
Anästhesie: Die künstliche und vorübergehende Ausschaltung der Schmerzempfindlichkeit. Sie wird meist durch eine Narkose erzeugt. Die Lokalanästhesie ist örtlich begrenzt. Die Anästhesie dient vor allem zur schmerzlosen Durchführung von Untersuchungen und Operationen.
Analeptikum: Anregungsmittel: Ein Arzneimittel, das die Aktivität des Zentralnervensystems, des Atemzentrums und/oder des Blutkreislaufes anregt.
Analgetikum: Schmerzmittel.
Antagonist: Der Gegenspieler eines Agonisten: Eine Substanz, die verhindert, dass über einen Rezeptor die physiologische Reaktion ausgelöst wird.
Antazidum: Arzneimittel gegen übermäßige Magensäurebildung, in deren Folge es zu Sodbrennen und Magenschleimhautreizungen kommen kann.
Antiallergikum: Arzneimittel zur Vorbeugung oder zur Behandlung allergisch bedingter Erkrankungen.
Antibiotikum: Arzneimittel gegen Infektionen durch Bakterien oder einzellige Mikroorganismen.
Antidiabetikum: Arzneimittel gegen Diabetes mellitus (Zuckerkrankheit).
Antihydrotikum: Mittel zur Schweißhemmung.
Antimikrobiell: Gegen Mikroorganismen wie unter anderem Bakterien, Pilze oder Viren gerichtet.

Antipyretika: Fiebersenkende Mittel.
Antiseptikum: Arzneimittel gegen bakterielle Wundinfektionen, das die Vermehrung der Bakterien hemmt.
Apothekenpflicht: Ihr unterliegen Arzneimittel, deren Verkauf und Abgabe nur durch Apotheken erfolgen darf. Die Apothekenpflicht gilt unter anderem für alle Arzneimittel, die nur nach Verschreibung durch einen Arzt abgegeben werden dürfen.
Arzneiform: Darreichungsform, in der ein Arzneimittel angewendet wird. Allgemein gebräuchliche Arzneiformen sind Tabletten, Dragees, Pulver, Zäpfchen, Kapseln, Tinkturen, Extrakte, Teeaufgüsse, Salben, Puder, Sprays, Injektions- und Infusionslösungen.
Arzneipflanzen: Pflanzen aus Anbau und/oder Wildvorkommen, deren Teile oder Inhaltsstoffe pharmazeutisch zur Herstellung von Arzneimitteln verwendet werden. Weltweit werden etwa 21 000 Pflanzenarten arzneilich verwendet, davon in Europa 558 Arten.
Bakteriostatisch: Das Wachstum von Bakterien hemmend.
Bakterizid: Bakterien abtötende Wirkung.
Benzodiazepine: Psychisch wirksame Arzneimittel aus der Gruppe der Beruhigungsmittel.
Beta-Blocker: Blockieren die Beta-Rezeptoren im Körper.
Beta-Rezeptoren: Hormonrezeptoren, die u.a. in der Muskulatur von Herz, Bronchien, Magen-Darm-Trakt und Gefäßen zu finden sind. Bei Aktivierung der Beta-Rezeptoren kommt es beispielsweise zur Intensivierung der Herzarbeit, Erschlaffung der Bronchien und der Gefäße in der Muskulatur.
Befindlichkeitsstörungen: Beeinträchtigungen des Wohlbefindens, die im Grenzbereich zwischen gesund und krank liegen. Sie können sich u. a. als Appetitlosigkeit, Gereiztheit, Abgeschlagenheit oder Völlegefühl äußern.
BfArM: Bundesinstitut für Arzneimittel und Medizinprodukte: oberste Behörde für die Zulassung und Überwachung von Arzneimitteln und Medizinprodukten.
Biotechnologie: Verfahren zur Wirkstoffgewinnung, bei denen Bakterien, niedere Pilze, Pflanzenzellen oder -gewebe eingesetzt werden.
Bitterstoffe: Bitter schmeckende Pflanzenstoffe unterschiedlicher chemischer Struktur.
Diabetes mellitus: Zuckerkrankheit: Man unterscheidet zwischen dem Typ-I-Diabetes (insulinabhängiger Diabetes, tritt oft bereits in der Kindheit oder Jugend auf) und dem Typ-II-Diabetes (nicht primär insulinabhängiger Diabetes, »Altersdiabetes« genannt, aber immer häufiger auch bei jüngeren Menschen und Kindern).

Diuretika: Harntreibende Medikamente.

Dosis: Verabreichte Menge eines Arzneimittels.

Droge-Extrakt-Verhältnis (DEV): Mengenverhältnis zwischen eingesetzten Droge und bei der Extraktion gewonnenem Konzentrat.

Emetika: Brechmittel: Stoffe und Zubereitungen, die Erbrechen auslösen. Sie werden bei Vergiftungen eingesetzt, um im Magen verbliebene Giftreste zu entfernen.

Epidemie: Massenhaftes Auftreten einer Krankheit, vor allem von Infektionskrankheiten in einem begrenzten Gebiet und Zeitraum.

Epidemiologie: Wissenschaft, die sich mit der Verteilung und Häufigkeit von Krankheiten in der Bevölkerung beschäftigt.

Extrakt: Auszug: konzentrierte wässrige oder alkoholische Zubereitung aus Drogen. Er kann flüssig, halbfest oder trocken sein.

Fungizid: Mittel zur Pilzbekämpfung, auch Antimykotikum genannt.

Galenik: Technologie der Zubereitung von Arzneimitteln. Der Begriff geht zurück auf Galen, einen griechischen Arzt (129–99 n. Chr). Er hat die Arzneimittelherstellung erstmals systematisch gegliedert und schriftlich niedergelegt.

Gel: Halbfeste Zubereitung, bei der ein so genannter Gelgerüstbildner zu einer Verfestigung von Flüssigkeiten in dem Gel führt.

Generika: Nachahmerpräparate: Arzneimittel, die Wirkstoffe enthalten, deren Patent abgelaufen ist. Sie sind unter einem Freinamen – einem nicht geschützten Namen – im Handel.

Glykoside: Arzneisubstanzen, die Einfachzucker (Glukose) enthalten und vor allem als Digitalisglykoside (herzstärkende Mittel), Aminoglykoside (Antibiotika), Cumarin-Abkömmlinge (zur Blutverdünnung) und in Abführmitteln angewandt werden.

Halbwertszeit: Gibt an, in welcher Zeit sich die Konzentration eines Arzneimittels im Blut halbiert.

Hypnotika: Schlafmittel: Arzneimittel, die das Ein- und Durchschlafen fördern.

Immunstimulans: Arzneimittel mit anregender Wirkung auf das körpereigene Abwehrsystem.

Indikation: Anwendungsgebiet: Die Zweckbestimmung eines Arzneimittels. Gibt an, bei welchen Krankheiten das Arzneimittel zur Beseitigung, Linderung oder Verhütung geeignet ist.

Infektion: Ansteckung: Übertragung von Krankheitserregern auf den Körper.

Infusion: Verabreichung, meist tropfenweise, von größeren Flüssigkeitsmengen in den Körper – beispielsweise in eine Vene.

Injektion: Einspritzen von arzneilichen Wirkstoffen in den Körper – in der Regel mit Hilfe einer Spritze und einer Kanüle.

Karminativa: Mittel zur Beseitigung von Blähungen.
Kombinationsarzneimittel: Fertigarzneimittel, das mehrere Wirkstoffe enthält.
Konservierung: Maßnahme zur Verbesserung der Haltbarkeit und Verlängerung der Verwendbarkeitsdauer von Stoffen und Zubereitungen.
Kontraindikation: Gegenanzeige: Umstand oder Krankheit, der die Durchführung einer bestimmten Untersuchungs- oder Behandlungsmaßnahme verbietet oder nur unter besonderer Vorsicht erlaubt.
Kortikoide: Steroidhormone der Nebennierenrinde: Glukokortikoide, Mineralokortikoide und im Wesentlichen auch die Sexualhormone. Synthetisch hergestellte Kortikoide werden unter anderem zur Entzündungshemmung, Unterdrückung des Immunsystems oder zum Ersatz körpereigener Kortikoide eingesetzt.
Kortison: Hormon der Nebennierenrinde, gehört zu den Glukokortikoiden.
Nebenwirkungen: Zusätzliche, fast immer unerwünschte Begleiterscheinungen der gewollten therapeutischen Arzneimittelwirkungen.
Negativliste: Seit 1983 in Deutschland gültiges Verzeichnis von Arzneimitteln, die nicht auf Kosten der gesetzlichen Krankenkassen verordnet werden dürfen.
Parenteral: Dabei wird ein arzneilicher Wirkstoff unter Umgehung des Magen-Darm-Trakts verabreicht, also beispielsweise als Infusion, Injektion oder über die Haut.
Paste: Salbe mit einem hohen Feststoffanteil, weshalb Pasten auch als hoch konzentrierte Suspensionssalben bezeichnet werden. Ein typisches Beispiel dafür ist Zinkpaste.
Peristaltik: Sich in eine Richtung weiterbewegende Kontraktion, die einen Transport bewirkt – beispielsweise des Speisebreis im Darm.
Pharmazie: Wissenschaft von den Arzneimitteln. Deren Bereiche befassen sich u. a. mit Herkunft, Beschaffenheit, Herstellung, Qualitätssicherung und Sicherheit von Arzneimitteln.
Phytochemie: Diese befasst sich mit der chemischen Beschreibung der Pflanzen.
Phytopharmaka: Pflanzliche Arzneimittel.
Phytotherapie: Behandlung mit pflanzlichen Arzneimitteln.
Placebo: Scheinmittel ohne Wirkstoff: Seine Wirkung beruht auf der psychischen Beeinflussung des Patienten. Eine Placebowirkung kann durch die Persönlichkeit des behandelnden Arztes, den Charakter des Arzneimittels sowie durch eigene und fremde Bewertung ausgelöst werden.
Prophylaxe: Vorbeugung.

Positivliste: Auflistung jener Arzneimittel, die zu Lasten der gesetzlichen Krankenversicherung verordnet werden dürfen.

Qualitätsprüfung: Bestätigung der Übereinstimmung von Stoffen und Zubereitungen mit den Forderungen geltender Qualitätsvorschriften und ihrer Eignung für die vorgesehene Verwendung.

Quellstoffe: Pflanzenstoffe, die in Gegenwart von Wasser stark quellen. Sie werden aus dem Magen-Darm-Kanal nicht in den Körper aufgenommen und vergrößern durch Wasseraufnahme ihr Volumen. Damit wird ein Dehnungsreiz auf die Darmwand erzeugt, der die Peristaltik angeregt und eine Abführwirkung erzielt.

Radikale: Sehr reaktionsfreudige, kurzlebige Sauerstoffmoleküle, die unter dem Einfluss energiereicher Strahlen, Umweltgifte oder im körpereigenen Stoffwechsel entstehen. Sie üben aufgrund ihrer hohen Reaktionsfähigkeit schädliche Effekte auf verschiedene Organe aus. Angriffspunkte sind insbesondere die ungesättigten Fettsäuren der Zellwände.

Rekonvaleszenz: Genesung: Die Zeit zwischen dem Ende der Erkrankung und dem Erreichen des vorherigen Gesundheitszustandes.

Resorption: Aufnahme eines Stoffes von außen über die Haut oder Schleimhaut sowie auch aus dem Gewebe in die Blut- oder Lymphbahnen.

Rezeptor: Empfänger: Struktur im Organismus, die spezifische Reize empfängt und daraufhin eine Reaktion auslöst bzw. vermittelt.

Rote Liste: Liste der in Deutschland verfügbaren Arzneimittel mit Angaben zu deren Zusammensetzung, Neben- und Wechselwirkungen, Gegenanzeigen sowie zu Packungsgrößen, Preisen und Hersteller.

Salbe: Streichfähige, halbfeste Zubereitung, zur Anwendung auf der Haut oder den Schleimhäuten. Dabei unterscheidet man vier verschiedene Arten von Salben: Salben im engeren Sinne, Cremes, Gele und Pasten. Eine Salbe im engeren Sinne ist eine Zubereitung, die keine wässrige Phase enthält. Man unterscheidet dabei wasserabstoßende Salben, wie Vaseline, und wasseraufnehmende Salben. Außerdem gibt es hydrophile Salben, bei denen die Salbengrundlage mit Wasser mischbar ist.

Sedativa: Beruhigungsmittel: Arzneimittel, die über das Zentralnervensystem eine beruhigende Wirkung ausüben. Sie setzen das Erregungsniveau des Aktivierungssystems herab und machen müde. In höherer Dosierung wirken einige Sedativa schlafanstoßend.

Standardisierung: Einstellung einer pflanzlichen Zubereitung auf einen bestimmten Gehalt an wirksamkeitsbestimmenden Inhaltsstoffen.

Sublingual: unter der Zunge.
Superinfektion: Neuerliche Infektion mit dem gleichen Erreger bei noch nicht ausgeheilter Primärinfektion.
Suspension: Bei dieser Zubereitung sind feine, nicht lösliche Teilchen in einer Flüssigkeit aufgeschwemmt.
Symptom: Anzeichen (einer Krankheit).
Systemisch: Ein ganzes Organsystem oder den gesamten Körper betreffend.
Teedroge: Getrocknete Teile einer Pflanze, die ganz oder in zerkleinerter Form zur Bereitung eines Teeaufgusses verwendet werden.
Traditionelle Arzneimittel: Arzneimittel, die auch außerhalb von Apotheken frei verkäuflich sind und Hinweise tragen wie: »Traditionell angewendet, zur Stärkung, zur Kräftigung, zur Besserung des Befindens, zur Vorbeugung«. Ihre Anwendung gründet auf Überlieferung und langjähriger Erfahrung.
Trockenextrakt: Zubereitung aus Drogen, die durch Eindampfen und Trocknen flüssiger Auszüge hergestellt wird. Trockenextrakte werden häufig zu anderen Arzneiformen (Tabletten, Dragees, Zäpfchen) weiterverarbeitet.
Verschreibungspflicht: Ihr unterliegen alle Arzneimittel, die nur mit schriftlicher Verordnung eines Arztes abgegeben werden dürfen.
Virulenz: Maß für die Infektionskraft des Erregers. Diese ist charakterisiert durch seine Fähigkeit, in das gesunde Gewebe einzudringen, sich dort zu vermehren und den Wirtsorganismus zu schädigen oder zu zerstören.
Virus: Krankheitserreger, die sich nur in lebenden Geweben vermehren. Viren enthalten als genetisches Material nur DNS (Desoxyribonukleinsäuren) oder RNS (Ribonukleinsäuren). Sie vermehren sich nicht durch Teilung, sondern ausschließlich durch ihre Nukleinsäuren. In der Ruhephase außerhalb von Zellen findet kein Wachstum statt.
Volksmedizin: Methoden, die auf überliefertem Erfahrungswissen beruhen und oft über viele Generationen weitergegeben wurden.
Wechselwirkung: Gegenseitige Beeinflussung von Wirkstoffen – dabei kann deren jeweilige Einzelwirkung verstärkt oder gemindert werden.
Wirksamkeit: Die beobachtete Wirkung im Hinblick auf die Beseitigung oder Besserung von Symptomen.
Wirksamkeitsnachweis: Prüfung der therapeutischen Wirkung und Sicherheit eines Arzneimittels.
Zubereitung: Anwendungsform eines Arzneimittels, beispielsweise als Lösung, Tinktur, Tablette oder Zäpfchen.

Literatur

Patiententipps für den Arztbesuch. Zum Preis von 7,80 € zzgl. 2 € Versandkosten kann die Broschüre bestellt werden bei der: Verbraucher-Zentrale Nordrhein-Westfalen, Adersstr. 78, 40215 Düsseldorf, Tel.: 0180/500, Fax: 0211/3809235. Internet: www.vz-nrw.de.

Dr. Uwe May: *Selbstmedikation. Eine ökonomische und gesundheitspolitische Analyse.* Wissenschaftliche Verlagsgesellschaft, Stuttgart 2002

Heinz Schilcher / Susanne Kammerer: *Leitfaden Phytotherapie.* Urban & Fischer Verlag, München 2003

Diether Ennet / Hans D. Reuter: *Lexikon der Pflanzenheilkunde: Wirkung, Botanik, Anwendung, Geschichte.* Hippokrates Verlag, Stuttgart 1998

Internet-Adressen

Bundesministerium für Gesundheit und Soziale Sicherung:
www.bmgs.bund.de

Homepage des Auswärtigen Amtes in Berlin:
Unter »Länder und Reiseinformationen/Gesundheitsdienst« finden sich Hinweise auf die medizinische Situation im jeweiligen Reiseland sowie auf erforderliche Impfungen:
www.auswaertiges-amt.de

Umfassende Informationen über Impfungen und andere Vorsorgemaßnahmen vor der Reise gibt auch *Medicine world wide:*
www.mww.de/reisemedizin/reiselaender

Gesund auf Reisen:
www.fit-for-travel.de

Deutsche Migräne- und Kopfschmerzgesellschaft:
www.dmkg.de

Deutscher Allergie- und Asthmabund e.V.:
www.daab.de

Register

Knaur

Bestens beraten

Wirksame Hilfe,
ohne gleich zum Arzt zu müssen: Renommierte Fachärzte helfen mit Checklisten bei der Selbstdiagnose und stellen Methoden zur Behandlung aus Schul- und Alternativmedizin vor. Sie sagen, wann man wirklich zum Arzt muss, und bereiten optimal auf das Behandlungsgespräch vor.

je 144 Seiten
nur € 10,-

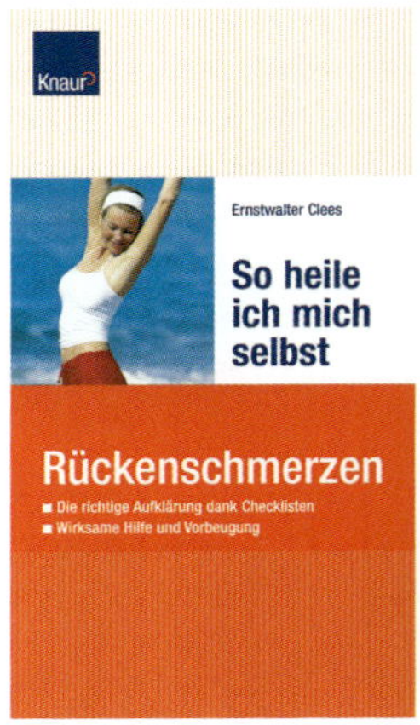

3-426-64145-3

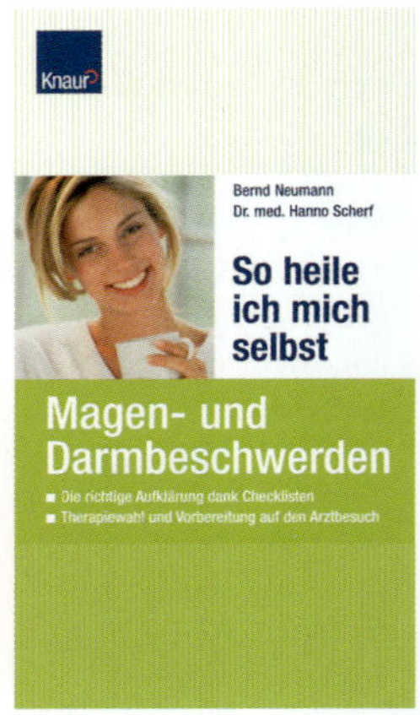

3-426-64146-1

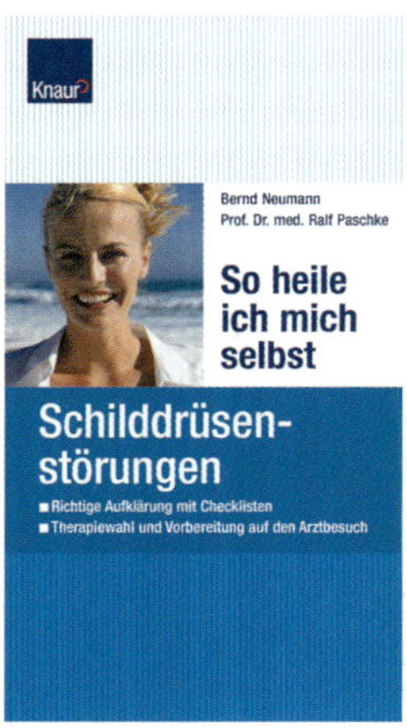

3-426-64147-X

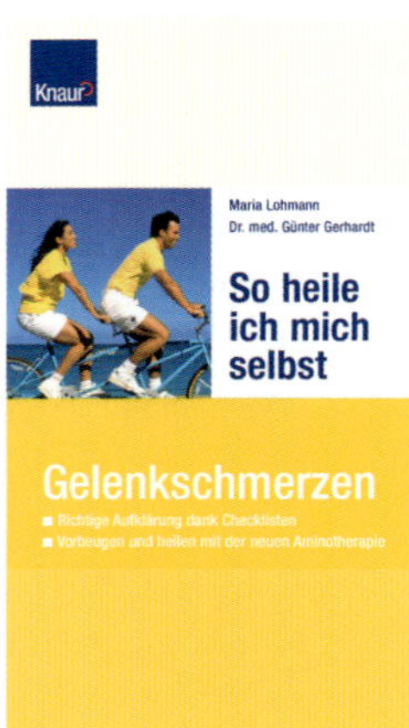

3-426-64148-8

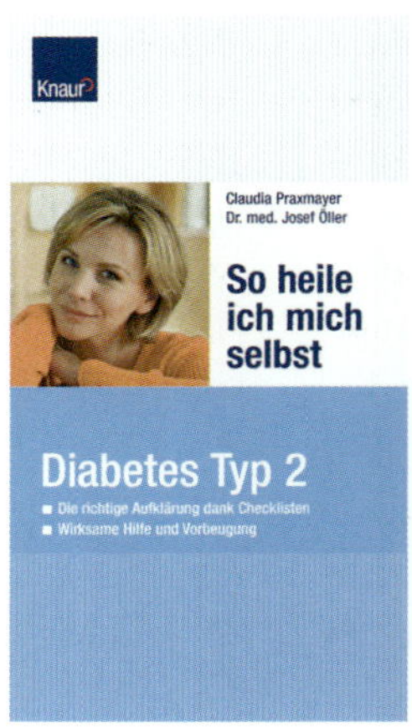

3-426-64205-0

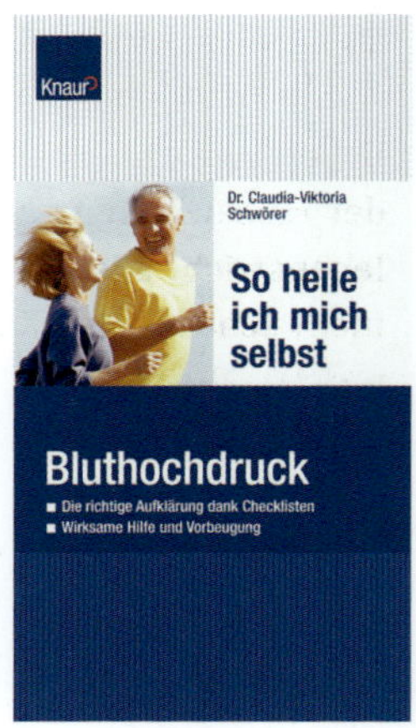

3-426-64206-9

... und immer aktuell!

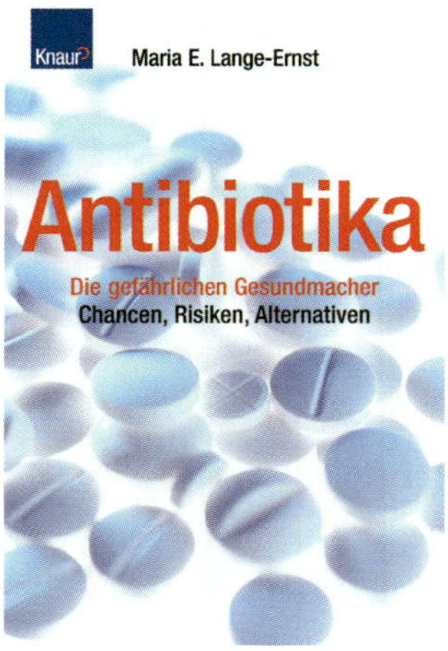

Das informative und umfassende Werk über die gefährlichen Gesundmacher: Wo der Einsatz von Antibiotika lebenswichtig ist, wann er mehr schadet als nützt und welche Alternativen Sie haben.

160 Seiten
ISBN 3-426-66817-3

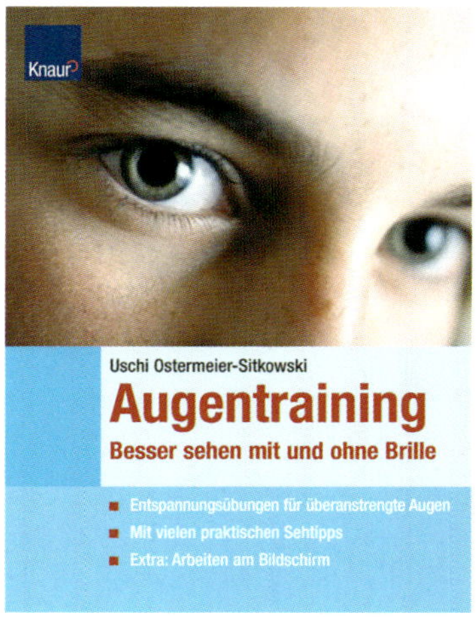

Das individuelle Training mit 50 Übungen und Tipps für Bildschirmarbeit – so erhalten Sie Ihre Sehfähigkeit länger und können sogar Fehlsichtigkeit um bis zu 50 % verbessern!

128 Seiten mit Fotos
ISBN 3-426-64173-9

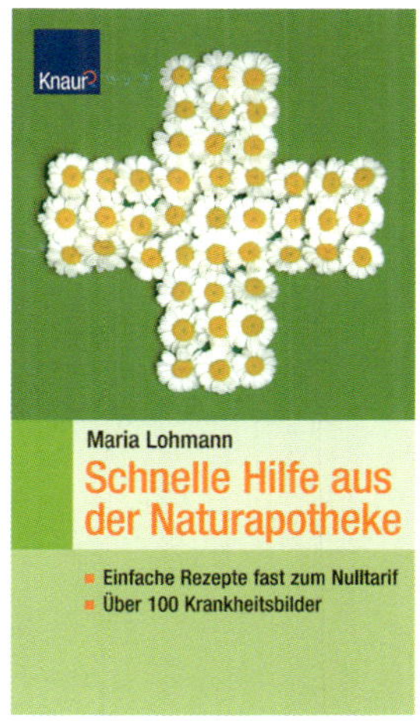

Preiswerte Tipps für über 100 Beschwerden – verblüffend einfache Erste-Hilfe-Maßnahmen aus der Natur, im praktischen Taschenformat

112 Seiten mit Fotos
ISBN 3-426-64178-X

Impressum

Wichtiger Hinweis:

Die im Buch veröffentlichten Ratschläge wurden mit größter Sorgfalt von Verfassern und Verlag erarbeitet und geprüft. Eine Garantie kann jedoch nicht übernommen werden. Ebenso ist die Haftung der Verfasser bzw. des Verlages und seiner Beauftragten für Personen-, Sach- und Vermögensschäden ausgeschlossen.

Bildnachweis:
Umschlagfoto: Fine Pic, München (2); Zefa; F. Hirdes
Fotos: Getty Images/Antonio Mo S. 23/Peter Nicholson S. 33/Megumi Miyatake S. 201/Alison Miksch S. 207/Steve Taylor S. 232/Peter Mason S. 289/Blow up S. 290; Wayne H. Chasan S. 299; Hexal Archiv S. 281; IFA Bilderteam/IPS S. 239/Giel S. 271; Klosterfrau S. 251, S. 255, S. 256, S. 261, S. 262, S. 273, S. 279, S. 282, S. 283, S. 285, S. 286; mauritius images/Stock Image S. 11; Okapia/Hans Reinhard S. 277; PhotoPress/SIL S. 248; PicturePress/W. Bokelberg S. 231; Reinhard-Tierfoto/Hans Reinhard S. 246, S. 269; Schwabe S. 249, S. 252, S. 254, S. 257, S. 259, S. 265, S. 268, S. 272, S. 274, S. 276, S. 280, S. 284; Thinstock S. 24; Visum/Marc Steinmetz S. 202.

Illustrationen: Alois Griesbeck

Der Verlag dankt den folgenden Firmen für die Bereitstellung von Bildmaterial:
Klosterfrau Vertriebsgesellschaft mbH, Köln
Hexal AG, Holzkirchen
Dr. Willmar Schwabe Arzneimittel, Karlsruhe
Heilpflanzenfotos im Kapitel »Die Apotheke der Natur«: Dr. Willmar Schwabe Arzneimittel, Karlsruhe

Bibliografische Information
Die Deutsche Bibliothek verzeichnet diese Publikation in der Deutschen Nationalbibliografie; detaillierte bibliografische Daten sind im Internet über http://dnb.ddb.de abrufbar.

Projektleitung: Bettina Huber
Layout und Satz: Dorothee Griesbeck, Die Buchmacher, München
Schlussredaktion: Walburga Rempe-Baldin
Bildredaktion: Sylvie Busche
Textredaktion: Dr. Rainer Schöttle
Herstellung: Veronika Preisler

Umschlagkonzeption: ZERO, München
Reproduktion: Repro Ludwig, Zell am See
Druck und Bindung: Appl, Wemding
Printed in Germany

ISBN 3-426-64198-4

5 4 3 2 1